Anna Trökes

Das grosse Yogabuch

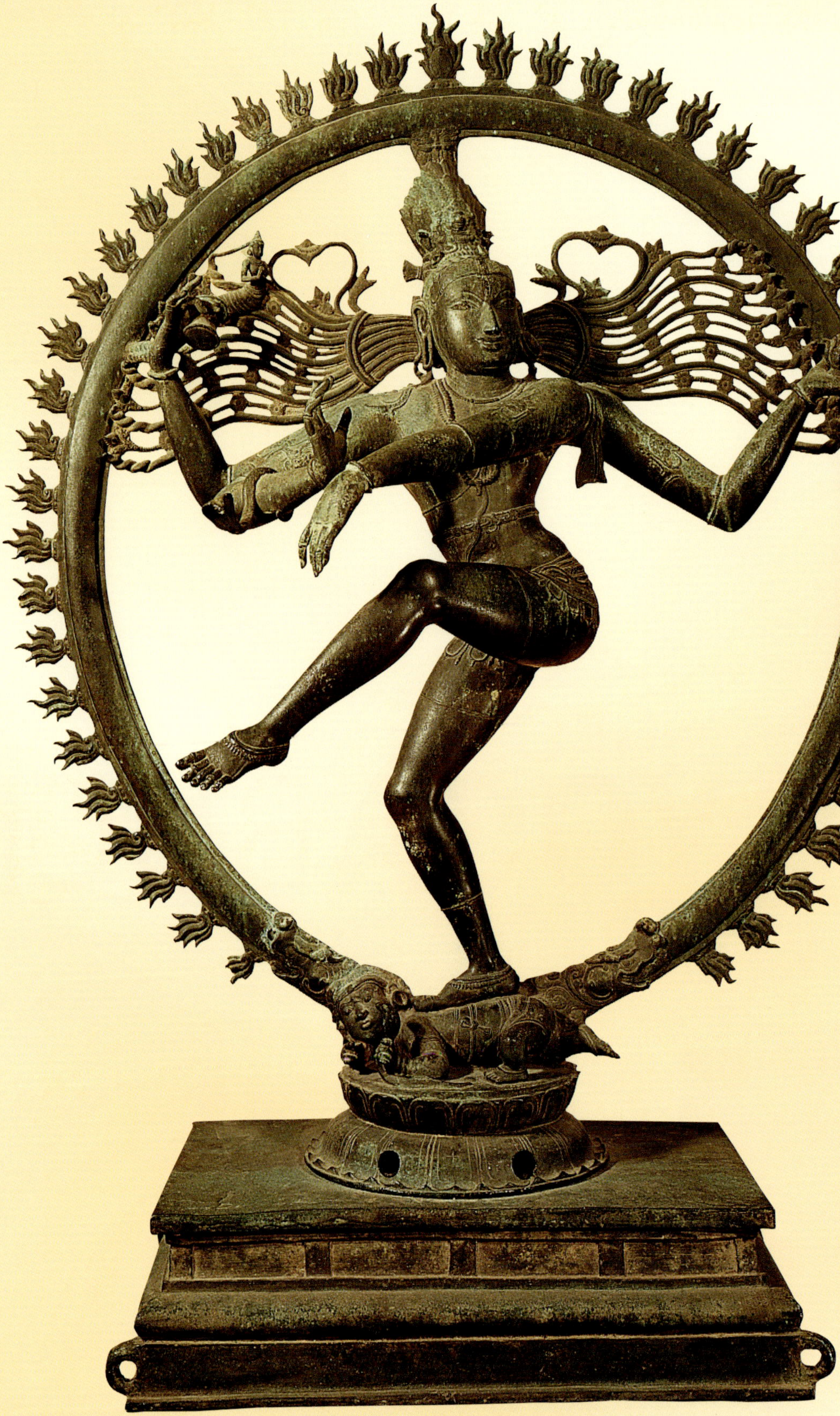

Anna Trökes

Das grosse Yogabuch

Das moderne Standardwerk zum Hatha-Yoga

INHALT

Jeder kann mit Yoga beginnen

»Jeder kann mit der Praxis des Yoga beginnen.« Dieser Satz aus einem alten Quellentext des Yoga wird in diesem Buch von Anna Trökes aus der Sicht des heutigen Menschen beleuchtet und in allen Erfahrungsbereichen bestätigt.

Eine Empfehlung des Berufsverbandes der Yogalehrenden in Deutschland (BDY)

Anna Trökes hat jahrzehntelange Yoga-Erfahrung als Übende und Lehrende, vor allem auch als Referentin und Leiterin einer Yoga-Ausbildungsschule im Berufsverband der Yogalehrenden in Deutschland (BDY). Mit diesem detaillierten Ratgeber füllt sie eine echte Lücke. Es ist ihr hervorragend gelungen, nicht nur authentisch zu informieren, sondern auch auf besonders einfühlsame Weise zum praktischen Üben zu motivieren.

Der BDY hat schon lange ein entsprechendes Buch auf dem Ratgebermarkt vermisst.

In diesem Zusammenhang sei auf das zweite und dritte Kapitel besonders hingewiesen. Unter Einbeziehung der Erkenntnisse der »Rückenschule« werden hier Grundlagen für eine wirkungsvolle Körperarbeit im Yoga präzise erläutert und dadurch Vertrauen geschaffen.

Jede Haltung wird Schritt für Schritt angeleitet und die Struktur der Haltung wird genau beschrieben. Vorbereitende Übungen führen langsam an komplexere Asanas heran. Hinweise zu den ganzheitlichen Wirkungen, zu notwendigen Vorbereitungen sowie möglichen und unverzichtbaren Vorsichtsmaßnahmen unterstützen die selbstständige Übungspraxis.

Es sei hier jedoch erwähnt, dass kein Buch den Yoga-Unterricht ersetzen kann und will. Yoga-Übende sollten sich immer auch von gut ausgebildeten, erfahrenen Yogalehrerinnen und -lehrern persönlich beraten und begleiten lassen.

Yoga als integrativer Übungsweg lässt uns nicht nur fit, sondern insbesondere ganzheitlich heil werden. Deshalb ist die Empfehlung der Autorin wichtig, von Anfang an auch die im fünften Kapitel »Der innere Weg« beschriebenen Übungen mit dem Atem, der Entspannung, Konzentration und Meditation einzubeziehen.

Ein Glossar zur Fachterminologie, ein Übungs- und Sachregister sowie Buchempfehlungen und Kontaktadressen vervollständigen das Buch als umfassendes Nachschlagewerk.

Anna Trökes geht es um die Erfahrung des Lebens in seiner ganzen Fülle, wobei der Vielfalt und Freude an individuellen Erfahrungsmöglichkeiten keine Grenzen gesetzt sind.

Da Anna Trökes sich nicht nur auf die Erfahrung einer einzigen Hatha-Yoga-Tradition stützt, kann das »Das große Yoga-Buch« für Übende und Lehrende der verschiedensten Richtungen ein interessanter und unterstützender Begleiter sein.

In diesem Sinne wünsche ich dem Buch einen großen Erfolg und den Leserinnen und Lesern eine fruchtbare Erweiterung der eigenen Sachkompetenz.

Viel Freude beim Lesen und Üben!

Helga Simon-Wagenbach
Vorstand des BDY für Aus- und Weiterbildung
von 1989 bis 1999

EIN GANZHEITLICHER ÜBUNGSWEG

Als ich 1973 meine ersten Schritte auf dem Yoga-Weg machte, waren es gleich Riesenschritte. Ich hatte mir bei einem Sportunfall einen Wirbel gebrochen und litt seitdem unter Dauerschmerzen. Die Prognose lautete, in nicht allzuferner Zukunft im Rollstuhl zu landen. Ich war gerade 20 Jahre alt und dieser Zustand war für mich völlig inakzeptabel. Also begann ich – angefeuert von einem gewaltigen Leidensdruck – alles Mögliche auszuprobieren, um wieder gesund und schmerzfrei zu werden. Nach vielen fehlgeschlagenen Therapieversuchen war der Yoga die erste Methode, die wirklich half.

Wenn ich auf mein damaliges Üben zurückschaue, sind mir die heilsamen Wirkungen eigentlich ein Rätsel, denn zu dieser Zeit war der Unterricht den Bedürfnissen der westlichen Menschen noch wenig angepasst und ziemlich undifferenziert. Vor allem wurden die körperlichen Voraussetzungen kaum beachtet – zum Beispiel verletzten sich Übende reihenweise ihre Knie bei dem Versuch, den Lotossitz perfekt zu beherrschen!

Mein Körper war aber ein hervorragender Lehrmeister, der jeden Übereifer mit Schmerz beantwortete. Er lehrte mich durch sein genaues Reagieren, achtsam mit mir umzugehen und mein Maß zu finden. So lernte ich im Laufe der Zeit, viele Haltungen abzuwandeln – gewissermaßen zu entschärfen –, ohne ihre Struktur und ihre Zielsetzung preiszugeben. Zudem lehrte mich die Feldenkrais-Arbeit, Übungen zu finden, mit denen ich die komplexen Asanas vorbereiten konnte. Das Studium der Biomechanik im Rahmen der Rückenschule und der Spiraldynamik vermittelte mir die Prinzipien von Haltung und Bewegung, die ich auf den Yoga übertragen konnte.

Sicher nicht zufällig fand ich zum »Yoga der Energie«, der mir half, mit dem inneren Yogaweg – Konzentration, Visualisation und Meditation – vertraut zu werden. Da meine eigene Praxis erst an Richtung und Tiefe gewann, als ich zu verstehen begann, wofür die Körperübungen gedacht sind und was ihr geistiger Hintergrund ist, habe ich versucht, diesem Aspekt möglichst viel Raum auch in diesem Buch zu geben.

Der Yoga spricht uns in unserer Ganzheit an. Er kann zu einer entscheidenden Hilfe werden in diesen schwierigen Zeiten, in denen wir alle oft bis an das Maß des Erträglichen gefordert sind, um der Vielzahl der Anforderungen gerecht zu werden. Er zeigt uns Möglichkeiten auf, zu Kraft zu kommen, Energie aufzutanken, über unser Leben zu reflektieren und Entscheidungen zu treffen. Er zeigt uns, wie wir bewusster leben und verantwortungsvoller mit uns umgehen können.

Die Vielfalt der Erfahrungen, die ich im Laufe der Jahre mit den verschiedenen, aber sich ergänzenden Übungsweisen der Yoga-Traditionen und verwandter Übungswege gemacht habe, sind in dieses Buch eingeflossen. »Das große Yogabuch« ist das Resultat von fast 26 Jahren Unterrichtspraxis. Es kann Ihnen vom ersten Schritt an helfen, sicher und effektiv zu üben. Es soll ein zuverlässiger Begleiter auf Ihrem Yogaweg sein und Sie darin unterstützen, den Reichtum und die Tiefe dieser seit Jahrhunderten bewährten Übungspraxis für sich zu entdecken.

Ich hoffe, dass ich Sie mit diesem Buch motivieren kann, sich auf den Weg zu sich selbst zu machen, indem ich Sie für den Yoga begeistere!

Anna Trökes

Eine Übungspraxis wird nur dann Erfolge zeigen, wenn wir sie über einen langen Zeitraum ohne Unterbrechung beibehalten, wenn sie von Vertrauen in den Weg und von einem Interesse, das aus unserem Inneren erwächst, getragen ist.

Patañjalis Yoga-Sutras I, 14

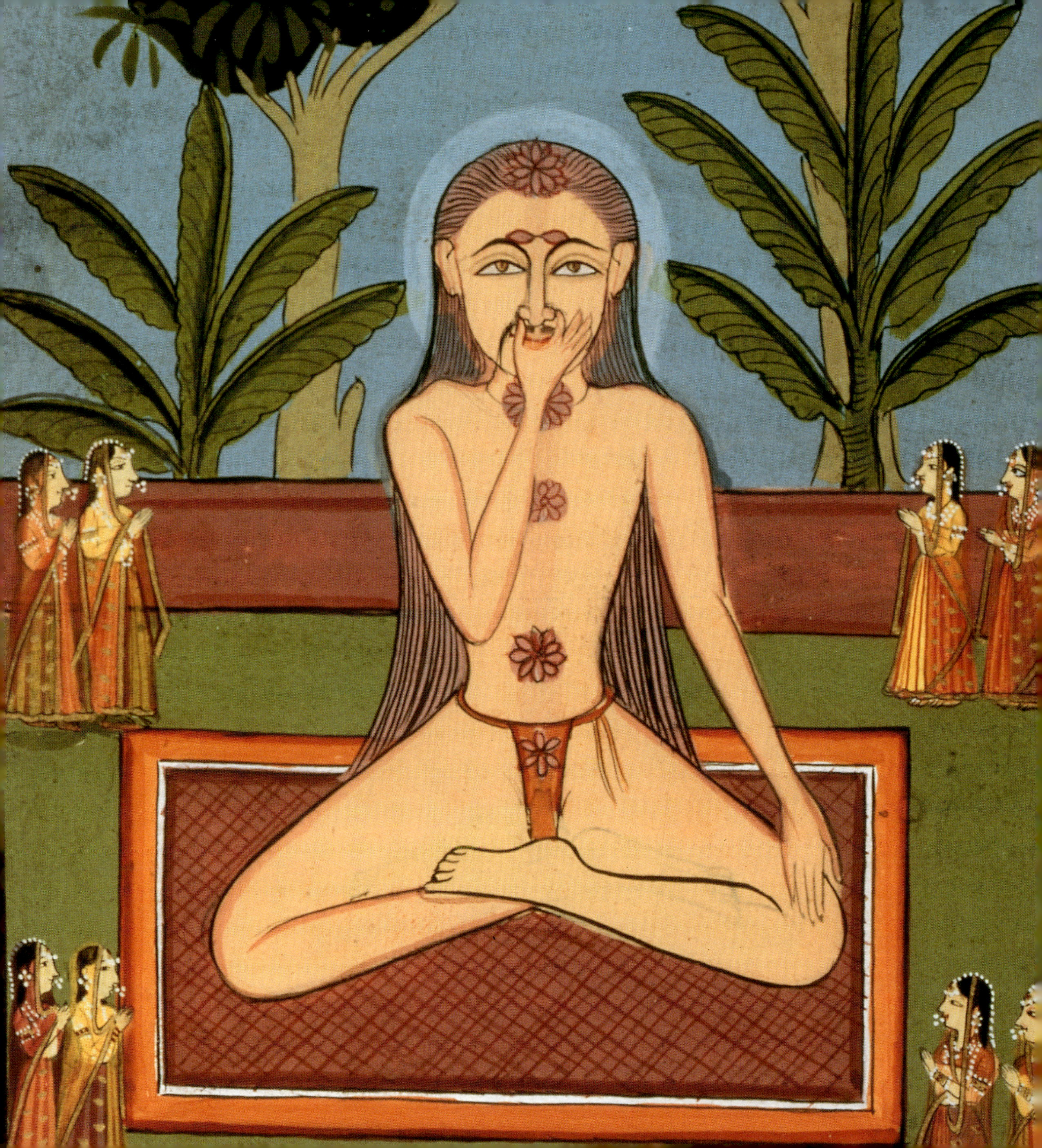

DER WEG DES HATHA-YOGA

Führe mich vom Unwahren zur Wahrheit.
Führe mich von der Dunkelheit ins Licht.
Führe mich von dem, was tot ist,
zu dem, was lebendig ist!

Anrufung aus der Brihadaranyaka-Upanishad, I, 3,28

Neben der indischen Heilkunst Ayurveda und dem chinesischen Taoismus ist Yoga eine der ältesten Wissenschaften, die sich mit dem Menschen in seiner Gesamtheit beschäftigen.

Der Yoga ist als Übungsweg seit mindestens 3500 Jahren überliefert, wahrscheinlich aber ist er wesentlich älter. Ob er nun 5000 Jahre alt ist, wie manche behaupten, oder »jünger«: Auf jeden Fall hat sich in den Traditionslinien des Yoga eine schier unvorstellbare Menge an Wissen darüber angesammelt, wie der Körper und der Geist des Menschen strukturiert sind, welche Störungen häufig auftreten und wie man ihnen am wirkungsvollsten und nachhaltigsten begegnen kann.

DER SCHRITT IN DIE YOGA-PRAXIS

DER YOGA KONNTE SICH ÜBER SO LANGE ZEIT ERHALTEN UND WIRKT AUF UNS SO FRISCH UND MODERN, WEIL ER UNS EIN ÜBUNGSSYSTEM ANBIETET, DAS VIELE PROBLEME DES MODERNEN MENSCHEN BERÜCKSICHTIGT. ES BESCHREIBT KONKRETE, FÜR JEDEN NACHVOLLZIEHBARE ÜBUNGSSCHRITTE, MIT DENEN WIR EINEN ZUSTAND, IN DEM WIR UNS NICHT WOHL FÜHLEN, VERBESSERN KÖNNEN.

Der Yoga will die Menschen in einen Zustand führen, der sie unabhängig, handlungsfähig und so frei wie möglich macht – ein Anliegen, das nie an Aktualität eingebüßt hat!

URALTES WISSEN – ZEITLOS GÜLTIG

Yoga-Texte – wie die Yoga-Sutras des Weisen Patañjali aus der Zeit um Christi Geburt (Seite 21) – schildern in einfacher, klarer Sprache, warum unser Geist oft so zerstreut ist und wie dadurch Leid in allen Lebensbereichen entsteht. Er gibt uns Anweisungen, wie wir unseren Geist trainieren können, klarer und stiller zu werden, wie wir mit unseren Ängsten umgehen können und wie sich Leid vermeiden lässt.

Der etwas später entwickelte Hatha-Yoga bezieht auch den Körper mit ein und macht Vorschläge, wie man über den Körper und über den Atem auf den Geist einwirken kann. Hauptsächlich jedoch beschäftigt sich der Hatha-Yoga intensiv mit dem Fließen und Vermehren unserer Lebensenergie (im Sanskrit *Prana,* entspricht dem chinesischen *Chi).* Dabei arbeitete er ursprünglich teilweise sehr eng mit der altindischen Heilkunst, dem Ayurveda, zusammen (Seite 29).

Das vorliegende Buch verbindet den »klassischen« Yoga Patañjalis mit dem Hatha-Yoga und zeigt eine Fülle vielfach erprobter und bewährter Methoden. Sie werden Ihnen helfen zu erkennen, was Ihnen Leid verursacht – egal ob körperlich oder seelisch –, wie Sie dieses Leid verringern und es zukünftig vermeiden können. Mit Hilfe einfacher Übungen und Techniken können Sie Ihre Lebensqualität entscheidend verbessern und durch die positiven Erfahrungen selbstbewusster und selbstverantwortlicher werden.

BEGLEITER FÜR ÜBENDE

Der Yoga-Ratgeber macht Sie mit den Grundlagen des Hatha-Yoga bekannt. Er wendet sich an Anfänger und Fortgeschrittene, Yogaschüler/innen und Yogalehrer/innen und dient dazu, das eigene Üben zu inspirieren und zu klären. Daneben ist er ein Nachschlagewerk für die klassischen Hatha-Yoga-Haltungen.

DER WERT DES LEICHTEN

Die Körperhaltungen (Asanas) und Übungen in diesem Buch sind bewusst einfach gewählt. Sie unterscheiden sich damit von den meisten der komplizierten klassischen Haltungen, die nur durch jahrelange Übung zu meistern sind. Auch die einfacheren Übungen und Haltungen verkörpern das Prinzip, das hinter jeder dieser komplexen Haltungen steht.

Würden Sie gleich mit den schwierigen Asanas beginnen, müssten Sie Ihre gesamte Aufmerksamkeit anfangs der richtigen Ausführung der äußeren Form widmen. Im Yoga ist die äußere Form jedoch zweitrangig. Sie stellt nur den Rahmen dar, denn die Haltungen werden nicht um ihrer selbst willen geübt, sondern sind vielmehr Mittel zum Zweck. Die klassischen Yoga-Asanas sind so konzipiert, dass sie jeweils bestimmte Aspekte unseres Körpers (wie die Verdauung), unserer Seele (zum Beispiel Verinnerlichung) oder unseres Geistes (zum Beispiel Achtsamkeit) ansprechen. Sie dienen dazu, Ihnen diese speziellen inneren Erfahrungen zu ermöglichen.

Da es also um das innere Erfahren und Erleben geht, sollten Sie mit dem Einfachen beginnen und es so lange üben, bis Sie das Prinzip der Bewegung oder Haltung nachvollziehen können.

Wenn die Form einfach ist, können Sie sich viel besser auf sich selbst konzentrieren. Sie spüren sich besser in Ihren normalen Bewegungs- und Haltungsmustern und gewinnen so Klarheit über das, was Sie können und was Sie noch nicht können, und Sie erkennen, was Ihnen Schwierigkeiten bereitet.

SICH SELBST KENNEN LERNEN

Mit Hilfe einfacher Übungen und Bewegungen lernen Sie zu erkennen, wie Sie strukturiert sind, welche körperlichen, geistigen und seelischen Verhaltensweisen Sie sich im Laufe Ihres Lebens zu Eigen gemacht haben. Sie erkennen, ob sie Ihnen gut tun oder Sie behindern oder Ihnen vielleicht sogar schaden. Probieren Sie Alternativen aus und entscheiden Sie im Üben, also aus Ihrer Erfahrung heraus, womit Sie sich wohler fühlen. Das, was leichter und müheloser geht, was sich besser anfühlt, ist wahrscheinlich auch besser für Sie.

SCHRITT FÜR SCHRITT ÜBEN

Wenn Sie sich im Einfachen intensiv erfahren haben, können Sie auch das Komplexe erarbeiten, ohne dabei zu riskieren, sich zu überfordern oder zu schädigen. Deshalb ist es auch für diejenigen, die schon länger Yoga üben, immer wieder sinnvoll, zum Anfang zurückzukehren und sich neu zu erfahren, um die eigene Praxis zu überprüfen und zu verbessern.

ÜBUNGSBUCH STATT YOGASCHULE?

Kein noch so gutes Yogabuch kann ein Ersatz für eine Yogalehrerin oder einen Yogalehrer sein.

1. Nur Lehrer können Sie beraten

Heutzutage sind die meisten Yogalehrenden im Laufe ihrer Ausbildung intensiv trainiert worden zu sehen, mit welchen Fähigkeiten und Einschrän-

GEWINN DURCH YOGA

- ***Gesundheit und innere Ausgeglichenheit;***
- ***mehr Beweglichkeit, Vitalität und Kraft;***
- ***mehr Atemvolumen und Entwicklung eines »langen Atems«;***
- ***geringere Anfälligkeit für Krankheiten;***
- ***Abbau von Verspannungen und Schmerzen;***
- ***Aufschub oder Vermeidung der üblichen Altersbeschwerden;***
- ***Lebensqualität und geistige Flexibilität bis ins hohe Alter;***
- ***mehr innere Ruhe;***
- ***geistige Klärung und Bewusstwerdung von schädigendem Verhalten;***
- ***mehr Selbstbewusstsein, Sicherheit und Selbstvertrauen;***
- ***Ermutigung zu mehr Selbstverantwortung und Eigeninitiative;***
- ***mehr Lebensfreude;***
- ***mehr Wohlbefinden;***
- ***mehr Energie.***

GLEICHGÜLTIG, OB MAN JUNG, IM MITTLEREN ODER FORTGESCHRITTENEN ALTER IST, SOGAR WENN MAN KRANK ODER SCHWACH IST – JEDER KANN MIT DER PRAXIS (DES YOGA) BEGINNEN.

Hatha-Yoga-Pradipika I, 64

kungen Sie in den Kurs kommen und mit welchen Übungen sie Ihnen am wirkungsvollsten helfen können. Sie sehen in der Regel auch genau, ob Sie mehr oder weniger intensiv üben sollten. Nur Lehrer sind in der Lage, ein maßgeschneidertes Übungsprogramm für Sie zu entwickeln und so ein effektives Üben zu ermöglichen.

2. Nur Lehrer können Sie auf Ihrem Weg begleiten und unterstützen

Yogalehrer haben nicht nur eine lange Ausbildung durchlaufen (in der Regel vier Jahre Basisausbildung und Weiterbildungen), sondern vor allem den ganzen inneren Prozess des Sich-Kennenlernens und An-sich-Arbeitens durchlebt. Sie kennen die Freuden und Mühen dieses Weges. Sie können begleiten, unterstützen und motivieren, denn sie wissen, wie schwer es ist, sich zu verändern, und sei es nur auf der Ebene von Haltung und Bewegung.

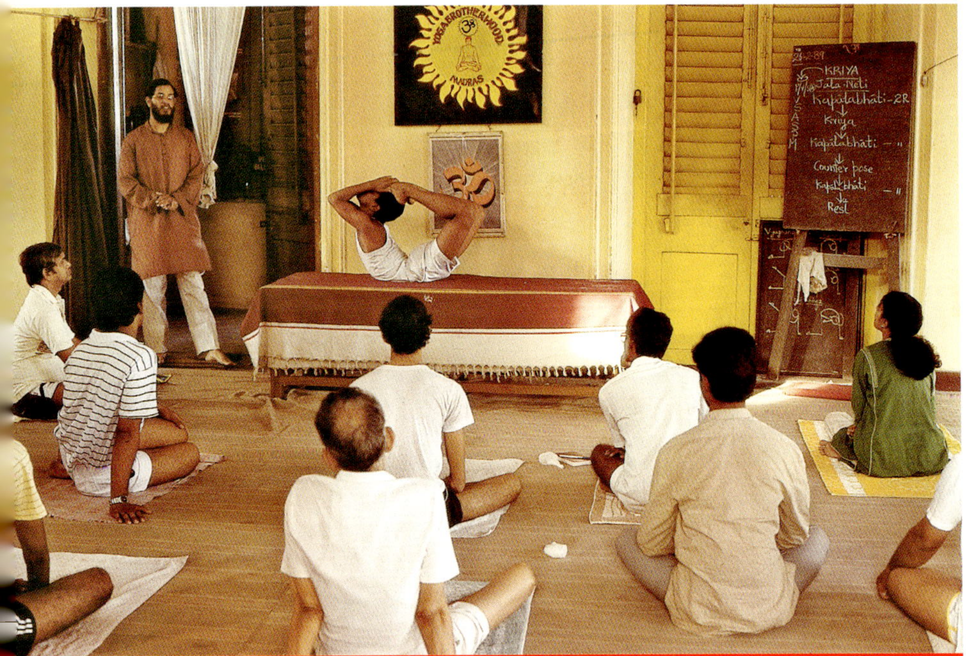

Yogaschule in Indien. Der Yoga ist traditionell ein Weg, auf dem der Schüler von einem Lehrer begleitet wird.

3. Yogalehrer sind Ansprechpartner

Der Kontakt zu einem Lehrer ermöglicht Ihnen einen Austausch über das, was Ihnen widerfährt, wenn Sie sich auf den Weg machen, mit Hilfe des Yoga sich selbst zu begegnen. Deswegen war der direkte Kontakt zwischen Lehrer und Schüler über die Jahrtausende hinweg die traditionelle Form der Unterweisung. Sie ist hier im Westen mit dem Gruppenunterricht etwas verloren gegangen, aber jede Schülerin / jeder Schüler kann eine solche Betreuung bei einem Lehrer einfordern.

4. Eine Person Ihres Vertrauens

Ich empfehle also dringend, dass Sie sich einen Lehrer suchen, und zwar einen Menschen, zu dem Sie Vertrauen fassen können, bei dem Sie sich wohl fühlen und der Kompetenz vermittelt. Dafür müssen Sie eventuell mehrere Lehrer/innen und auch mehrere Übungstraditionen ausprobieren, bis Sie das finden, was zu Ihnen passt. Die Mühe lohnt sich, denn der oder die Richtige wird Ihnen helfen, Ihr ganzes eigenes Potential zu erkennen und zur Entfaltung zu bringen.

WOZU DIENT ALSO DAS BUCH?

➤ Es kann Sie motivieren, (wieder) mit der Yoga-Praxis zu beginnen.

Und es unterstützt Sie in Ihrem Üben, da es Ihnen

➤ die Prinzipien der Yoga-Übungen erklärt,

➤ all die Details nennt, die für eine Übung oder Haltung wichtig sind,

➤ damit langfristig eine selbständige Übungspraxis ermöglicht, auch mit Hilfe konkreter Übungsprogramme (Seite 60),
➤ eine Fülle unbedenklicher Yoga-Haltungen zeigt, um Ihr Üben zu ergänzen oder zu variieren,
➤ bei der Auswahl der Übungen und Haltungen hilft, wenn Sie körperliche Probleme haben,
➤ zeigt, wie Sie die Prinzipien des Übens im Alltag verankern können,
➤ die Verbindung zwischen Körper, Geist und Atem erklärt, so dass Sie gezielt mit Hilfe von Übungen auf den Atem und somit auf den Geist einwirken können,
➤ den geistig-philosophischen Hintergrund der Yoga-Übungen erläutert, wodurch Ihr Üben Sinn und Tiefe bekommen kann.

MIT DEM BUCH ÜBEN

➤ Bevor Sie die klassischen Yoga-Haltungen (Asanas) üben, sollten Sie das Grundlagen-Kapitel durcharbeiten (Seite 37). Dort werden die anatomischen Grundlagen erklärt, die ein korrektes, körpergerechtes Üben ermöglichen. Es werden wesentliche Prinzipien des Übens erklärt, damit selbständiges Üben möglich wird und die Übungen ihre volle Wirksamkeit entfalten können. Außerdem werden Mittel gezeigt, wie Sie Ihren Körper mit einfachen, hochwirksamen Übungen beweglicher und kräftiger machen können.

➤ Die anschließenden ausführlichen Praxis-Kapitel stellen eine Vielzahl klassischer Yoga-Asanas sowie kleine Übungsprogramme (Seite 60) vor. Wählen Sie daraus die Asanas, die Sie ansprechen oder an deren Wirkung Sie interessiert sind.

Lesen Sie allerdings auch immer die Vorsichtsregeln durch. Die Hinweise beruhen auf jahrelanger Beobachtung und Erfahrung, dem Austausch mit vielen Kollegen sowie aktuellen medizinischen Studien, wie sie zum Beispiel im Rahmen der »Rückenschule« durchgeführt wurden.

Die Übungsprogramme sind Vorschläge, um Ihnen das eigene Üben zu erleichtern. Sie können sie ergänzen und erweitern, je nach Ihren Bedürfnissen und der Zeit, die Sie zur Verfügung haben.

Viele Tipps helfen Ihnen, die typischen »Knackpunkte« der Übungen zu überwinden.

➤ Von Anfang an können Sie sich parallel mit dem Kapitel »Der innere Weg« (Seite 157) beschäftigen, welches die Themen Entspannung, Atmung, Konzentration und Meditation umfasst.

Die typischen Yoga-Atmungen sollten Sie allerdings erst üben, wenn Sie 10 bis 15 Minuten lang mühelos in einer aufrechten Sitzhaltung verweilen können, denn die Muskeln, die Sie für das tiefe Atmen brauchen, benötigen Sie teilweise auch für die Rumpfaufrichtung. Wenn Sie zu früh mit den Atemübungen beginnen, ermüden sie nur den Rücken und machen keinen Spaß.

Die Übungen zur Konzentration und Meditation können Sie ebenfalls schon nach einiger Zeit mit einbeziehen, da Sie sie in jeder Sitzhaltung üben können, in der Sie eine Weile aufrecht und bequem verweilen können – also zum Beispiel auf Ihrem Bürostuhl.

Der nun folgende Text lädt Sie ein, mehr über die Hintergründe des Übens zu erfahren. Sie können sich aber ohne weiteres nur auf den Praxis-Teil konzentrieren und mit Gewinn üben.

DIE VERWIRKLICHUNG KOMMT NUR ZU DEMJENIGEN, DER SICH STÄNDIG IM GEIST DES YOGA ÜBT. WIE SOLLTE SIE AUCH ZU JEMANDEM KOMMEN, DER NICHTS TUT? DIE PERFEKTION IM YOGA KANN NICHT DADURCH ENTSTEHEN, DASS MAN BÜCHER LIEST. DAS TRAGEN BESTIMMTER KLEIDUNG REICHT NICHT AUS, UM DIE VERWIRKLICHUNG ZU ERLANGEN. ES REICHT AUCH NICHT AUS, NUR ÜBER DEN YOGA ZU DISKUTIEREN. EINZIG DAS ÜBEN DER METHODEN DES YOGA FÜHRT ZUR VERWIRKLICHUNG. DAS IST DIE REINE WAHRHEIT, DARAN BESTEHT KEIN ZWEIFEL.

Hatha-Yoga-Pradipika I, 65–66

TRADITION UND KONZEPT DES YOGA

YOGA KOMMT AUS INDIEN. DER BEGRIFF BEZEICHNET DORT NICHT NUR EINES DER SECHS GROSSEN PHILOSOPHISCHEN SYSTEME ODER SICHTWEISEN AUF DIE WIRKLICHKEIT (DARSHANA), SONDERN AUCH EINE METHODE DER GEISTESSCHULUNG, DIE HILFT, DEN GEIST ZU KLÄREN UND ZU BERUHIGEN, UND AUSSERDEM EINEN ÜBUNGSWEG, DER ZUR SELBSTVERWIRKLICHUNG FÜHRT.

YOGA IST DIE FÄHIGKEIT, SICH AUSSCHLIEßLICH AUF EINEN GEGENSTAND, EINE FRAGE ODER EINEN ANDEREN INHALT AUSZURICHTEN UND IN DIESER AUSRICHTUNG OHNE ABLENKUNG ZU VERWEILEN. DANN SCHEINT IN UNS DIE FÄHIGKEIT AUF, ETWAS VOLLSTÄNDIG UND RICHTIG ZU ERKENNEN.

Patanjalis Yoga Sutras, 1, 2-3

URSPRÜNGLICH EIN SPIRITUELLER WEG

Der Yoga war ursprünglich im Herzen des komplexen religiösen Systems angesiedelt, das im Westen *Hinduismus* genannt wird. Seit der Entwicklung des Yogasystems durch den Weisen *Patañjali* (sprich: Pata̲nndschali) vor etwa 2000 Jahren hat sich der »klassische« Yoga jedoch weitgehend von seiner religiösen Bindung gelöst und gilt heute zumindest in Indien eher als atheistisch. Tatsächlich aber verbindet sich die geistige Disziplin des Yoga, so wie sie von Patañjali niedergeschrieben wurde, mit allen Religionen Indiens und des Westens. Daher konnte sich in den letzten Jahrzehnten sogar ein christlich gefärbter Yoga herausbilden. Trotzdem kann man sagen, dass der Yoga in seiner reinen, klassischen Form nicht-religiöse, universale Spiritualität ist. Der Yoga als psychologische Wissenschaft ist ebenso neutral wie etwa Physik oder Psychotherapie. Sein Erkenntnisweg kann sowohl vom Gläubigen wie auch vom Atheisten und Skeptiker beschritten werden.

Der im Westen so populäre und viel praktizierte *Hatha-Yoga* ist ursprünglich in ein religiöses Weltbild eingebunden und zwar in das des *Shivaismus.* Dieser Yogaweg gilt in Indien als von Gott Shiva geoffenbart und zeigt Methoden auf, den Übenden zur Einheit mit Gott zurückzuführen. Da sich nur wenige Lehrende der theistischen Ausrichtung des Hatha-Yoga bewusst sind, ist dieser Aspekt im heutigen Üben weitgehend verlorengegangen.

YOGA HEISST »DIE ZÜGEL IN DIE HAND NEHMEN«

Das Wort Yoga geht auf die indogermanische Wurzel »yuj« zurück. »Yuj« bedeutet anschirren und zusammenführen von zwei oder mehreren Pferden vor einem (Streit-)Wagen, aber auch zusammenbinden, anjochen oder ins Joch spannen. Das Bild des Joches als Sinnbild des Yoga ist früher sehr weit verbreitet gewesen. Gerne wurde auf die enge Wortverwandtschaft von »Yoga« und dem deutschen Wort »Joch«, dem französischen »joug«, dem spanischen »yugo« oder dem lateinischen »iugum« verwiesen.

Der berühmte französische Indologe Jean Varenne zieht jedoch inzwischen die Übersetzung »Gespann« vor. Warum, wird klar, wenn man etwas über den historischen Hintergrund dieses Begriffes erfährt.

DIE WILDEN RÖSSER DER FÜNF SINNE ZÜGELN

Indien ist seit ungefähr 1500 v. Chr. in weiten Teilen von den Indoariern erobert worden, die ihre Kriegszüge und Eroberungen mit Streitwagen machten, die von edlen Rössern gezogen wurden. Diese Pferde waren der wichtigste Besitz der

Häuptlinge und von der Anzahl und Kraft ihrer Hengste hing ihr Prestige wesentlich ab. Es erforderte Kraft und Geschicklichkeit, die Hengste zu bändigen und sie vor einem Wagen anzuschirren.

Neben der Kunst, Streitwagen zu lenken, das Schwert zu führen und mit Pfeil und Bogen zu schießen, brachten die Eroberer eine Art der Geistesdisziplin mit, die sie Yoga nannten. Sie zeigte Methoden auf, die unruhigen und »wilden Rösser der fünf Sinne« zu zügeln und vor den Wagen zu spannen, der den Körper symbolisiert. Wagenlenker ist der Geist, der bestimmt, wohin sich der Körper und die Sinne bewegen sollen.

Daraus wird deutlich, dass es für die heutigen Indologen näher liegt, den Begriff Yoga mit »Gespann« zu übersetzen, da »Joch« sich eher auf die Ackerbaukultur der eroberten Völker bezieht.

Neben dieser historischen Bedeutung wurde der Begriff Yoga aber auch schon sehr früh sinngleich verwandt für alle Techniken der Konzentration, Verinnerlichung und der Verbindung mit etwas Höherem, in der Regel mit dem Göttlichen.

DIE LANGE GESCHICHTE

Yoga ist in Indien seit 3500 Jahren bekannt – dieser Zeitraum zumindest lässt sich zuverlässig durch Quellen belegen. Es gibt immer wieder Spekulationen, dass der Yoga viel älter sei, aber für die Zeit davor ist die Quellenlage ungewiss; man kann nur vermuten, dass yogaähnliche Techniken sowohl in der Induskultur (Jungsteinzeit) als auch im Rahmen schamanischer Techniken auf dem indischen Subkontinent ausgeübt wurden. Wenn es so war, sind diese frühen Strömungen mit größter Wahrscheinlichkeit so mit dem später sich herausbildenden klassischen Yoga verschmolzen, dass sie sich heute nicht mehr von ihm trennen lassen.

DIE FRÜHZEIT – YOGA ALS MAGISCHES RITUAL

Uralte Textsammlungen, *Vedas* genannt, belegen, dass der Yoga in seiner Frühzeit viel mit magischen Opferhandlungen und Ekstasetechniken zu tun hatte. Er diente dazu, durch intensive Konzentration auf die angerufenen Götter zu Visionen oder ekstatischen Zuständen zu finden, die den Erfolg magischer Praktiken wie Opferhandlungen oder Feuerrituale garantieren sollten.

Diese Rituale und Opfer wurden im Laufe der Zeit immer aufwendiger und komplizierter. Wurde früher ein Pferd geopfert, so wurden nun schon mal 1000 Hengste den vedischen Göttern dargebracht. Entsprechend wurden auch die Anstrengungen im Yoga verstärkt, so dass Fakirtum und extreme Askese entstanden – beides wird heute noch oft mit dem Yoga in Verbindung gebracht.

MEDITATION ALS WEG ZUR SELBSTERKENNTNIS

Diese Entwicklung führte dazu, dass eine Gegenbewegung aufkam: Das äußere Opfer wurde mehr und mehr durch ein inneres Opfer ersetzt, und statt Reis, Blumen oder Tieren opferte man nun zum Beispiel symbolisch den Atem.

An die Stelle von Askese trat die Meditation darüber, was das eigentliche Selbst des Menschen ausmacht und in welchem Zusammenhang es mit dem kosmischen Selbst steht.

Diese vielfältigen Reflexionen und Spekulationen fanden ab etwa 800 v. Chr. ihren Niederschlag in den *Upanishaden.* In diesen Textsammlungen

Askese und Fakirtum waren vor gut 1000 Jahren fester Bestandteil der religiösen Praxis. Die Asketen glaubten, dass extremer Verzicht und Selbstgeißelung, zum Beispiel das Sitzen zwischen 5 Feuern an glutheißen Tagen oder jahrelanges Stehen auf einem Bein, die Götter zwingen würde, ihnen ihre Gebete zu erfüllen. Fakire dagegen wollten zeigen, dass Gott in ihnen so stark sei, dass ihr Körper unempfindlich gegen Verletzungen werden konnte. Sadhus, die »heiligen Männer« Indiens, leben noch heute in dieser Tradition.

Im 5. und 6. Jhd. v. Chr. entwickelte sich in Indien der Buddhismus. Bedingt dadurch, dass der historische Buddha sich selbst jahrelang Yoga-Praktiken unterzogen hatte, lassen sich viele Elemente des Yoga in den Meditationspraktiken und der Heilslehre des Buddhismus finden. Besonders das Sitzen in der Stille (Asana), die Atembeobachtung und Atemlenkung (Pranayama) und das Zurückziehen der Sinne (Pratyahara) wurden fester Bestandteil des buddhistischen Übungsweges.

wurde in Gesprächsform zwischen Lehrer und Schüler über die existenziellen Fragen der Menschheit nachgedacht. Die Upanishaden entwickelten die Lehre, dass Gott und die Schöpfung identisch sind, also alles Eins ist. Da Gott in allem ist und alles in Gott, wurden äußere Opfer und Rituale überflüssig. Stattdessen ging es nun darum, in sich den göttlichen Wesenskern, das Selbst *(Atman)* zu entdecken, also das, was unsterblich, ewig und unbeeinflussbar ist.

Zu der Zeit entstand auch die Vorstellung von der Wiedergeburt und einem persönlichen Schicksal, das von Wiedergeburt zu Wiedergeburt mitgeführt wird, in Form der Konzepte von *Svadharma* (die Aufgabe hier und jetzt in der Welt) und *Karma* (das Gesetz von Ursache und Wirkung).

EIN WEG ZU UNMITTELBARER RELIGIÖSER ERFAHRUNG

In dieser Zeit wurde der Yoga in Indien zum ersten Mal populär. Während er vorher vor allem von weltabgewandten Asketen und Suchern ausgeübt worden war, gewann er nun zunehmend Einfluss bei all den Kasten, die sich nicht mit der Ausübung der »offiziellen« Religion, also des Hinduismus, beschäftigen durften.

Menschen niederer Kasten, Kastenlose, zu denen auch die Ureinwohner des Indischen Subkontinents zählen, und Frauen (!) hatten keinen Zugang zum Ritual und religiösen Wissen, sondern ausschließlich Männer der drei oberen Kasten. Die Ausübung religiöser Praktiken wie Opfer und Gebet wurde durch eine übermächtige Priesterschaft geregelt, die die Tempel wie kleine Unternehmen verwaltete. Die *Brahmanen* ließen sich ihr Wissen, wie man mit Gott in Verbindung treten kann, teuer bezahlen und machten Religion zunehmend zu einer Angelegenheit der Wohlhabenden.

Im Gegensatz dazu ermöglichten die Techniken des Yoga theoretisch jedem Menschen die unmittelbare religiöse Erfahrung, da Gott nun im eigenen Inneren zu finden war. Er zeigte Methoden, Zugang zu Gott zu finden, Selbsterkenntnis zu erlangen und das eigene Schicksal positiv zu beeinflussen. Somit waren die Menschen nicht mehr darauf angewiesen, dass ihnen die Priester bei der Befreiung aus dem »ewigen Rad der Wiedergeburten« halfen. Jeder konnte sein Geschick selbst in die Hand nehmen und Verantwortung für sein Leben im Hier und Jetzt übernehmen. Praktisch sah es jedoch weiterhin so aus, dass dieser Weg nur den Wenigen offenstand, die die Texte lesen konnten.

DER YOGA IN DER BHAGAVADGITA

Einer der berühmten Texte, der den Weg des Yoga beschreibt, ist die *Bhagavadgita* (Der Gesang des Erhabenen). Sie ist Teil eines der großen indischen Nationalepen, des *Mahabharata.* Im Mittelpunkt dieser Geschichte, die jedem Inder von Kindesbeinen an geläufig ist, legt der Gott Krishna dem Kriegshelden Arjuna den Weg des Yoga dar. Genauer gesagt zeigt er ihm drei sich ergänzende Yogawege auf, die dem unterschiedlichen Naturell der Menschen gerecht werden:

- der Yoga des aktiven Tuns (*Karma*-Yoga),
- der Yoga der Erkenntnis (*Jñana*-Yoga) und
- der Yoga der liebenden Hingabe an das Göttliche (*Bhakti*-Yoga).

Krishna erklärt Arjuna, dass jeder Mensch, unabhängig von seiner Kaste, die Methoden des

Yoga nutzen beziehungsweise im Geist des Yoga leben kann.

Ein ganz wesentlicher Gedanke diese Belehrung besagt, dass der Mensch die Umstände annehmen muss, unter denen er geboren wurde, also Kastenzugehörigkeit, Gesundheitszustand und Grad des Wohlstands, um dann daraus das Beste zu machen. Dass die überaus populäre Bhagavadgita damit ein Herrschaftsinstrument zur Bewahrung bestehender Machtstrukturen werden konnte, kann hier nicht diskutiert werden, sollte aber wenigstens Erwähnung finden.

DER »KLASSISCHE« YOGA

Der andere Text von überrragender Bedeutung sind die *Yoga-Sutras (Sutra* = Leitfaden). Sie wurden von dem Weisen Patañjali verfasst, der zwischen 200 v. Chr. und 200 n. Chr. (man weiß nicht genau, wann er gelebt hat) das Yoga-Wissen seiner Zeit niederschrieb.

Er begründete damit die systematische Wissenschaft des Yoga, die bis heute aktuell geblieben ist. Mit psychologischem Blick diagnostizierte er, was den Geist des Menschen unklar macht, was sein inneres Wachstum und seine Selbsterkenntnis behindert, und zeigte einen für jeden Menschen nachvollziehbaren Übungsweg auf, diesen Schwierigkeiten zu begegnen. Da die Yoga-Sutras für den gesamten Yoga bis zum heutigen Tag so wichtig sind, werden sie später noch ausführlicher behandelt (Seite 21).

DER EINFLUSS DES TANTRISMUS

Ab ungefähr 500 n. Chr. erschütterte eine große kulturell und religiös gefärbte Revolution Indien, die unter dem Namen Tantrismus bekannt wurde.

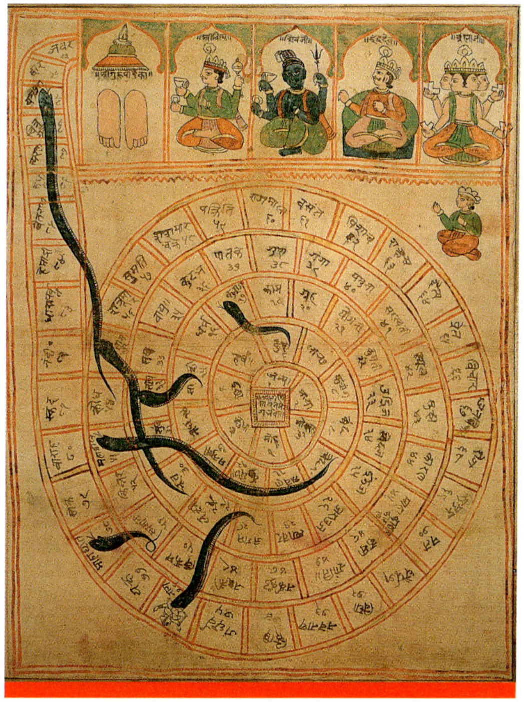

»Gayan-Chopah-Yantra«: tantristisches Meditationsbild mit Schriftzeichen und Gottheiten. Die Schlangen symbolisieren die aufsteigenden Energien im Körper des Meditierenden.

Ausgehend von den Randgebieten des indischen Subkontinents, vor allem von Assam und Kaschmir, also Gebieten, die die Indoarier nie wirklich kolonialisiert hatten, zog eine große Frömmigkeitsbewegung über das ganze Land. Sie gewann schnell Einfluss bei allen »offiziellen« Religionen dieser Zeit: dem Hinduismus (hier vor allem bei den Anhängern des Gottes Shiva), dem Buddhismus und dem Jainismus (siehe auch Glossar Seite 186).

Die Tantriker forderten als Erstes, allen Menschen den Zugang zur Religion zu gewähren. Wurde bis dahin das gesamte religiöse Wissen in der alten geheiligten Sprache *Sanskrit* bewahrt, die nur bestimmte Menschen lernen durften, so wurden das Ritual und das Wissen nun in die unzählig vielen regionalen Sprachen Indiens übertragen und damit zum ersten Mal allen zugänglich gemacht.

ALLES, WAS IST, IST AUSDRUCK DES GÖTTLICHEN

In der Weltsicht der Weisen und Philosophen der vortantrischen Zeit herrschte die Ansicht vor, dass alles, was wir sehen, erfahren und erleben, Illusion *(Maya)* ist, also ein Trugbild, das sich unser Geist erschaffen hat. Im Tantrismus dagegen wurde die Welt mit allen uns erfahrbaren Erscheinungen als real angesehen. Die Vorstellung, dass die Schöpfung eine Täuschung sei, würde schließlich bedeuten, dass auch Gott eine Täuschung ist. Gott aber war den Tantrikern eine erfahrbare Wirklichkeit. Also wurde und wird von ihnen unterschiedslos alles, was war, was ist und was sein wird, als Ausdruck des Göttlichen verehrt.

Das Wort Tantra kommt von der Wurzel *tan,* was »ausbreiten, vermehren« heißt und »das, was die Erkenntnis ausdehnt« bezeichnet. Eine andere Wortbedeutung von Tantra ist »Gewebe«. Sie bezieht sich darauf, dass alle großen Geistesströmungen dieser Zeit sich im Tantrismus wie in einem Gewebe miteinander verbanden.

Dadurch änderte sich ganz entscheidend die Wertschätzung des Körpers. Während er im klassischen vortantrischen Yoga eher als ein Hindernis angesehen wurde, weil er uns mit seinen Bedürfnissen vom Wesentlichen, zum Beispiel der Meditation, abhalten kann oder weil er uns immer wieder über die Sinne aus der Konzentration in die Zerstreuung führt. Der Körper sollte beherrscht und bezwungen werden, so dass er willig dem Geist diente. Das Ideal war, dass er völlig in den Hintergrund trat und nicht wahrgenommen wurde. Folglich kannte man im vortantrischen Yoga neben Sitzhaltungen und einigen Atemübungen keine Körperübungen, so wie wir sie heute mit dem Yoga verbinden.

HATHA-YOGA – DER KÖRPER ALS AUSGANGSPUNKT DES WEGES

Der körperbezogene Übungsweg des Hatha-Yoga entwickelte sich ungefähr im 8. Jh. n. Chr. in Nordindien auf der Grundlage des Tantrismus. Er war sehr stark von der Verehrung Shivas geprägt, da seine Begründer, die Nath-Yogins, dieser Richtung des Hinduismus folgten. Sie erklärten, dass der Hatha-Yoga den Menschen vom Gott Shiva geoffenbart worden sei, damit sie einem methodischen Weg folgen könnten, der sie zur Quelle ihres Seins zurückführte.

Das wichtigste Ziel des Hatha-Yoga war ursprünglich, den Übenden die Begegnung mit Gott zu ermöglichen. Durch das Üben erfahren sie, dass sie von Lebensenergie *(Prana)* durchströmt sind, dass ihr Körper ein Wunderwerk ist und dass der Atem, der sie »inspiriert«, von Gott kommt und sie mit ihm verbindet. Indem sie das Schwingen und das Pulsieren des Atems und der Lebensenergie in sich wahrnehmen, erfahren sie Gott in sich, denn diese Energie ist der reine, uranfängliche Ausdruck des Göttlichen *(Shakti)* und die Tatsache, dass man sie überhaupt wahrnehmen kann, Ausdruck des reinen Bewusstseins *(Shiva)*.

Die Meister des Hatha-Yoga entwickelten in den folgenden Jahrhunderten einen komplexen Übungsweg mit Körperhaltungen, Reinigungsübungen, Atemtechniken, Konzentrationen, Visualisationen und Übungen, die die Stimme mit einbeziehen. Er berücksichtigte in genialer Weise die vielfältigen Erscheinungsformen der menschlichen Natur sowie die Stärken und Schwächen der menschlichen Psyche. Dadurch ist es wohl auch zu erklären, dass der »Körperyoga« so viele Jahrhunderte überleben konnte und auch heute noch immer die Menschen in aller Welt fasziniert.

Jeder Mensch, der mit dem Üben beginnt, kann die in den Grundlagentexten beschriebenen Erfahrungen »am eigenen Leibe spüren« und nachvollziehen. Jeder, der sich auf diesen Weg einlässt, wird feststellen, dass das Üben ihn im Laufe der Jahre in seiner Gesamtheit verändert und transformiert.

DIE DUNKLE ZEIT

Der Hatha-Yoga stand im Mittelalter in Indien allen Menschen als Übungsweg zur Verfügung, egal welcher Religion oder Kaste sie angehörten. Im Gegensatz zum klassischen Yoga war auch Frauen das Üben erlaubt.

Nach 1500 n. Chr. verlor der Hatha-Yoga jedoch an Popularität, da die ursprünglichen strengen religiösen Strömungen sich wieder durchsetzten, was zum Beispiel dazu führte, dass Frauen erneut ausgeschlossen wurden und wie vorher das Üben des Yoga an eine bestimmte Kastenzugehörigkeit geknüpft wurde. Wegen seiner teilweise absonderlich anmutenden Techniken (wie Körperhaltungen oder Reinigungstechniken) kam der Hatha-Yoga sogar zunehmend in Verruf. Nur noch wenige authentische Traditionslinien existierten weiter und bewahrten das alte Wissen bis in unser Jahrhundert. Den Wissenschaftlern, die sich mit indischer Geistesgeschichte beschäftigen, ist über den Zeitraum von 1600 bis 1900, in dem der Yoga gewissermaßen in der Versenkung verschwand, wenig bekannt.

NEUBELEBUNG ALTEN WISSENS

Erst im 20. Jahrhundert erfuhr der Yoga eine ungeahnte Wiederbelebung und zwar dadurch, dass die Inder nach der langen Zeit der Kolonialisierung durch den Islam und durch die Engländer begannen, sich wieder auf ihre eigene Kultur zu besinnen. Nicht zuletzt durch das große Interesse europäischer Indologen und Religionswissenschaftler wurden wichtige Grundlagentexte des Yoga aus dem jahrhundertelangen Dämmerschlaf in verstaubten Bibliotheken geholt und der Öffentlichkeit zugänglich gemacht. Die alten Techniken wurden überprüft und den Bedürfnissen der modernen Menschen angepasst. Man begann mit ersten wissenschaftlichen Forschungen zu den Wirkungen des Yoga. Und es entstand ein Bedürfnis, die Botschaft des Yoga mit den Menschen anderer Kulturen zu teilen, um auch ihnen die Möglichkeit zu geben, gesünder, klarer und verantwortlicher zu werden.

DER YOGA KOMMT IN DEN WESTEN

Das einschneidende Ereignis in dieser Hinsicht war der Auftritt von Swami Vivekananda auf dem »Weltparlament der Religionen«, das 1893 in Chicago stattfand. Als »Botschafter« des Hinduismus begeisterte Vivekananda in einer Rede sein Publikum für die Geisteswelt Indiens, was dazu führte, dass er eine regelrechte Tournee durch die USA unternahm und mit seinen Ausführungen die Neugier und den Forscherdrang der Amerikaner weckte.

In Europa tauchten der körperbetonte Hatha-Yoga und der klassische Yoga Patañjalis um 1930 auf. Während zu dieser Zeit eher einzelne Sucher sich mit den Grundlagentexten und den Übungen beschäftigten, wurde der Yoga ab den 60er Jahren zu einer äußerst populären Methode, was sich in einer Vielzahl von Publikationen und Sendereihen in Radio und Fernsehen niederschlug. Dabei wandelte sich allerdings der Akzent von einem spirituellen zu einem gesundheits- und fitnessorientierten Übungsweg. Yoga wurde nun geübt, damit man (zumeist allerdings frau) gesund, schlank,

Unter Yoga versteht der Inder das Streben, vermittels systematischer Schulung des Körpers und Geistes auf dem Weg innerer Sammlung durch unmittelbares Schauen und Erleben die erlösende Erkenntnis oder die Erlösung selbst zu erlangen. Er ist also keine Lehre, sondern eine Methode, und kann als solche mit den verschiedensten Lehren in Verbindung treten.

Erich Frauwallner (Indologe)

DIE WICHTIGSTEN TRADITIONSLINIEN, DIE HEUTE DEN YOGA BESTIMMEN

Die folgende kurze Übersicht ist als Orientierungshilfe gedacht, wenn Sie nach einem Yogalehrer suchen. Sie beruht auf den Erfahrungen der Autorin mit den unterschiedlichen Traditionen, ist also subjektiv. Probieren Sie selbst aus, welcher Stil – ob indisch oder westlich – und welche Lehrerin / welcher Lehrer Ihnen entspricht.

IYENGAR YOGA (sprich Aijengar): Begründet von B. K. S. Iyengar (Poona/Indien) und weltweit verbreitet. Kraftvoller, körperorientierter Yogastil (teilweise etwas akrobatisch) im indischen Stil. Nicht geeignet für reine Anfänger/-innen und Menschen mit ernsthaften körperlichen Problemen (Rücken, Knie).

POWER-YOGA: Begründet von Pattabhi Jois (Mysore/Indien). Verbreitet vor allem in den USA, zunehmend auch in Deutschland. Sehr kraftvoller, körperorientierter Yogastil im indischen Stil. Lange Übungsreihen, die sehr dynamisch geübt werden. Geeignet für alle, die echten Workout und Fitness suchen.

YOGA DER ENERGIE: Begründet von Lucien Ferrer und Roger Clerc (Paris). Verbreitet in Frankreich, zunehmend auch in Deutschland. Kraftvoller Hatha-Yoga unter Einbeziehung aller Techniken (Atmung, Konzentration, Meditation, Visualisierungen, Mantra-Singen) und der klassischen Texte, angepasst an die Möglichkeiten und Bedürfnisse westlicher Menschen. Geeignet für alle, für Anfänger und Fortgeschrittene jeden Alters.

VINI-YOGA: Begründet von Sri Krishnamacharya (Madras/Indien) und seinem Sohn Desikachar. Verbreitet in Europa und den USA. Verbindung von Hatha-Yoga-Techniken und der Philosophie Patañjalis. Oft sehr therapeutisch ausgerichtet (Einzelunterricht) und stark an den Bedürfnissen der Übenden orientiert. Geeignet für alle, auch für Menschen mit gesundheitlichen Problemen.

SIVANANDA-YOGA: Begründet von Swami Sivananda (Rishikesh/Indien) und weltweit verbreitet. Klassischer Hatha-Yoga im indischen Stil. Kurse in Philosophie (Vedanta), Meditation und Ernährungslehre. Geeignet für gesunde Menschen mit gutem Körpergefühl.

KUNDALINI-YOGA: Begründet von Yogi Bhajan in der religiösen Tradition der Sikhs (Seite 185) und weltweit verbreitet. Klassischer Hatha-Yoga im indischen Stil mit intensiven Körper- und Atemübungen. Kurse in Mantra-Singen, Ernährungslehre und Lebensführung. Geeignet für körperlich und seelisch gesunde, stabile Menschen mit gutem Körpergefühl.

KRIYA-YOGA: Bekanntester Vertreter war Yogananda. Weltweit verbreitet. Körper- und Atemübungen, vor allem aber Meditation und geistige Schulung im indischen Stil. Geeignet für alle.

INTEGRALER YOGA: Begründet von Sri Aurobindo (Pondicherry/Indien) und weltweit verbreitet. Ein hauptsächlich geistiger Weg, der Selbsterfahrung und Meditation in den Mittelpunkt stellt.

leistungsfähig, konzentriert und entspannt den Alltag bewältigen konnte.

DER MODERNE YOGA HEUTE

Erst in den späten 90er Jahren setzte sich im Yoga wieder mehr der Aspekt der Selbstfindung, der Selbstverwirklichung und der Spiritualität durch, während gleichzeitig die Körperübungen immer weiter verfeinert wurden, um verschiedenen therapeutischen Ansprüchen zu genügen. Der Yoga wurde dabei einerseits wieder authentischer und puristischer, andererseits verband man seine Grundgedanken mit einer Vielzahl anderer Körpertechniken wie Stretching, Feldenkrais-Technik, Alexander-Technik oder Callanetics.

Es gibt heute Schulen, die vor allem die Körperübungen in den Mittelpunkt stellen, andere, die sehr therapeutisch orientiert sind, und schließlich solche, in denen Philosophie und Meditation im Vordergrund stehen (siehe Kasten). Das vorliegende Buch versucht eine Verbindung dieser drei großen Strömungen, so wie es ursprünglich im Hatha-Yoga gedacht war.

Der kurze Überblick über die Geschichte des Yoga zeigt, dass sich dieser in den vier Jahrtausenden seines Bestehens vielfältigen Wandlungen unterzog. Die Zeitströmungen veränderten ihn jedoch nie so stark, dass seine Essenz verloren ging. Immer wieder zeigt er sich frisch, lebendig und faszinierend. Da sich die grundlegenden Probleme des Menschen ebensowenig ändern wie seine Natur, ist anzunehmen, dass der Yoga auch alle weiteren Wellness-Moden überstehen wird, denn er hat eine Vielfalt erprobter Antworten und Lösungsvorschläge anzubieten.

DER YOGAWEG DES WEISEN PATAÑJALI

PATAÑJALI GILT ALS DER VERFASSER EINES DER WICHTIGSTEN GRUNDLAGENTEXTE DES SOGENANNTEN KLASSISCHEN YOGA, DER YOGA-SUTRAS (LEITFADEN DES YOGA). ER FASSTE DARIN DAS ZU SEINER ZEIT VORHANDENE WISSEN ÜBER DEN YOGA ZUSAMMEN UND GAB IHM EINE STRUKTUR.

So entstand eine methodische Darlegung über die Natur des Geistes, eine Analyse der normalen menschlichen Situation, die von Unklarheit und Leid gekennzeichnet ist, und die Erklärung des »Achtgliedrigen Pfads« *(Ashtanga Marga)*. Diesen Pfad zu befolgen hilft, den Geist zu klären, die Ursachen des Leids zu erkennen und künftiges Leid zu vermeiden. Da Patañjalis Konzept so genau beobachtet und so zeitlos gültig ist, soll es hier etwas genauer erläutert werden.

UNSER GEIST BESTIMMT UNSER HANDELN

Patañjali stellt zu Beginn seines Leitfadens fest, dass unser gesamtes Handeln durch den Zustand unseres Geistes bestimmt ist. Wir brauchen nur einen Augenblick unseren eigenen Geisteszustand zu beobachten, um festzustellen, dass er unruhig und zerstreut ist und dass uns ständig viele Dinge gleichzeitig durch den Kopf gehen oder dass die Aufmerksamkeit ständig zwischen einer Vielzahl von Objekten hin- und herspringt. Ein solcher Geisteszustand bewirkt, dass auch unsere Handlungen unkonzentriert und zerstreut sind und vor allem, dass sich unsere Energie zerstreut. Nach einem Tag, an dem wir »viel um die Ohren hatten« und von allen Seiten gefordert wurden, sind wir körperlich und geistig erschöpft. Patañjali analysiert nun, wie es zu diesem Energieverlust kommt.

Er beobachtete, dass unser Geist sich nicht nur mit dem beschäftigt, was gerade anliegt, sondern dass er auch noch ständig Sinneseindrücke zu verarbeiten hat. Daneben beschäftigen ihn Erinnerungen und/oder die Planung der Zukunft. Wenn wir uns diese Flut von Aktivitäten vor Augen führen, wird deutlich, dass der Geist gar nicht anders kann, als so unorganisiert und durcheinander zu sein. Es wird auch verständlich, dass ein solcher Geist nicht hilfreich ist, ein klares, unkompliziertes Leben zu führen.

WIE WIR UNS SELBST AUF UNSEREM WEG BEHINDERN

Die Lebenserfahrung zeigt, dass der Geist sich dem Versuch, seine Struktur zu verändern, immer wieder entzieht oder sogar massive Widerstände entgegensetzt. Deshalb ist es sinnvoll, uns der Hindernisse auf diesem Erkenntnisweg bewusst zu werden, damit wir sie erkennen, wenn sie auftauchen. Manchmal zeigen sie sich allerdings nicht deutlich, sondern wir merken nur, dass wir ohne wirklich erkennbaren Grund bedrückt sind oder uns unwohl fühlen. Wenn wir diese Symptome nicht ernst nehmen, erklärt Patañjali, werden sie sich im Körper niederschlagen und uns mit dem Gefühl innerer Enge und Unruhe konfrontieren. Je mehr wir wegschauen, wenn etwas in uns nicht stimmt, desto stärker werden die Symptome werden, bis es uns so schlecht geht, dass wir etwas tun müssen, weil wir es nicht mehr aushalten.

Die Hindernisse sind vielfältig, aber Patañjali führt sie auf fünf Hauptverursacher zurück, die *Kleshas* (»Schmerz, Kummer, Leid«):

In den Yoga-Sutras finden wir zwei hilfreiche Vorschläge, um den Geist zu ordnen und zu klären: das Einhalten einer bestimmten Übungspraxis – des Achtgliedrigen Wegs – und das Entwickeln einer inneren Einstellung von Gelassenheit. Für beides ist es wichtig, darauf zu vertrauen, dass sich der Geist verändern lässt, egal wie schwierig uns unser Unterfangen erscheint und wie viele Rückschläge wir erleiden.

Solange der Ursprung unserer Handlungen in den Klesha liegt, werden die Klesha diese Handlungen in jeder Hinsicht beeinflussen: in ihrer Ausführung, in ihrer Dauer und in den daraus entstehenden Folgen.

Yoga-Sutra 2.13

Falsches Wissen: Wahrheit ist immer subjektiv

Das Haupthindernis für mehr Ruhe, Klarheit und Zufriedenheit ist das erste Klesha. Die Bezeichnung »Falsches Wissen« *(Avidya)* bezieht sich darauf, dass wir normalerweise glauben, über ein Wissen zu verfügen, mit dem wir uns und die Welt objektiv erfahren und wahrnehmen können. Aber gerade das ist uns in diesem Geisteszustand nicht möglich. Unser Wissen ist geprägt durch unsere Erziehung, unsere Erfahrungen, unsere Weltsicht und unsere Glaubenssätze und damit zutiefst subjektiv. Wir geben Einschätzungen und Urteile über die Welt und unsere Mitmenschen ab, die immer gefärbt sind von unseren Wünschen, Erwartungen, Ängsten und Projektionen. Das zu erkennen, ist ein erster wichtiger Schritt, den Widerstand des Geistes allmählich aufzulösen.

Die fünf Kleshas

- ***Falsches Verstehen, falsches Wissen (Avidya),***
- ***eine falsche Einschätzung der eigenen Person/des Egos (Asmita),***
- ***das drängende Verlangen, etwas haben zu wollen (Raga),***
- ***Abneigung, Abwehr und Vermeidung (Dvesha),***
- ***Angst, insbesondere die Angst vor dem Tod (Abhinivesha).***

Bin ich wirklich der, der ich glaube zu sein?

Das zweite Klesha, die falsche Einschätzung der eigenen Person *(Asmita)*, hängt damit ganz eng zusammen. Es geht um das Konzept, das wir von unserer Person und unserem Image haben. In der Kindheit sagen uns unsere Eltern und die Menschen um uns herum, wie wir sind und was wir sind. Eigentlich sagen sie nur, wie sie uns sehen. Wir identifizieren uns jedoch mit diesen Aussagen, die unser Aussehen, unsere Fähigkeiten und unseren Wert betreffen. Wir entwickeln ein Bild von uns, eine Identität, und glauben, dass wir objektiv so seien.

Wenn wir erwachsen sind, ist es vor allem das, was unsere Mitmenschen über uns sagen, was unser Selbstbild formt. Zusätzlich legen wir uns – bewusst oder unbewusst – ein Image zu, um uns zu schützen oder um andere dazu zu bewegen, unsere Bedürfnisse zu befriedigen. Schließlich ist unsere Persönlichkeit aus so vielen Facetten zusammengesetzt, die so wenig mit unserem wahren Selbst zu tun haben, dass wir gar nicht mehr wissen, wer wir eigentlich sind.

Haben-Wollen macht unfrei

Das dritte Hindernis *Raga* bezieht sich auf unser Verlangen und unsere Bedürfnisse, die darauf dringen, gestillt zu werden. Dieses »Haben-Wollen« richtet sich nicht nur auf Sachen, sondern vor allem auf das Erlangen von Aufmerksamkeit, Anerkennung, Zuwendung und Liebe. Da es sich hierbei um die frühesten Bedürfnisse des Menschen handelt, die leider oft nicht genügend erfüllt wurden oder nicht erfüllt werden konnten, sind sie meist unbewusst und außerordentlich drängend. Wenn wir in uns hineinhören, können wir schnell erkennen, wie häufig unsere (gerechtfertigten!) Bedürfnisse die Triebfeder unseres Handelns sind oder dass sie uns auf eine bestimmte Art reagieren lassen, wenn wir merken, dass sie nicht gesehen, anerkannt oder befriedigt werden. Häufig genug lassen uns unsere Bedürfnisse sogar wider besseres Wissen Dinge tun, die uns schaden.

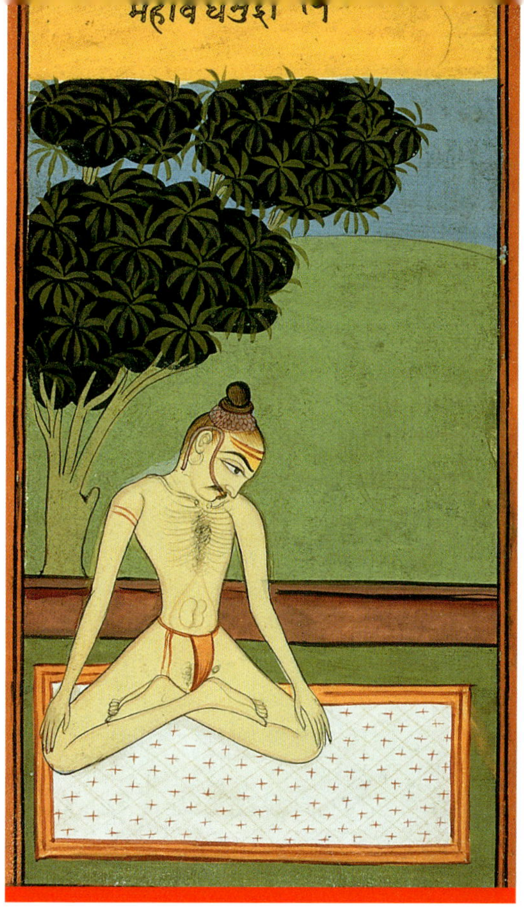

NICHT-HABEN-WOLLEN AUCH!

Das nächste Klesha, die Abneigung, das Nicht-Haben-Wollen, die Vermeidung *(Dvesha),* steht in ganz engem Zusammenhang mit dem Vorhergehenden. Anstatt den Realitäten des Lebens klar ins Auge zu sehen, ziehen wir es immer wieder vor, wegzuschauen, weil das, was wir sehen – zum Beispiel die Tatsache, dass wir Bedürfnisse haben –, uns mit Scham erfüllt oder uns mit seelischem Schmerz konfrontiert. Es ist erstaunlich zu erkennen, was für einen beträchtlichen Teil seiner Energie der Geist darauf verwendet, Unangenehmes zu vermeiden und Schutzschilde um die Seele zu errichten und aufrechtzuerhalten.

ANGST – DAS HINDERNIS, DEM KEINER ENTFLIEHEN KANN

Das letzte der fünf Kleshas ist die Angst *(Abhinivesha)* – das Hindernis, das am tiefsten in uns verwurzelt ist. Es ist verbunden mit der Unsicherheit, ob und wie wir den nächsten Tag erleben werden, und der Angst, nicht geliebt zu werden. Diese Angst wird durch das Leben, das sich unaufhörlich wandelt, ständig genährt. Wir können nie wissen, ob das, was gestern galt, heute oder gar morgen noch gelten wird, ob man uns noch lieben wird, ob wir noch gesund sein werden oder ob wir unsere Arbeit behalten werden.

Aber nicht nur solche Veränderungen, die uns jederzeit treffen können, machen Angst. Auch die Formulierung unserer Bedürfnisse, die Bitte um Zuwendung oder Liebe oder das Aufzeigen eigener Grenzen machen Angst, denn wir riskieren damit Zurückweisung oder vielleicht sogar Ablehnung. Folglich leben viele Menschen in Kompromissen. Sie wissen in ihrem Innersten, dass etwas nicht stimmt, aber wagen nicht – um des lieben Friedens willen –, eine unbefriedigende Situation anzusprechen und sich dem Konflikt zu stellen.

Je unbewusster und je stärker unsere Ängste sind, desto mehr wird unsere innere Ruhe gestört und die Klärung des Geistes behindert. Jedesmal, wenn die Angst unbemerkt in uns hochsteigt, reagiert nicht nur unser gesamtes Nervensystem mit Panik, sondern der Geist ist wie gelähmt und außer Stande, uns bei der Lösung unserer Probleme wirklich behilflich zu sein. Patañjali sagt, dass diese Angst jedem Menschen innewohne, selbst dem Weisen, und dass es das Hindernis sei, das am schwierigsten abzubauen sei. Angesichts unserer Ängste ist hohe Achtsamkeit erforderlich, damit sie nicht beginnen, uns zu kontrollieren.

Es geht auch nicht darum, die Angst zu unterdrücken. Viel hilfreicher ist es, sie als Ausdruck unserer Verletzlichkeit anzunehmen.

Um die Hindernisse auf dem Weg zu erkennen und ausräumen zu können, ist es am besten, innezuhalten und gegenüber den Geschehnissen in den Zustand des inneren Beobachters zu gehen.

Das Reiz-Reaktions-Schema verlassen

Der erste Schritt, die Wirkung der Kleshas abzuschwächen, ist die Entwicklung einer ständigen Achtsamkeit. So können wir uns bewusst werden, wann die Kleshas auftauchen, was sie hervorlockt und wie wir auf sie reagieren.

Dafür empfiehlt uns Patañjali, im Laufe des Tages, wenn uns irgendetwas irritiert, kurz innezuhalten und uns zu fragen: »Stop! Was geht hier vor? Ist die Situation so in Ordnung für mich? Wo steuert sie hin? Entspricht das meiner Absicht?« Dieser Reflexionsprozess, der in Sekundenschnelle abläuft, erlaubt es uns, das Reiz-Reaktions-Schema zu verlassen und bewusst zu entscheiden und zu handeln.

Patañjali macht klar, dass sich keines dieser Hindernisse je ganz beseitigen lassen wird, dass aber der bewusste Umgang mit ihnen hilft, sie abzuschwächen. Mit dem Konzept der Kleshas haben wir daher ein wirkungsvolles Mittel in der Hand, unseren Geist und unser Handeln zu klären und zu versuchen, zukünftiges Leid für uns und andere zu erkennen und zu vermeiden.

Dafür müssen wir lernen, den analytischen Teil unseres Verstandes gezielt und konstruktiv einzusetzen, um zu unterscheiden und zu differenzieren und das zu entwickeln, was *Viveka,* die Unterscheidungsfähigkeit genannt wird. Das ist ein Prozess, der nur Schritt für Schritt geschieht und – einmal in Gang gesetzt – unser ganzes Leben lang anhalten wird, bis wir eines Tages bewusst und ruhig unserem Tod ins Auge schauen können.

Um diesen Prozess zu unterstützen, hat Patañjali ein methodisches Vorgehen entwickelt, den Yoga-Übungsweg der acht Stufen.

Wenn das Denken im Selbst ruht, die Begierden bewältigt sind und auch Wünsche nicht mehr stören, dann ist das Yoga-Ziel erreicht.

Bhagavadgita, 6, 18

Der achtstufige Yogaweg

Die acht »Stufen« sind wie eine Treppe miteinander verbunden, so dass eine auf der anderen aufbaut. Damit ist jede Stufe unverzichtbar, das heißt, keine ist besser oder wertvoller als eine andere. Das ganze Modell ist wie eine Spirale angeordnet. Wenn wir die acht Stufen, die zunächst einmal ein theoretisches Konzept darstellen, mit Leben und Erfahrung gefüllt haben, werden wir mit einem anderen Bewusstsein auf unsere ersten Schritte schauen. Um ein Beispiel zu nennen: Wenn wir, nachdem wir Meditationserfahrung gemacht haben, wieder zum Üben von Körperhaltungen (Asanas) zurückkehren, werden wir sie anders, nämlich bewusster und ruhiger ausführen als zu der Zeit, als die Meditation uns noch fremd war.

1 Vom Umgang mit der Welt – Yama

Yama ist die erste Stufe. Sie beinhaltet Vorschläge zum Handeln in der äußeren Welt:

➤ *Ahimsa:* einen bewussten und rücksichtsvollen Umgang mit allen Lebewesen, wobei wir besonders darauf achten sollen, anderen kein Leid zuzufügen. Ahimsa meint, liebevoll mit uns und anderen umzugehen.

➤ *Satya:* Wahrhaftigkeit und Offenheit.

➤ *Asteya:* bewusster Umgang mit unserem Begehren. Aufgeben des Haben-Wollens, und zwar insbesondere von Dingen, die uns nicht gehören.

➤ *Brahmacharya:* das richtige Maß im Handeln. Hier ist auch an die Sexualität gedacht, um zu verhindern, dass sie unser Denken beherrscht und wir uns in unseren Leidenschaften verzetteln.

➤ *Aparigraha* heißt eigentlich »nicht horten«. Wir können es als einen sehr aktuellen Vorschlag Patañjalis interpretieren, wie wir mit dem Überfluss der Natur und der Gesellschaft umgehen sollten, nämlich nur so viel davon besitzen zu wollen, wie wir wirklich brauchen. Da Besitz bekanntlich belastet, muss derjenige, der sich mit wenig begnügt, sich weniger Sorgen machen und hat mehr Zeit, sich den Dingen im Leben zu widmen, die wirklich wichtig sind.

2 VOM UMGANG MIT SICH SELBST – NIYAMA

Niyama, die zweite Stufe, beinhaltet Vorschläge, die uns selbst betreffen:

➤ *Shauca:* Reinheit. Gemeint ist, dass wir darauf achten, unseren Körper, unseren Geist und unsere Umgebung nicht zu verunreinigen. Shauca meint auch, die übetriebene Sorge über die Vergänglichkeit unseres Körpers aufzugeben und uns der Entwicklung unserer inneren Schönheit zu widmen.

➤ *Santosha:* Zufriedenheit mit dem, was wir haben, und Wertschätzung unseres Lebens in allen Aspekten anstelle eines ständigen Verlangens nach dem, was wir noch nicht haben und was wir noch nicht sind. Sich selbst annehmen und sich o.k. finden. »Tiefe Zufriedenheit lässt uns grenzenloses Glück erfahren«, stellt Patañjali (im Sutra 2.42) fest, denn sie erlaubt uns, zur Ruhe zu kommen und nicht ständig auf der Suche nach Glück und Erfüllung durch unser Leben zu hetzen.

➤ *Tapas:* stetiges Bemühen. Gemeint ist dieses innere Feuer, das uns antreibt, anstrengende und teilweise unangenehme Erfahrungen im Prozess der Selbstfindung und Selbstentfaltung zuzulassen, und das uns Ausdauer und Durchhaltevermögen gibt. Tapas meint auch Disziplin, ohne die wir auf keinem Weg vorankommen können.

➤ *Svadhyaya:* Selbstreflexion. Wir sollten uns immer wieder bewusst machen, wo wir gerade stehen in unserem Leben, was uns bewegt, was unseren Geist beschäftigt, und so weiter. Es geht dabei weniger um eine ständige »Nabelschau«, sondern vielmehr darum, ständige Achtsamkeit für unser Verhalten zu entwickeln und bewusst unseren eigenen inneren Prozess zu begleiten. Svadhyaya meint auch, dass wir uns dadurch unterstützen sollen, dass wir geeignete Literatur lesen. Zur Zeit Patañjalis waren das die *Veden* und *Upanishaden,* heute sind es Bücher, die Themen der Psychologie, Philosophie oder Religion behandeln.

➤ *Ishvara Pranidhana* bedeutet die Entwicklung von Vertrauen auf eine höhere Kraft, die uns führt, und Hingabe an das Göttliche. »Durch die Verehrung Gottes wächst die Fähigkeit in uns, jedes gewählte Objekt in seiner Vollkommenheit zu erkennen.« (Sutra 2.45) Gott wird als Lehrer verstanden, als Vorbild, denn er macht keine Fehler. Gemeint ist außerdem, darauf zu vertrauen, dass der Übungsweg des Yoga funktioniert.

3 KÖRPERHALTUNGEN – ASANAS

Asanas sind die dritte Stufe des Übungsweges. Wir kennen heute eine Vielzahl von Yogahaltungen. Iyengars berühmtes Kompendium »Licht auf Yoga« zeigt alleine 200 Haltungen plus Varianten. Patañjali hingegen spricht nur von einer einzigen Haltung, nämlich dem aufrechten Sitz auf dem Boden, dem Lotossitz. Der klassische Yoga kannte tatsächlich nur dieses eine Asana, denn alle anderen wurden erst Jahrhunderte später im Hatha-

Die Yamas und Niyamas sind eigentlich als Einstieg in jedwede Yoga-Praxis gedacht. Tatsächlich beginnen aber die meisten Menschen ihren Yogaweg mit den Körperübungen des Hatha-Yoga. Die beiden ersten Stufen des Yogaweges geben uns jedoch wertvolle Denkanstöße für ein bewussteres und zufriedeneres Leben.

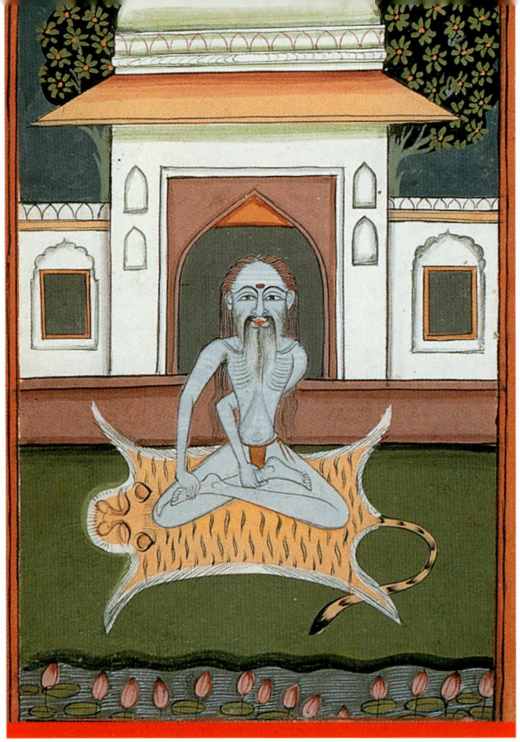

Patañjali beschreibt den Lotossitz als wichtigste Sitzhaltung des Yoga, denn er bietet der Wirbelsäule eine stabile Basis für die Aufrichtung. Diese Haltung, die den Indern in der Regel mühelos gelingt, bedeutet für die meisten Menschen im Westen allerdings eine übergroße Belastung der Fuß- und Kniegelenke, so dass andere Sitzhaltungen vorzuziehen sind.

Yoga entwickelt. Patañjali beschreibt den Sitz so, dass daraus die »Qualitätsmerkmale« für alle anderen Asanas abgeleitet werden können.

Wesentliches Merkmal eines Asana ist das Verweilen in Stabilität und Leichtigkeit *(sthirasukha).* Das bedeutet, dass wir in jeder Yogahaltung versuchen, unseren Körper ganz still verweilen zu lassen, und das mit Leichtigkeit. Die Regungslosigkeit in der Haltung soll dem Geist helfen, ebenfalls still zu werden. Sie dient der Sammlung und Zentrierung unseres ganzen Wesens und ist das Gegenteil von dem, was wir sonst den ganzen Tag über machen: unaufhörlich geistig in Bewegung sein.

Dieses Stillhalten aber soll kein Krampf und kein Zwang sein, sondern soll in Leichtigkeit oder, noch schöner ausgedrückt, »in einem glücklichen Raum« geschehen. Nur so kann unser Körper Gefallen an den Haltungen finden und sich entfalten. Nur in einem unverkrampften Körper kann die Energie frei zirkulieren. Damit Leichtigkeit entstehen kann, müssen wir lernen, das Üben genau zu dosieren – also nicht zu viel, aber auch nicht zu wenig zu tun. Wir sollen bis an unsere Grenzen gehen, um uns auszudehnen, aber nichts erzwingen, was in der Folge den Körper nur wieder zusammenzieht und oft genug neue Spannungen oder Schmerz verursacht.

4 Die Regulierung des Atems – Pranayama

Pranayama ist die vierte Stufe. Auch beim Atem geht es darum, die vorherrschenden Verhaltensmuster zu erkennen und zu verbessern. Patañjali sagt, dass unser Atem normalerweise rau und unregelmäßig ist. Er spiegelt unser Bewegtsein im Laufe des Tages und die Unruhe unseres Geistes wider. Wir können dem Geist helfen, sich zu beruhigen und zu klären, indem wir auf den Atem einwirken: durch die Regulierung des Ein- und des Ausatems und indem wir im wahrsten Sinne des Wortes Atempausen machen.

Der Regulierung des Atems dient ein sehr komplexes System von Übungen, die genau auf die Konstitution und den augenblicklichen Zustand eines Menschen abgestimmt werden. So gibt es anregende, beruhigende und ausgleichende Pranayamas, erwärmende und kühlende.

Wenn wir uns eine Weile in der Kunst des Atems üben, wird dieser wieder fein und fließend. Gleichzeitig reinigen die Pranayamas uns von inneren Blockierungen, die unsere klare Wahrnehmung behindern. Nicht umsonst empfehlen wir jemandem, der aufgeregt ist, »erst mal die Luft anzuhalten« und dann »einmal tief durchzuatmen«, ehe er sich wieder der Situation zuwendet.

»Unser Geist ist nun gut vorbereitet und fähig zu dem Prozess, sich auf ein gewähltes Ziel auszurichten« (2.53), beschreibt Patañjali die Auswirkung des ruhig gewordenen Atems.

5 DAS ZURÜCKZIEHEN DER SINNE – PRATYAHARA

Die fünfte Stufe auf dem Weg, *Pratyahara*, befaßt sich mit dem Erlangen der Fähigkeit, unsere Sinne im Zaum zu halten und uns in unsere Mitte zurückzuziehen.

Normalerweise folgen die Sinne jedem Reiz, der von außen auf sie eindringt. Mit den Sinnen wendet sich auch unser Geist – zumindest kurz – diesem Reiz zu, bevor er zu dem zurückkehrt, womit er gerade beschäftigt war. Da in unserer modernen Welt ständig Reize auf uns eindringen, kann man sich vorstellen, wie die Sinne mit dem Geist im Gefolge ständig hin- und herhüpfen.

Wir sollen lernen, unsere Sinne nicht mehr jedem Reiz folgen zu lassen. Vielmehr sollten wir – bildlich gesprochen – versuchen, die Antennen einzuziehen, so dass sie nicht mehr auf Empfang geschaltet sind. Dann lenken uns die Sinne nicht mehr ab, sondern richten sich vielmehr auf das Objekt unserer Beschäftigung.

6 KONZENTRATION – DHARANA

Damit untrennbar verbunden ist die sechste Stufe *Dharana*. Sie befaßt sich mit der Fähigkeit, sich konzentrieren zu können, also mit der Aufmerksamkeit bei dem zu bleiben, was wir tun, und unseren Geist ausgerichtet zu lassen. Nur wenn uns das gelingt, können wir wirklich tiefer in ein Tun, einen Sachverhalt, eine Überlegung oder eine Betrachtung eindringen.

Solange wir ablenkbar sind, wird unser Geist immer wieder an die Oberfläche zurückgerufen und muss immer wieder neu beginnen, sich in sein Anliegen zu vertiefen.

Werbefachleute haben herausgefunden, dass unser Geist im Durchschnitt drei Sekunden die Konzentration zu halten vermag und dann abschweift. Gleichzeitig ist Konzentration etwas, das zu den natürlichen Fähigkeiten des Menschen gehört. Um das zu verstehen, brauchen wir nur Kindern beim Spiel zuzuschauen. Es geht also beim Erlernen von Konzentration nicht darum, etwas neu zu lernen, sondern darum, eine verschüttete Fähigkeit freizulegen und wieder zu trainieren. Der Nutzen für unseren Alltag ist offensichtlich. Außerdem werden wir feststellen, dass wir weniger schnell ermüden, wenn wir wirklich konzentriert arbeiten.

7 MEDITATION – DHYANA

Dhyana ist die siebte Stufe auf dem Weg zu sich selbst. Da wir in der Meditation unsere normalen Denkmuster hinter uns lassen, sind wir in der Lage, unser Meditationsobjekt außer mit unserem analytischen Verstand auch mit unserer Intuition zu begreifen. So wird echtes Verstehen möglich, nämlich das Erkennen der wahren Natur dessen, worauf wir unsere Aufmerksamkeit gerichtet haben.

Normalerweise machen wir uns ein Bild von einem Menschen, einer Sache, einem Vorgang, das durch unser subjektives Erleben, durch unsere Sichtweise, unsere Erziehung, unsere Denkmodelle verzerrt ist. Oder wir sind emotional sehr angesprochen, und unser Blick auf die Wirklichkeit wird durch die Kraft der Emotion verzerrt.

In den Zustand der Meditation gelangt zu sein heißt, dass wir uns selbst vergessen haben und nun »selbstvergessen« etwas betrachten, also die gan-

Wenn es uns dann gelingt, längere Zeit konzentriert bei einer Sache zu bleiben, wird ein tiefes Eindringen und Verstehen möglich. Wir sind dann in der Lage, uns vollständig mit unserem Tun zu verbinden, und zwar so sehr, dass wir uns selbst darüber vergessen und jedes Gefühl für die Zeit verlieren. Dieser Zustand wird Meditation genannt.

Im Zustand der Meditation zu sein, bedeutet im Zustand des Beobachters zu sein. Aus der Position des Beobachters, des Zeugen sehen wir die Dinge, wie sie sind. Sie sind, wie sie sind. So und nicht anders. Wir wollen sie nicht ändern. Wir akzeptieren sie in ihrem Sosein.

zen Verzerrungen nicht stattfinden. Wir haben gewissermaßen unsere persönliche Brille abgesetzt, durch die wir sonst die Welt betrachten.

Diese Art des Schauens ist verständlicherweise überaus wichtig, wenn wir selbst unser Meditationsobjekt sind und wenn wir in uns hineinschauen, um uns selbst zu erforschen. Genau an dieser Stelle des Prozesses enden die Erwartungen, die wir an uns haben, die Vorstellungen, die wir von uns haben, und die Glaubenssätze darüber, wie wir sind. In diesem Moment können wir beginnen, uns so zu sehen, wie wir sind, uns zu akzeptieren und uns selbst zu verstehen.

Dieser ideale Zustand wird natürlich nicht anhalten, und wir werden immer wieder in unsere alten Muster zurückfallen. Jedoch das Grundmuster unseres Geistes, das geprägt war durch falsche, weil verzerrte und zutiefst subjektive Sichtweisen auf uns und die Welt um uns herum – also durch *Avidya,* das erste der fünf Klesha (Seite 22) –, wird nach und nach verändert werden.

Regelmäßiges Meditieren lehrt uns zunehmend Achtsamkeit, und in der Achtsamkeit entwickelt sich die Instanz des Beobachters, der mit einem neutralen, ungefärbten Blick auf die Welt schaut.

8 Das völlige Verschmelzen – Samadhi

Samadhi ist die achte Stufe und gleichzeitig das Ziel des Weges. Verschmelzen heißt, ganz zu dem werden, was wir tun, fühlen oder empfinden. Der Zustand des Verschmelzens meint, dass wir eins sind mit uns und der Welt. Unsere Aufmerksamkeit ist nicht mehr auf das gerichtet, was uns von anderen Menschen oder Dingen trennt, sondern was uns mit ihnen verbindet.

Samadhi ist das Aufhören jeglichen Bemühens, Tuns und Kämpfens. Es beschreibt den Zustand der Offenheit, der Hingabe und des Annehmens. Wir beginnen, mit dem Strom des Lebens zu schwimmen, der uns trägt und leitet. Es meint nicht Resignation oder Opportunismus, sondern Vertrauen, das so stark ist, dass wir nicht mehr ständig alles kontrollieren müssen. Samadhi meint damit den Zustand der inneren Freiheit, der das Ziel des Yoga ist.

Nur das Herz kann wirklich erkennen

Patañjali beschreibt den Yogaweg in wissenschaftlicher Weise. Jeder Schritt ist nicht nur für unseren Verstand nachvollziehbar, sondern auch jederzeit von jedem Menschen überprüfbar, wie ein wissenschaftliches Experiment. Bei aller Klarheit und Logik seines Konzepts kommt Patañjali dann aber doch zu dem überraschenden Schluss, dass es nicht der Geist ist, der den Geist erkennen kann, sondern das Herz. »Meditation auf das Herz wird uns die Natur unseres Geistes enthüllen«, heißt es im Sutra 3.34.

Dieser Hinweis ist überaus wichtig. Wir alle kennen es, dass wir mit unserem Verstand etwas einsehen, zum Beispiel erkennen, dass ein bestimmtes Verhalten uns nicht gut tut und dass wir es ändern sollten. Solange diese Einsicht nur im Kopf geschieht, passiert in der Regel gar nichts. Erst wenn unser Herz zustimmt, wenn wir also »mit dem Herzen dabei« sind, können wir unsere Einsicht in die Tat umsetzen, uns verändern und dieser Veränderung »aus vollem Herzen« zustimmen. Dann wird sie Bestand haben.

DER TANTRISCHE HATHA-YOGA

DIE LEHRE DES HATHA-YOGA IST ENG VERBUNDEN MIT DEM TANTRISCHEN ASKETEN GORAKNATH (AUCH GORAKSHA GENANNT), DER DEN SHIVAITISCHEN ORDEN DER KANPHATA- ODER NATH-YOGIS GRÜNDETE. DER BEGRIFF HATHA-YOGA TAUCHT AB DEM 10. JAHRHUNDERT IN NORDINDIEN AUF UND WURDE BALD GLEICHGESETZT MIT DER GANZEN ZU DIESER ZEIT BEKANNTEN VIELFALT TANTRISCH AUSGERICHTETER YOGA-PRAKTIKEN.

Im Hatha-Yoga finden wir viele Anklänge an den Yogaweg Patañjalis, aber auch das Wiederaufleben viel älterer Sichtweisen, zum Beispiel der All-Einheitslehre der Upanishaden (Seite 15).

DIE TANTRISCHE WELTSICHT

ALLES IST ENERGIE

Das Universum und die Schöpfung, die es in ihrer unendlichen Vielfalt und Wandlung belebt, ist für die Tantriker nichts anderes als Energie in unterschiedlich dichter Schwingung. Ein Stein hat zum Beispiel ein dichte, niederfrequente Schwingung. Pflanzen, Tiere und Menschen haben eine höhere und feinere, und ein Gedanke oder ein Gefühl schließlich eine ganz hohe, schnelle Schwingung. Da alles, was je in unserem Universum manifestiert wurde, der Göttin Shakti entstammt und damit ein Teil von ihr ist (gewissermaßen ihr »Fleisch und Blut«), ist alles göttlich und damit heilig. Das ist der Grund, weshalb im Tantrismus unser Körper als heilig angesehen wird. Es gibt in diesem System nichts, was niedriger oder höher ist als etwas anderes, also keine Hierachie der Reiche (Mineralien, Pflanzen, ...), sondern alles gilt als gleich göttlich, gleich wichtig und wertvoll für die Gesamtheit der Schöpfung.

WIE INNEN, SO AUSSEN

Ein weiterer wichtiger Gedanke in diesem Weltbild ist, dass Mikrokosmos und Makrokosmos identisch sind. Die Bausteine, aus denen sich das Universum zusammensetzt, müssen sich auch im »kleinen Universum« unseres Körpers finden lassen. Den Gesetzen, die den Makrokosmos regieren, ist auch unser Körper unterworfen. Beide Systeme, das Größte und das Kleinste, beziehen sich ständig aufeinander. Alles ist miteinander in Beziehung, voneinander abhängig und miteinander verwoben (Tantra = Gewebe).

Wir Menschen, die eingebunden sind in Raum und Zeit und über unseren Körper eine Form angenommen haben (Shakti), sind gleichzeitig mit Bewusstsein (Shiva) ausgestattet. Körper, Geist und Seele beziehen sich ständig aufeinander und beeinflussen sich gegenseitig.

Wörtlich übersetzt bedeutet Hatha »gewaltsame Anstrengung, intensives Bemühen«. In der Regel steht allerdings die mystische Übersetzung im Vordergrund: Die Silbe *Ha* wird mit »Sonne« übersetzt, *Tha* mit »Mond«.

DER WEG DES KÖRPERS

Für die Tantriker leitet sich daraus die Überlegung ab, über den Körper, also das, was uns Menschen am besten zugänglich ist, auf unsere Gemüts- und Geistesverfassung Einfluss zu nehmen. Der Hatha-Yoga ist damit ein »Weg des Körpers« *(Kaya Sadhana)*, der allerdings nicht beim Körperlichen stehen bleibt, sondern immer die Gesamtheit des Menschen im Auge behält.

Die vielen Körper-, Atem- und Konzentrationsübungen, die der Hatha-Yoga entwickelt hat, sind in Hinblick auf verschiedene, sich gegenseitig

Auch Polarität ist ein Grundprinzip des Tantra. Es besagt, dass alles, was uns gegensätzlich erscheint, nur zwei Aspekte einer Sache seien. So zeigt sich die Energie in ihrem männlichen Aspekt in Form der Sonne und in unseren aktiven, extravertierten, verstandesbetonten Seiten; in ihrem weiblichen Aspekt zeigt Energie sich in Form des Mondes und unseren passiven, introvertierten, gefühlsbetonten, intuitiven Seiten. Diese beiden Seiten sollen in uns durch den Hatha-Yoga vereinigt werden, so dass wir unsere männlichen und weiblichen Anteile in gleicher Bewusstheit und Intensität leben können.

ergänzende Zielsetzungen konzipiert. Ein Ziel ist es, unseren Körper zu reinigen und von Blockierungen – zum Beispiel bedingt durch Muskelverspannungen – zu befreien, damit die Lebensenergie zirkulieren kann. Dazu dienen vor allem die vielfältigen Yoga-Haltungen *(Asanas)* und Bewegungsabläufe *(Karanas),* die immer in Verbindung mit dem Atem geübt werden, aber auch unsere Konzentration stark beanspruchen. Unser Körper soll gesund sein und sich wohlbefinden, damit er für uns zu einer Quelle der Lust und der Freude werden kann.

Freude am eigenen Körper

Diese beiden Begriffe – Lust und Freude – stehen in diesem Übungsweg das erste Mal in der Geschichte spiritueller Techniken an zentraler Stelle. Insbesondere der Zustand der Freude wird im Hatha-Yoga als eine Möglichkeit angesehen, Gott wirklich erfahren zu können – also nicht nur an ihn zu glauben –, denn Gott ist für die Tantriker gleichbedeutend mit Freude und Glückseligkeit.

Unser Körper soll außerdem stark und ausdauernd sein, damit er uns ein Gefühl von Kraft, Stabilität und Vertrauen vermitteln kann. Die Hatha-Yogis vertreten die Ansicht, dass nur ein starker Körper in der Lage ist, Gott zu erfahren. In dieser Meinung wurden sie durch die genaue Beobachtung von Mystikern und Asketen bestärkt. Gotteserfahrungen und außerordentliche Bewusstseinszustände wie Trance und Ekstase wirken so stark auf das Nervensystem ein, dass ein schwacher Körper häufig mit massiven gesundheitlichen Störungen der Gemüts- und Geistesverfassung wie Nervenzusammenbruch, Schmerzen oder mit organischen Erkrankungen reagiert.

Der Körper als göttliches Geschenk

Unser Körper wird im Hatha-Yoga im Gegensatz zur früheren Zeit als ein göttliches Geschenk und als Freund gesehen. Nur durch ihn sind wir überhaupt in der Lage, Erfahrungen zu machen. Wir brauchen unseren Körper als Behausung für die Seele und den Geist. Wenn wir unser Körpergefühl verlieren, verliert der Geist alle Anhaltspunkte und die Gefühlsebene verkümmert. Wir verlieren das Gefühl dafür, wer wir sind.

Diese Behauptung kann man immer wieder nachprüfen, wenn jemand über seine Erfahrungen in der hundertprozent reizfreien Atmosphäre im Samadhi-Tank berichtet. Der Verlust des Körpergefühls durch das Schweben auf Salzwasser bei absoluter Dunkelheit und Stille bewirkt bei vielen Menschen massive Angstzustände bis hin zur Panik, die sich in dem Gefühl äußert, sich aufzulösen und zu sterben. Wir erfahren uns in unserer Lebendigkeit vor allem über unseren bewusst erlebten Körper, in dem Sinne, dass die Formulierung »Ich habe einen Körper« abgelöst wird von »Ich bin Körper«.

Ist der Körper eines Tages rein, stark und überall von Lebensenergie durchströmt, dann bietet der Hatha-Yoga uns als nächsten Schritt nach den Haltungen *(Asanas)* und Bewegungsabläufen *(Karanas)* Methoden an, die Energie zu lenken, Das sind vor allem spezielle Atemübungen *(Pranayama),* Muskelkontraktionen an Schlüsselstellen des Körpers *(Bandhas),* Körper- und Fingerstellungen zur Bündelung der Energie im Inneren *(Mudras)* und Visualisationen. Nun beginnt man auch, sich intensiv mit der Bewusstwerdung und Entfaltung der Chakras zu beschäftigen.

DIE LEHRE VON DEN FÜNF KÖRPERN

Jeder Mensch besteht nach indischer Auffassung aus fünf Körpern, die wie bei einer russischen Puppe einer den anderen umhüllen. Diese Körper *(Koshas)* oder Hüllen durchdringen sich gegenseitig und wirken aufeinander. Sie stehen symbolisch für die verschiedenen Aspekte des Menschen.
Die Koshas sind miteinander durch die sieben Energie-Knotenpunkte *(Chakras)* verbunden.

1. Der Nahrungs-Körper *(Annamaya-Kosha)*. Der Körper aus Knochen, Muskeln, Organen, und so weiter. Basis aller anderen Körper. In ihm schwingt die Lebensenergie dicht und langsam.

2. Der Energie-Körper *(Pranamaya-Kosha)*. Alles, was sich im Körper bewegt: Atem, Blut, Lymphe, Stoffwechsel, ... Hält den Nahrungs-Körper am Leben. Je nachdem, wie in ihm die Lebensenergie schwingt, wirken wir nach außen energiegeladen oder abgespannt.

3. Mental-Körper *(Manomaya-Kosha)*. Unser Geist insgesamt, mit allen Gefühlen, Empfindungen, Erinnerungen, Gedanken. Hier ist die Schwingung der Lebensenergie feiner und schneller.

4. Der Unterscheidungs-Körper *(Vijñanamaya-Kosha)*. Unsere Fähigkeit zu analysieren und zu unterscheiden. Die Schwingung der Lebensenergie ist hier noch feiner und schneller.

5. Der Glückseligkeits-Körper *(Anandamaya-Kosha)*. Er wird belebt, wenn wir ganz bei uns sind, ganz im Reinen mit uns und der Welt – eben glückselig. In ihm schwingt die Lebensenergie ganz hoch und fein.

CHAKRAS – EBENEN DES BEWUSSTSEINS

Chakra heißt Rad, Schwungrad, Kreis. Die Chakras gehören zu unserem Energiekörper (siehe Kasten). Sie lassen sich nicht konkret nachweisen, sind aber jedem von uns potentiell über die Erfahrung zugänglich. Wir können sie uns vorstellen wie Schwungräder, die die Energie von einer niederen auf eine höhere Schwingungsebene befördern. Die Chakras lassen sich nicht genau lokalisieren, da jeder von uns sie an unterschiedlichen Stellen erfährt. Sie verfeinern sich von unten nach oben zunehmend, das heißt, ihre Schwingung wird feiner. Eine Interpretation der Chakras besagt, dass sie unsere unterschiedlichen Bewusstseinsebenen repräsentieren, was deutlich wird, wenn wir die ihnen zugeordneten Eigenschaften anschauen.

Muladhara-Chakra

... hat seinen Sitz am Beckenboden am Ende der Wirbelsäule. Sein Element ist die Erde. Es ist das Wurzel-Chakra und steht für unsere Fähigkeit, uns im Leben zu verwurzeln (»mit beiden Beinen im Leben stehen«), aber auch für Stabilität bis hin zu Trägheit. Sein symbolisches Tier ist der Elefant. Es steht in Verbindung mit dem Geruchssinn.

Svadhishthana-Chakra

... hat seinen Sitz im Unterleib. Sein Name bedeutet »Stütze des Selbst« oder »Wohnstatt des Selbst«. Es kann als das gedeutet werden, was unsere Persönlichkeit ausmacht. Sein Element ist das Wasser. Sein symbolisches Tier ist ein mythisches Meeresungeheuer. Es steht in Verbindung mit dem Geschmackssinn. Dieses Chakra wird in

Der Hatha-Yoga kennt viele Übungen, die die Kundalini (Seite 34) anregen und damit die Chakras aktivieren. Eine solche »Schlüsselübung« ist pashcimottanasana (Seite 76), bei der die Wirbelsäule – der Weg, über den die Kundalini aufsteigt – intensiv gedehnt wird.

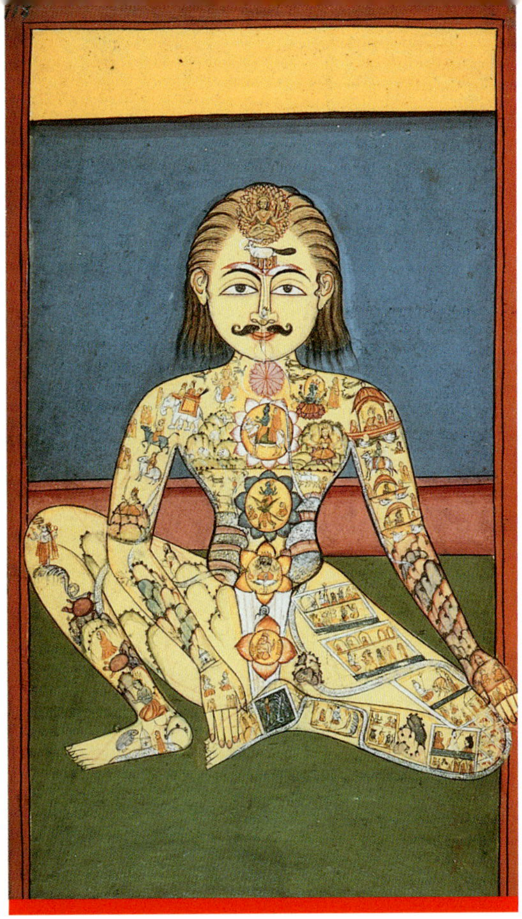

Nach Auffassung der Tantriker spiegeln sich die Welt und das ganze Universum in unserem Körper wider. Die entlang der Vertikalen angeordneten Chakras verbinden den Mikrokosmos (unseren Körper) mit dem Makrokosmos (dem Universum).

enger Beziehung zur Kraft des Mondes (im Sinne von Introversion, also nach innen, auf das eigene Seelenleben gerichtet) gesehen.

Manipura-Chakra

… hat seinen Sitz im Oberbauch. Sein Name bedeutet »Stadt der Juwelen«. Die Juwelen sind unsere Lebensenergie und Tatkraft, aber auch unser Umgang mit Macht. Es ist der Bereich, in dem wir unser Ego entfalten. Sein Element ist das Feuer. Sein symbolisches Tier ist der Widder. Es steht in Verbindung mit dem Gesichtssinn, also dem Sehen. Dieses Chakra wird in enger Beziehung zur Kraft der Sonne (steht für Extraversion, das heißt der Außenwelt zugewandt) gesehen.

Anahata-Chakra

… hat seinen Sitz im Brustraum. Sein Name bedeutet »der Nicht-angeschlagene Ton«. Gemeint ist das Mitschwingen unseres inneren Wesens über die Gefühlsebene und die Liebe. Es symbolisiert unsere Fähigkeit, den uranfänglichen (eben den nicht-angeschlagenen) Ton mit unserem inneren Ohr zu hören, also mit den »Ohren des Herzens« das Nichtausgesprochene mitzubekommen oder eine Atmosphäre empfinden und deuten zu können. Es ist unserem Gefühlsbereich zugeordnet, der sich ausdrückt in Gemütsregungen, Liebe und Mitgefühl bis hin zur Hingabe an das Göttliche. Das Element dieses Chakras ist die Luft. Sein symbolisches Tier ist die Antilope. Es steht in Verbindung mit dem Tastsinn. Es ist der Ort, an dem sich alle Gegensätze auflösen und in Harmonie treten.

Vishuddha-Chakra

… hat seinen Sitz im Hals. Sein Name bedeutet »rein, lauter« – die Läuterung der Sinne, also die achtsame Verarbeitung unserer Sinneseindrücke. Das meint, im Zustand des Beobachters zu registrieren, wie wir unsere Sinneseindrücke interpretieren, und sie zu objektivieren. Ein weiterer Bereich ist der achtsame (lautere) Umgang mit Worten. Sein Element ist Äther. Sein symbolisches Tier ist ein weißer Elefant, der für Anmut und Weisheit steht. Es steht in Verbindung mit dem Hören und der Fähigkeit des (reinen) Zuhörens.

Ajña-Chakra

… hat seinen Sitz im Stirnraum. Sein Name bedeutet Ort des Befehls/des Auftrags. Gemeint ist der Auftrag, sich selbst zu erkennen. Möglich wird diese Selbsterkenntnis mit Hilfe der verschiedenen Anteile des Geistes: der Analyse, der Reflektion, der Kontemplation und der Intuition. Sie helfen, durch den Schutzschild der Persönlichkeit und des

Ego in den Raum des inneren Wissens vorzudringen, um dort unserer wahren Natur zu begegnen. Es steht in Verbindung mit dem Gleichgewichtssinn. Sein (feinstoffliches) Element ist *Manas,* die Geisteskräfte. Ihm ist kein Tier zugeordnet.

Sahasrara-Chakra

... hat seinen Sitz am beziehungsweise über dem Scheitelpunkt. Sein Name bedeutet »tausenblättriger Lotos«, wobei »tausend« gleichbedeutend mit »unendlich« ist. Die 1000 Blätter stehen symbolisch für die Ausdehnung unserer Seele in den unendlichen, form- und zeitlosen Raum des Göttlichen, in dem sie ihre wahre Natur einem erblühenden Lotos gleich entfaltet. Dieses Chakra hat keine Entsprechungen in den Sinnen und kein ihm zugeordnetes Tier, denn es steht über allen Sinnen und allen Elementen.

ZUGANG ZUM UNBEWUSSTEN

Die Beschäftigung mit den Chakras führt uns immer mehr in die Tiefen unseres Wesens. Dabei wird deutlich spürbar, wo Blockierungen in den Gefühlen und im Geist unsere weitere Entfaltung behindern. Durch die Vertiefungszustände in der Meditation zeigen sich normalerweise nach und nach die Inhalte des Unterbewussten: Ängste, Glaubenssätze, die wir über uns und die Welt angenommen haben, und die Schutzmechanismen und Verteidigungsstrategien, die sich unsere Psyche im Laufe des Lebens aufgebaut hat.

Da sich der Hatha-Yoga als ein ganzheitlicher Übungsweg versteht, hat er Übungen entwickelt, die diese Zustände berücksichtigen und uns helfen, darüber bewusst zu reflektieren oder aber unseren aufgewühlten Geist wieder zu beruhigen, ohne das, was sich zeigen will, zu verdrängen. In diesem Stadium übt man an besten Visualisationen, zum Beispiel Lichtvisualisationen, bei denen das Licht seine reinigende und heilende Wirkung im Inneren entfalten kann, oder Mantras, bestimmte Silben (hierbei wirkt vor allem das Tönen beruhigend) oder Anrufungen, die unseren Gebeten vergleichbar sind.

Wie alle Yoga-Übungswege erstrebt auch der Hatha-Yoga die Beruhigung des Geistes. Er soll sich befreien können von Fehleinschätzungen hinsichtlich seiner eigenen Natur und seiner eigenen Situation, von Gier, Ablehnung und Angst, kurz, von all dem, was unseren Geist trübt.

DIE »WAHRE NATUR« ERKENNEN

Diese geklärte Wahrnehmung macht es uns überhaupt erst möglich, die Dinge in ihrem Sosein, also die wahre Natur einer Sache, eines Menschen oder einer Situation zu erkennen.

Das Ziel auch dieses Yogaweges ist es also, uns in die Lage zu versetzen, das Leben so zu sehen, wie es ist und nicht, wie es uns scheint oder wie wir es gerne sehen würden. Für die Hatha-Yogis heißt das vor allem, Gott in allem zu entdecken. Es bedeutet wahrzunehmen, dass alle Äußerungsformen des Lebens – vor allem auch unser eigenes Wesen – göttlich sind und dass in dieser Welt im Grunde alles Teil einer umfassenden Ganzheit ist. Damit wird das Gefühl des Getrenntseins und der Isoliertheit aufgehoben. Vielmehr breitet sich ein Bewusstsein der Einheit aus, und dieser Zustand bewirkt tiefes Entzücken, höchste Wonne und Freude, zusammengefasst in dem Sanskritwort *Sat Chit Ananda,* Sein-Bewusstsein-Glückseligkeit.

Gott – in diesem Fall Shiva – unterweist seine

Unser Geist ist wie ein See. Alles, was sich in ihm bewegt, all die Gedanken, Gefühle, inneren Bilder, Erinnerungen bewirken, dass ständig sein Bodensatz aufgewühlt, seine Oberfläche gekräuselt und das Wasser trübe ist. Gelingt es uns, den Geist nach und nach zu beruhigen, sinken seine Inhalte wie die Sedimente im Wasser allmählich zu Boden. Die Oberfläche glättet sich, und das Wasser wird wieder klar. Erst dann sind wir in der Lage, auf den Grund des Sees zu schauen – den Dingen auf den Grund zu gehen –, und wir finden zu einer ungetrübten und, noch wichtiger, unverzerrten Wahrnehmung.

Geschöpfe in den Methoden des Hatha-Yoga, damit sie den Weg zu ihm finden, also den Weg zurück zu ihrer Quelle, um dort mit ihm verschmelzen können. Deshalb hat der Hatha-Yoga den Beinamen *Laya-Yoga,* das heißt der Yoga der Verschmelzung.

KUNDALINI – DAS POTENTIAL VON BEWUSSTSEIN UND ENERGIE

Das, was in uns mit dem Göttlichen verschmelzen kann, ist das in uns ruhende Potential von Energie und Bewusstheit. Es wird in der Mythologie symbolisiert durch eine schlafende Schlange, die zusammengerollt an der Basis unserer Wirbelsäule liegt. Sie wird *Kundalini* genannt *(Kundala:* »die Zusammengerollte«). Erst wenn die Kundalini mit Hilfe der Methoden des Hatha-Yoga geweckt wird, rollt sie sich auf und steigt durch die Chakras zum Scheitelpunkt auf. Dort, im Wohnsitz Shivas, vermählt sich die Schöpfungskraft Shakti mit ihrem Gemahl und erfährt dabei die unendliche Wonne, wieder mit ihm vereint zu sein und dort zu verweilen, wo ihr wirkliches Zuhause ist. Folglich hat der Hatha-Yoga auch den Beinamen *Kundalini-Yoga,* das heißt der Yoga der bewusst gelenkten Energie, die zum Aufstieg gebracht wird.

Die Hatha-Yogis betrachten die Erfahrung Gottes als Bewusstsein (Shiva) und Energie (Shakti) als das eigentliche Ziel dieses Yogaweges.

In einem ihrer grundlegenden Quellentexte, der *Hatha-Yoga-Pradipika* (»die kleine Leuchte des Hatha-Yoga«) heißt es, dass wir, wenn wir dieses Ziel nicht anstreben, uns gar nicht mit den Yogaübungen abgeben sollen, denn dann seien wir Yogis, »die sich ohne Lohn anstrengen« (4, 79).

Man beschreibt die Kundalini als eine zusammengerollte Schlange. Wem es gelingt, diese Kraft in Bewegung zu setzen, wird ohne den geringsten Zweifel befreit.

Hatha-Yoga-Pradipika III, 108

YOGA UND ERNÄHRUNG

WENN WIR UNS INTENSIV IN DIE KÖRPERARBEIT BEGEBEN, VOR ALLEM ABER WENN WIR REGELMÄSSIG ATEMÜBUNGEN (PRANAYAMA) MACHEN, BRAUCHT UNSER KÖRPER UNTERSTÜTZUNG DURCH DIE NAHRUNG.

Entgegen gängiger Vorstellungen hat der Yoga keine festen Ernährungsvorschriften. Da er ursprünglich sehr eng mit der altindischen Heilkunst *Ayurveda* verbunden war, lehnt er sich an dessen Konzepte an. Der Ayurveda berücksichtigt eine Vielzahl von Faktoren: den Konstituitionstyp, den Gesundheitszustand, zurückliegende Erkrankungen, das Lebensalter, die Klimazone, in der man lebt, die Jahreszeit und den Lebensstil. Damit wird klar, dass es keine allgemeinen Richtlinien geben kann. Vielmehr geht es darum, seine eigene »Diät« zu finden, mit Unterstützung eines erfahrenen Ayurveda-Beraters (Buchtipp Seite 191).

Trotzdem können wir einige grundsätzliche Empfehlungen in den Grundlagentexten finden.

UNGÜNSTIGE NAHRUNG

Da das Üben uns sehr stark energetisieren kann, ist es sinnvoll, wenn wir Nahrungs- und Genussmittel meiden, die uns noch zusätzlich aufputschen, wie etwa scharfe Gewürze, Kaffee und Tee. Die Texte empfehlen außerdem, Zwiebeln und Knoblauch zu meiden, da deren Bestandteile und ätherische Öle bei vielen Menschen so intensiv auf den Kreislauf einwirken, dass sich nicht mehr genau unterscheiden lässt, wie die Übung und wie die Nahrung gewirkt hat. Nur weniges gilt als wirklich ungesund: Nahrungsmittel, die zu viel Säure, Salz oder Pfeffer enthalten, und solche, die nicht mehr frisch oder verdorben sind.

PRO UND CONTRA FLEISCH

Interessanterweise findet sich kein ausdrückliches Verbot, Fleisch zu essen. Fleischgenuss und Yoga schließen sich gerade im Tantrismus nicht grundsätzlich aus. Der Grundlagentext Hathapradipika jedoch sagt, dass Fleisch und Fisch als Nahrung für Yogis unpassend seien. Diese Einschätzung kann verschiedene Gründe haben: Fleisch liegt schwerer als Gemüse im Magen und fordert viel mehr Energie für die Verdauung. Es verschiebt den Säure-Basen-Haushalt des Körpers zum Sauren hin. Nicht zuletzt kommen ethische Fragen ins Spiel, zumindest die, ob wir wirklich den Wahnsinn der »Fleischproduktion« unterstützen wollen. Deshalb sollten wir zumindest auf kontrollierte Aufzucht achten, und wir sollten Fleisch in Maßen und in Dankbarkeit gegenüber dem Wesen essen, das uns sein Leben zur Verfügung stellt.

Nicht jeder kann ganz auf Fleisch verzichten: Das gilt für Menschen, die Darmprobleme haben, wie auch für Menschen, die zum Beispiel nach längeren Erkrankungen wieder Kraft aufbauen müssen. Frauen, deren Menstruationsblutung mit einem hohen Blut- und damit Eisenverlust einhergeht, wird ebenfalls empfohlen, Fleisch zu essen.

NÄHRENDES UND SÜSSES ...

Als geeignet benennt der Text Getreide, Milch, frische und geklärte Butter (das indische *Ghee)*, braunen Zucker, Honig, Ingwer und diverse Gemüse (außer Fenchel und Hülsenfrüchten). Gerne lesen wir: »Nährendes und Süßes, gemischt mit zerlassener Butter und Milch; dies fördert die Körpersäfte und ist für Yogis angenehm.« (HYP I, 63) Bezogen auf unseren Lebensraum wird uns damit eine laktovegetarische Ernährung empfohlen, die das Bedürfnis nach Süßem berücksichtigt.

Wenn wir intensiv die Atemtechniken des Yoga (Pranayama) üben, sollen wir zu Beginn vermehrt Milch und Butter essen, denn diese Übungen bewirken erst einmal einigen Aufruhr im Nervensystem und regen sehr stark an. Milch und Butter helfen dann, den Organismus wieder abzukühlen und zu beruhigen. Nach einer Weile gewöhnt sich der Körper an das Üben, und man kann zu einer weniger kalorienreichen Ernährung zurückkehren.

AUSGEWOGEN UND MASSVOLL

Wenn wir uns mit Yoga beschäftigen, wird immer deutlicher, dass wir damit Ausgleich und Harmonie anstreben. Wir werden uns bewusst, was wir in unserem Leben zu stark betont und welchen Dingen wir zu wenig Raum gewährt haben. Wir erfahren an Körper, Seele und Geist, dass es uns gut tut, in allem ausgewogen zu sein. Ernährung für Yogis heißt folglich nichts anderes als eine ausgewogene Ernährung, die uns wohl tut und gut bekommt. Ausgewogen heißt aber auch, weder zu viel noch zu wenig zu essen. Der Grundlagentext rät, ein Viertel des Magens frei zu lassen, und entspricht damit Erkenntnissen der modernen Ernährungswissenschaften.

Wenn wir unsere Yogamatte ausrollen oder uns zur Meditation niederlassen, sollten wir vorher mindestens zwei Stunden keine größere Mahlzeit zu uns genommen haben. Am besten übt es sich nüchtern, nach meiner Erfahrung auch ohne größere Flüssigkeitsmengen im Bauch. Dafür schmeckt es nach dem Üben um so besser, und meist ist man dann auch hungrig wie ein Wolf!

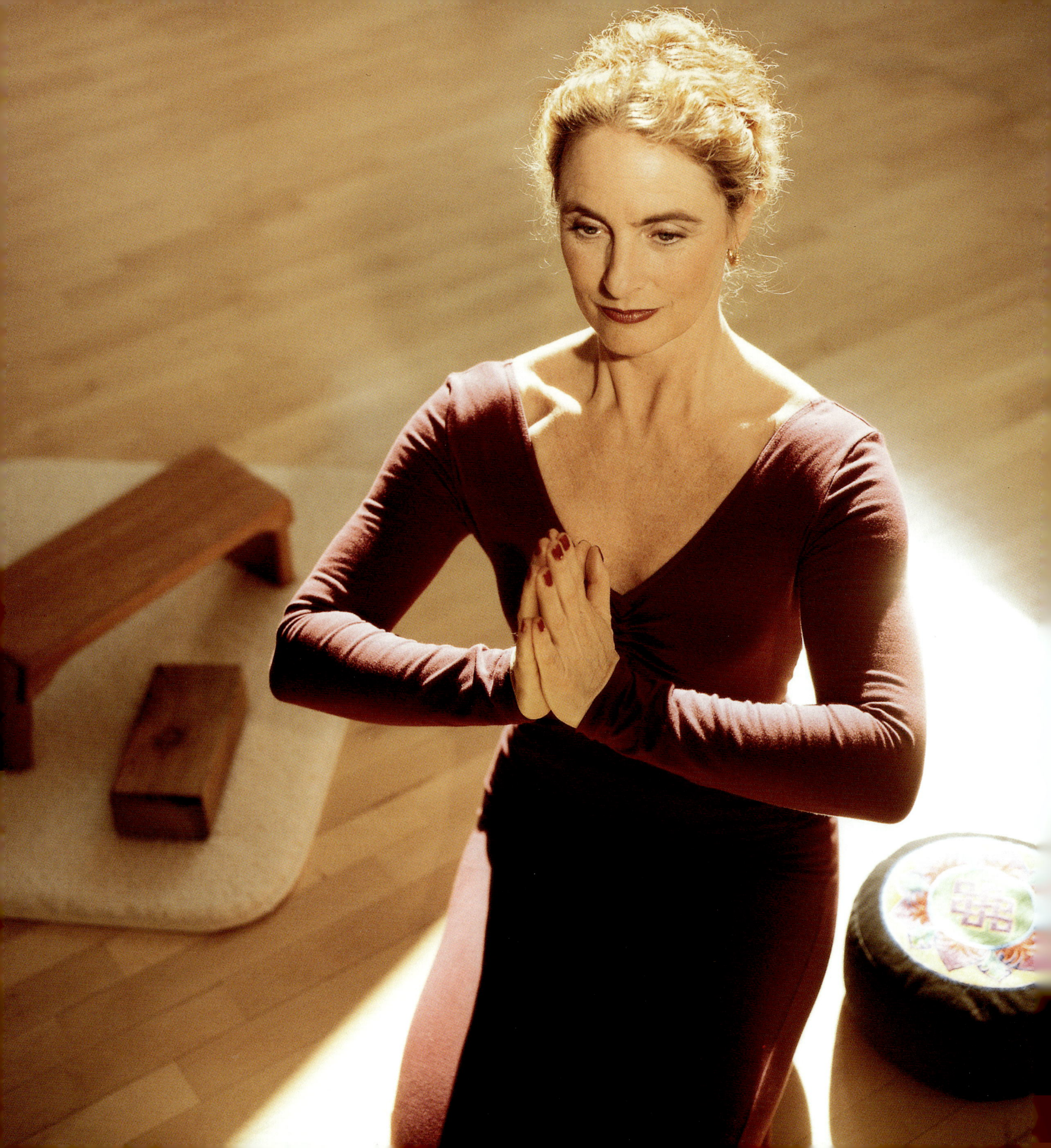

DIE GRUNDLAGEN DES ÜBENS

Üben bedeutet, dass wir eine passende Anstrengung auf uns nehmen mit dem Ziel, uns dem Zustand des Yoga anzunähern, ihn zu erreichen und aufrechtzuerhalten.

Patañjalis Yoga-Sutras I,13

Der Yoga-Weg besteht zu 99 Prozent aus Praxis und nur zu einem Prozent aus Theorie. Bevor wir aber mit den Yoga-Haltungen beginnen, ist es sinnvoll, den Körper vorzubereiten. Die vorbereitenden Übungen sind wie ein Warm-up zu verstehen – und genauso unverzichtbar. Eine gute Vorbereitung steigert die Wirksamkeit der Haltungen und verringert entscheidend die Gefahr, sich durch Überdehnungen oder Fehlbelastungen zu verletzen. Vorbereitung und Hinführung zu den Asanas ist heute ein fester Bestandteil des Yogaunterrichts, der an den Bedürfnissen seiner Teilnehmer/innen orientiert ist. Hier fließen viele Erkenntnisse der Sportmedizin und Bewegungslehre ein. Lesen Sie deshalb dieses Kapitel aufmerksam durch und machen Sie sich mit den Basis-Übungen vertraut, bevor Sie mit den Asanas beginnen.

TIPPS FÜR DIE PRAXIS

BEVOR SIE MIT DEM ÜBEN BEGINNEN, BEFASSEN SIE SICH BITTE MIT DEN FOLGENDEN TIPPS, DAMIT SIE SICH SPÄTER GANZ AUF DIE PRAXIS KONZENTRIEREN KÖNNEN. BEACHTEN SIE BESONDERS DIE HINWEISE UNTER »WANN SOLLTEN SIE NICHT ÜBEN«.

PLANEN UND VORBEREITEN

DIE ÜBUNGSZEIT

Bevor Sie Ihre Übungspraxis beginnen, schauen Sie sich Ihren normalen Tagesablauf an und machen Sie sich bewusst, wann Sie ungefähr eine halbe Stunde ungestört sein können. Wenn Sie mit einem Partner oder Ihrer Familie zusammenleben, klären Sie ab, ob die Zeit, die Sie für sich vorgesehen haben, auch für die anderen stimmt.

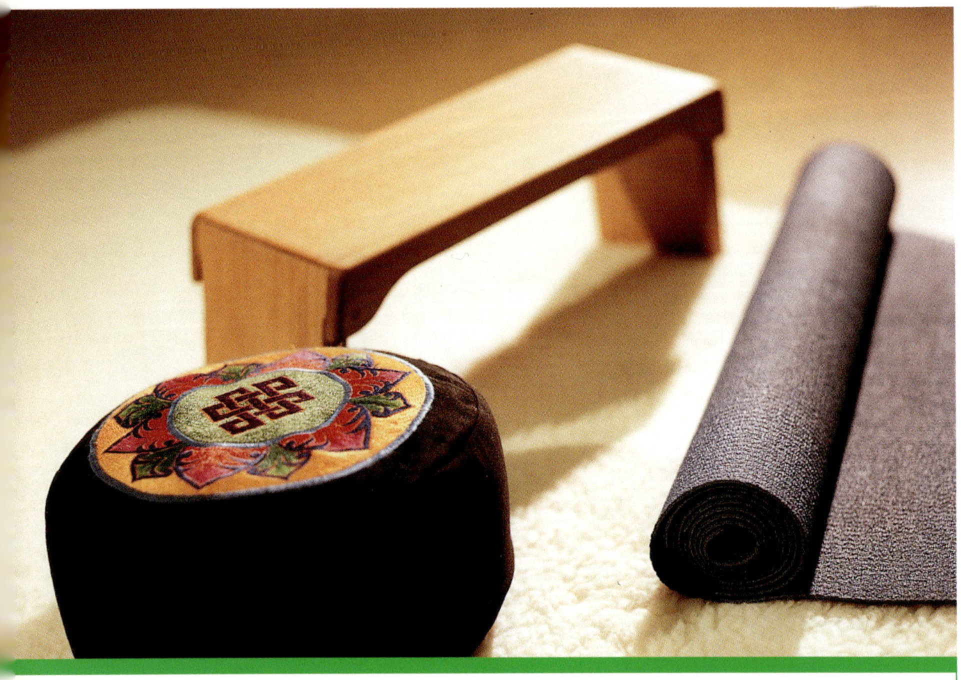

Eine weiche Yogamatte aus Schafwolle, eine rutschfeste Matte für die Standhaltungen und eine gute Sitzhilfe werden Ihnen das Üben erleichtern.

Eine sehr gute Übungszeit ist früh am Morgen. Dann sind Sie zwar noch ein bisschen steif, aber am ehesten ungestört. Das Üben macht Sie wach und regt den Kreislauf und die Verdauung an. Vielleicht passt es aber besser für Sie, abends nach der Arbeit zu üben, um Anspannungen und Verspannungen, die sich im Laufe des Tages aufgebaut haben, wieder abzubauen und um abzuschalten. Üben Sie abends, wenn Sie regelmäßig sehr erschöpft von der Arbeit kommen oder wenn Sie Mühe haben, am Ende des Tages zur Ruhe zu finden. Vielleicht passt es sogar am besten in Ihren Tag, wenn Sie 15 bis 20 Minuten am Morgen und etwa genauso lange am Abend üben. In diesem Fall wählen Sie für den Morgen Haltungen, Bewegungsabläufe und Atemübungen aus, die Sie anregen, und abends solche, die Sie regenerieren oder beruhigen.

Achten Sie nur unbedingt darauf, dass Ihre letzte Mahlzeit oder Ihr letzter Imbiss mindestens zwei Stunden zurückliegt. Meiden Sie Kaffee oder schwarzen Tee vor dem Üben, da die Wirkungen von Koffein (Teein) auf den Organismus die Wirkungen der Übungen überdecken.

DER ÜBUNGSORT

Geeignet ist jeder Ort, an dem Sie zwischen drei und vier Quadratmeter Platz haben und an dem Sie sich wohl und ungestört fühlen. Sie sollten den Raum, in dem Sie Yoga machen, lüften können, er sollte warm sein, aber vor allem sollten Sie die Tür hinter sich zumachen können.

WAS SIE ZUM ÜBEN BRAUCHEN

➤ Eine weiche, warme Matte von mindestens 1,80 x 0,75 m (mit rutschfester Gummierung, wenn Sie auf Parkett üben);

➤ eine rutschfeste, ganz dünne Matte für die Standhaltungen, Bewegungsabläufe und Haltungen wie den Hund (Standardgröße 1,75 x 0,60 m);

➤ eine Sitzhilfe Ihrer Wahl (probieren Sie aus, worauf Sie lange gut sitzen!) –
für Sitzhaltungen mit gekreuzten Beinen: ein rundes, rechteckiges oder halbmondförmiges Sitzkissen, gefüllt mit Kapok oder Dinkelspelz;
für den Fersensitz (unverzichtbar bei Durchblutungsstörungen in den Beinen und Knieproblemen): ein Sitzbänkchen (nicht zu hoch und mit nach vorn geneigter Sitzfläche);

➤ eine Decke, mit der Sie sich in der Entspannungshaltung zudecken können, die Sie sich in der Meditation um die Schultern legen können und die zusammengefaltet zum Abstützen des Körpers dient. Am besten sind nicht zu dicke, aber warme Baumwoll- oder Wolldecken.

Eine vollständige Ausrüstung kostet ca. DM 200,–. Eine Bezugsadresse für Matten, Kissen und Bänkchen finden Sie im Anhang.

Sie brauchen eventuell außerdem

➤ ein flaches kleines Kissen, das Sie sich unter den Kopf legen,

➤ ein Rolle oder eine zusammengerollte Decke, die Sie sich in der Rückenlage unter die Knie schieben können, um Ihren unteren Rücken zu entlasten,

➤ einen festen Gurt oder Stoffgürtel zur Dehnung der Beinrückseiten.

WANN SOLLTEN SIE NICHT ÜBEN?

➤ Wenn Sie wissen, dass Sie eigentlich keine Zeit haben, einen Anruf erwarten oder klar ist, dass Sie gestört werden könnten.

➤ Wenn Sie krank sind, also eine Erkältung, Grippe oder Entzündung haben. Nach einer schweren Erkrankung schonen Sie sich genügend lange (besonders nach der Einnahme von Antibiotika).

➤ Wenn Sie sich »irgendwie« krank fühlen, da manche Übungen eine beginnende Erkrankung noch verstärken können. Warten Sie eine Untersuchung beim Arzt ab.

➤ Üben Sie keine Haltungen und Bewegungsabläufe bei akuten Erkrankungen im Bewegungsapparat (Hexenschuss, Bandscheibenprobleme, Ischias und sonstige starke Schmerzen). In diesen Fällen braucht Ihr Körper in der Regel nichts als Ruhe. Wenn Ihre Beschwerden schon etwas zurückliegen oder Sie ernsthafte Probleme aufgrund von Abnutzung haben, üben Sie unbedingt unter Anleitung eines qualifizierten Yogalehrers, am besten mit der Zusatzqualifikation »Rückenschulleiter« (Buchtipp Seite 191). Sprechen Sie die Übungen mit Ihrem Arzt ab.

➤ Üben Sie nicht oder nur unter fachärztlicher Anleitung, wenn bei Ihnen starke psychische Störungen diagnostiziert worden sind (zum Beispiel eine Psychose oder Depression). Die Haltungen, vor allem aber die Atemübungen rütteln am »Körperpanzer«, der Ihnen Schutz und Stabilität gibt. Ihre Beschwerden könnten sich verschlimmern.

➤ Üben Sie sehr vorsichtig, wenn Ihr Kreislauf und Blutdruck zu starken Schwankungen neigen. Normalerweise reguliert sich ein zu niedriger Blutdruck nach einiger Zeit durch Bewegungsabläufe und kraftvolle Haltungen (»Power durch Yoga«, Buchtipp Seite 191). Ist Ihr Blutdruck eher zu hoch oder haben Sie ernsthafte Durchblutungsstörungen (arterielle Durchblutungsstörungen, Schwindel, schwere Venenentzündungen), dann sprechen Sie Ihre Übungspraxis mit Ihrem Arzt ab. Sollten Sie bereits einen Herzinfarkt (Bypass) oder Schlaganfall gehabt haben, fragen Sie Ihren Arzt nach einer Ornish-Herz-Gruppe, in der Yoga unter ärztlicher Aufsicht geübt wird.

➤ Frauen müssen ausprobieren, wie sie das Üben während der Monatsblutung vertragen. Horchen Sie sorgsam in Ihren Körper hinein und nehmen Sie seine Signale und Reaktionen ernst.

➤ In der Schwangerschaft können viele Frauen so lange üben, bis der Bauch im Wege ist. Beobachten Sie Ihren Körper sehr achtsam, und sprechen Sie das Übungsprogramm (insbesondere die Atemübungen) mit der Hebamme ab. Ziehen Sie außerdem Fachliteratur zum Thema »Yoga für Schwangere« zu Rate oder besuchen Sie in dieser Zeit einen Spezialkurs zur Geburtsvorbereitung.

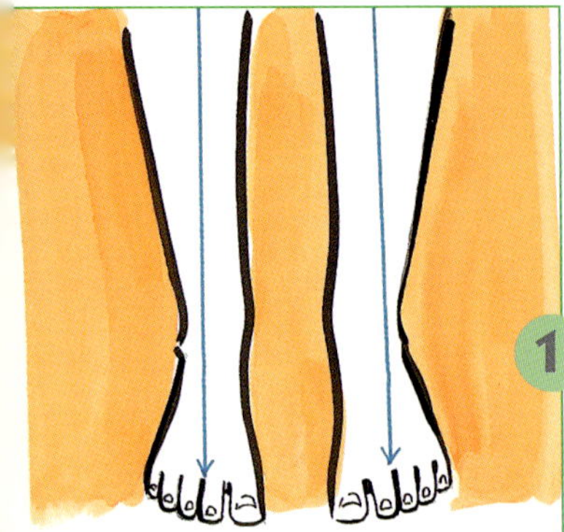
1

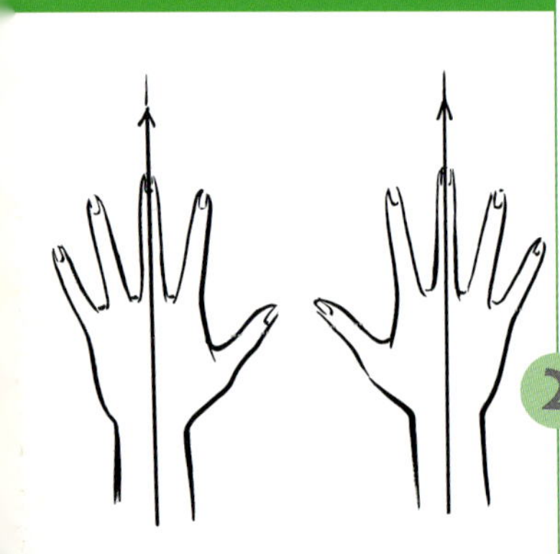
2

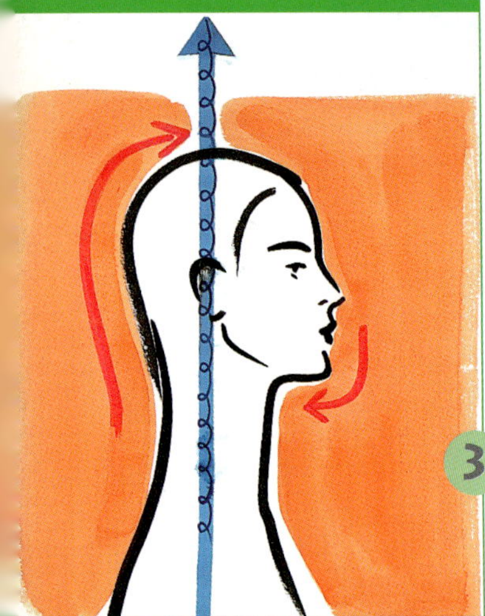
3

Grundbegriffe in den Anleitungen

In den Übungsanleitungen werden immer wieder bestimmte Begriffe auftauchen, die speziell auf die Yoga-Praxis bezogen sind. Die folgende Übersicht soll Ihnen helfen, diese Begriffe von Anfang an richtig zu verstehen und umzusetzen.

➤ *Mobilisation:* blockierte Gelenke beweglich und Muskeln wieder dehnfähig machen.

➤ *Kontraktion/kontrahieren:* Anspannen eines Muskels oder einer Muskelgruppe.

➤ *Beckenboden kontrahieren:* Anspannen der Beckenbodenmuskeln (Seite 43), ➜ der Schließmuskeln des Afters (bei Frauen auch der Scheide und der Harnröhre), ➜ der querverlaufenden Damm-Muskeln zwischen den Sitzbeinen sowie ➜ des Anushebers (geschieht automatisch mit dem Schließmuskel des Afters).

Der ganze Beckenboden hebt sich beziehungsweise zieht sich nach innen. Die großen Gesäßmuskeln bleiben entspannt!

Sie kontrahieren Ihren Beckenboden zum Beispiel immer dann, wenn Sie dringend auf die Toilette müssen, aber gerade keine verfügbar ist.

➤ *Füße parallel:* Die Linien von der Mitte der Fußgelenke nach vorn zum Raum zwischen dem zweiten und dritten Zeh sind zueinander parallel. In den meisten Fällen stehen dann auch die Außenkanten der Füße parallel.

➤ *Hüftgelenkbreit:* Abstand zwischen den Beinen/Füßen. In der Lotrechten von der Mitte der Hüftgelenke durch die Mitte der Knie und Fußgelenke bis zum Raum zwischen dem zweiten und dritten Zeh. Die Füße stehen so weit voneinander entfernt (ungefähr 10 cm), dass noch ein weiterer Fuß dazwischen passt. (Abbildung 1)

➤ *Beckenbreit:* Abstand der Beine/Füße zueinander. In der Lotrechten von den Seiten des Beckens bis zu den Außenkanten der Füße. Die Füße stehen ungefähr 30 bis 35 cm voneinander entfernt.

➤ *Schultergelenkbreit:* Abstand der Hände zueinander, wenn Sie sich zum Beispiel auf dem Boden abstützen. In der Lotrechten von der Mitte der Schultergelenke durch die Mitte der Ellenbogen und Handgelenke bis zum dritten Finger. Die Hände sind 30 bis 35 cm voneinander entfernt.

➤ *Hände parallel:* Die Finger sind (in der Regel) gespreizt, die Mittelfinger zueinander parallel (Abbildung 2).

➤ *Langer unterer Rücken:* Durch Kontraktion des Beckenbodens richtet sich das Becken im Sitz, im Stand und in einer Vielzahl von Yoga-Haltungen auf, so dass der obere Rand des Kreuzbeins nach außen und unten kommt (siehe zum Beispiel Foto Seite 105 (4) zur Heldenhaltung).

➤ *Langer Nacken:* Der Kopf strebt mit der Schädelbasis nach hinten und oben. Der Nacken wird sanft gedehnt, ohne dass ein Doppelkinn entsteht. (Abbildung 3)

DER YOGA UND DIE RÜCKENSCHULE

DER MODERNE YOGAUNTERRICHT STELLT DEN MENSCHEN MIT SEINER INDIVIDUELLEN GESCHICHTE UND DER EINZIGARTIGKEIT SEINES KÖRPERS IN DEN MITTELPUNKT. DIE ÜBUNGEN WERDEN DIESEN BEDINGUNGEN ANGEPASST.

AKROBATIK IST PASSÉ

Man übt heute vorsichtiger als früher, und manche Haltungen, die sich langfristig als gefährlich erwiesen haben, werden nicht mehr oder nur noch mit bestimmten Schutzmaßnahmen geübt. Eine solche »klassische« Haltung ist der *Pflug,* in dem man ausgehend vom Schulterstand beide Füße hinter dem Kopf zum Boden bringt. Er wird nur noch mit Decken unter den Schultern geübt, da sonst der Nacken überdehnt wird, was starke Probleme verursacht. Viele der »akrobatischen« Haltungen wie intensive Rück- und Vorbeugen oder Drehungen wurden weitgehend aus den Lehrplänen gestrichen oder abgemildert.

SINNGEMÄSS ÜBEN

Jede Haltung hat bestimmte Inhalte und Ziele, die in den Grundlagentexten zum Teil genau beschrieben sind. Es geht nicht darum, höher oder weiter zu kommen oder möglichst perfekt einem Bild der Haltung zu entsprechen. Es geht vielmehr darum, die Aussage einer Haltung zu verstehen und mit dem Körper in die Richtung zu gehen, die sie vorgibt. Unsere Begrenzung an Beweglichkeit und Kraft wird sich so allmählich ausdehnen.

Man muss außerdem bedenken, dass die Körper europäischer Menschen aufgrund von Lebensweise, Ernährung und Klima etwas anders gebaut sind als die der Inder. Da die Haltungen des Hatha-Yoga ursprünglich für andere Bedingungen entwickelt wurden, können wir sie nur dann sinnvoll anwenden, wenn wir sie unseren Bedürfnissen und unserer Kultur anpassen. Das ist möglich, ohne dass der Sinn des Übens verloren geht.

RÜCKENGERECHT ÜBEN

Eine dieser Anpassungen besteht darin, dass wir darauf achten, rückengerecht zu üben. Immerhin klagt in den Industrienationen ein Drittel der Bevölkerung über Rückenprobleme.

Ein moderner Yogaunterricht muss sich mit den Erkenntnissen der Bewegungslehre auseinander setzen – Yogalehrer/innen sollten also über gute Kenntnisse der Anatomie und Pathologie des Bewegungsapparats verfügen.

Unsere Übungspraxis sollte berücksichtigen, dass die meisten von uns viele Stunden des Tages sitzen. Sie sollte dazu einen Ausgleich schaffen, denn die Sitzkultur formt unsere Körper, indem sich manche Muskeln verkürzen, während andere an Kraft verlieren. Meist ist die Rückenmuskulatur chronisch überfordert und verkrampft, so dass eine der wichtigsten Aufgaben darin liegt, diese Verkrampfungen und Verspannungen zu lösen und gleichzeitig den Rücken zu kräftigen.

STRESSFREI ÜBEN

Es ist aber nicht nur die Sitzkultur, die unserem Rücken so zusetzt, sondern es sind auch Stress, Kummer und Belastungen. Der Yoga ist als eines der ältesten und erprobtesten Anti-Stress-Programme sehr gut geeignet, hier Abhilfe zu schaffen. Deshalb sollte die Übungspraxis nicht neuen Stress durch zu hohe Anforderungen produzieren.

Rücken schätzen es, wenn man mäßig, aber regelmäßig mit ihnen übt – und sie ansonsten gut behandelt: gute Schuhe, rückengerechte Stühle, Betten und sonstige Möbel sowie viel Bewegung und rückenschonendes Verhalten beim Bücken und Heben (Buchtipp Seite 191).

Basis Beckenboden

Die Haltung der Wirbelsäule ist abhängig von der Stellung des Beckens, das ihre Basis ist. Bei den meisten Menschen hat das Becken im Stand, im Fersensitz und in etlichen Asanas die Tendenz, nach vorn zu kippen. Dadurch geht der untere Rücken ins Hohlkreuz, und die ganze restliche Wirbelsäule versucht, diese Fehlhaltung auszugleichen, um den Kopf aufrecht zu halten.

Eine ganz wesentliche Grundübung in der Körperarbeit des Yoga ist deshalb, das Becken aufzurichten und es aufgerichtet zu halten.

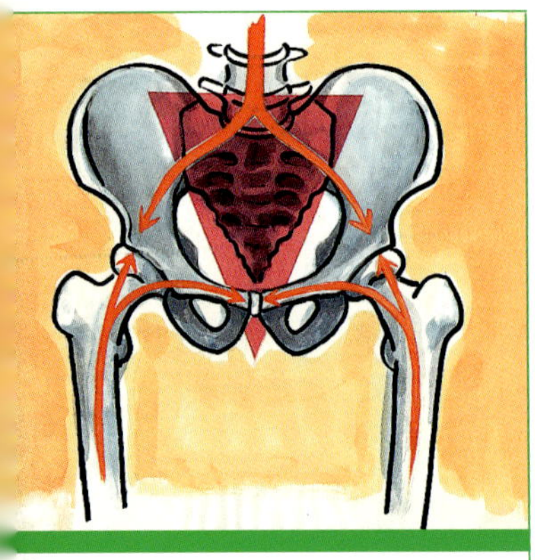

In den Hüftgelenken treffen die Kraftlinien des Rumpfgewichts und der Aufrichtekraft, die über die Beine aufsteigt, aufeinander. Damit die Kräfte optimal zusammenwirken, muss das Becken aufgerichtet sein und das Kreuzbein symmetrisch im Beckenring stehen.

Die Aufrichtung des Beckens

Die Aufrichtung des Beckens ist vor allem ein Aufstellen des Kreuzbeins. Diese Knochenplatte, die mit dem Steißbein den untersten Teil der Wirbelsäule bildet, ist wie ein Keil in den Beckenring geschoben. Sie ist durch zwei Gelenke, die Kreuzbein-Darmbein-Gelenke, mit den Darmbeinen des Beckens verbunden.

Das Kreuzbein wird durch eine Vielzahl von straffen Bandzügen mit der Lendenwirbelsäule, den Darmbeinen und den Sitzbeinen verbunden. Diese stabilisieren das Kreuzbein im Beckenring, erlauben ihm aber auch eine gewisse Beweglichkeit, denn es kann sich in diesen Gelenken etwas nach vorn und unten und nach hinten und oben bewegen.

Für die Aufrichtung des Beckens interessiert uns die Bewegung nach hinten und oben. Dabei bewegt sich der oberste Rand des Kreuzbeins sicht- und tastbar nach hinten und unten, und der untere Rücken wird lang und flach. Gleichzeitig strebt der untere Kreuzbeinrand – und ebenso das mit ihm gelenkig verbundene Steißbein – nach unten und vorn zur Mitte des Beckenbodens.

Die beste Methode, um das Steißbein dort zu halten, ist die Kräftigung der Beckenbodenmuskulatur, so dass es durch deren Spannkraft in dieser Haltung »verankert« wird.

Die ganze Haltung bessern

Wenn sich durch regelmäßiges Üben die Spannkraft (der Tonus) des Beckenbodens verbessert, dann richtet sich das Kreuzbein etwas mehr auf, so dass der untere Rücken dauerhaft entstaucht wird. Außerdem bewirkt die Kontraktion der Muskeln des Beckenbodens, dass sich die Leisten dehnen und die Beine etwas nach außen gedreht werden. Dadurch wird ihre Haltung bei X- und O-Beinen und Knick-Senk- beziehungsweise Plattfüßen wesentlich verbessert (siehe dazu die Erläuterungen zur aufrechten Standhaltung, Seite 70).

Wenn der Beckenboden schwach ist

Die verschiedenen Muskeln des Beckenbodens sind meist nicht nur unbekannt und ungefühlt, sondern auch schwach. Dadurch verliert nicht nur das Becken seinen Halt und kippt nach vorn weg, sondern der Beckenboden senkt sich im Laufe des Lebens immer weiter ab. Mit ihm senken sich die Gebärmutter und Blase ab und das Blut staut sich in den Gefäßen des Beckens (wodurch zum Beispiel Hämorrhoiden entstehen können). Das bewusste, wiederholte Zusammenziehen und Lösen der Muskeln des Beckenbodens hält unsere unterste Körperwand elastisch und stabil. Gleichzeitig werden die Venen von gestautem Blut entleert.

DREI MUSKELSCHICHTEN

Die untere Beckenöffnung wird von den Muskeln des Beckenbodens verschlossen. Er besteht aus drei Muskelschichten, einer inneren, einer mittleren und einer äußeren Schicht. Die äußere Schicht legt sich wie eine lang gezogene Acht verstärkend um die Öffnungen im Beckenboden – bei der Frau um After, Scheide und Harnröhre, beim Mann um After und Harnröhre. Die Muskelfasern dieser Schicht verlaufen von vorn (vom Schambein) nach hinten (zum Steißbein).

Ganz ähnlich, nur großflächiger, verläuft auch die innere Schicht. Die Muskeln dieser Schicht, die *Anusheber* genannt wird, verlaufen wie zwei breite Schenkel eines V vom Steißbein nach vorn, in der Mitte des V bleibt die Öffnung für After, Harnröhre und Scheide frei. Der Anusheber liegt, einer aus Muskeln geformten Schale gleich, unten im knöchernen Beckenring.

Die mittlere Schicht verläuft quer zu den beiden anderen, um die Öffnung in der Mitte zu stabilisieren. Sie verbindet die Sitzbeinhöcker in Höhe des Damms, also im Bereich zwischen After und Geschlechtsorganen.

Für unsere Zwecke interessieren uns besonders die Schließmuskeln des Afters und der damit verbundene tiefe Anusheber, die beide nach hinten mit dem Steißbein verbunden sind. Zieht man sie zusammen, dann wird das Steißbein zur Mitte des Beckenbodens nach unten und vorn gezogen und das Becken richtet sich auf.

Die Muskeln des Beckenbodens sind weitgehend miteinander verschaltet, so dass wir fast immer alle gleichzeitig anspannen oder lösen. Bewusst sind uns vor allem die Schließmuskeln von After und Harnröhre. Spannen wir den Schließmuskel des Afters an, dann geht der innerste Muskel, der Anusheber, automatisch mit, genauso wie bei den Frauen fast immer der Muskel, der die Scheide umgibt, mit dem Schließmuskel der Harnröhre verschaltet ist.

Die einzigen Muskeln, die wir mit besonderer Aufmerksamkeit trainieren müssen, sind die Dammmuskeln, die quer von Sitzbein zu Sitzbein verlaufen. Wenn Sie öfter Schmerzen rund ums Kreuzbein haben, trainieren Sie diese Muskeln

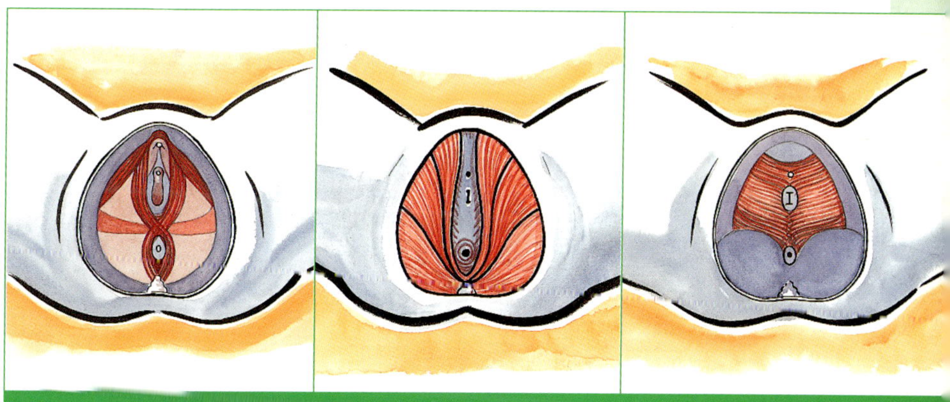

Die drei Muskelschichten des Beckenbodens: Links die äußere Schicht, auf dem mittleren Bild die innere Schicht (Anusheber) und rechts die mittlere Schicht.

häufig, denn wenn Sie die Sitzbeine zusammenziehen, nehmen Sie viel Druck von den Gelenken zwischen Kreuzbein und Becken.

Wenn Sie mit Ihrem Beckenboden nicht besonders vertraut sind und nicht wissen, wie Sie ihn in Bewegung bringen sollen, dann helfen Ihnen die folgenden Übungen, bei denen Sie »Hand anlegen«, um zu überprüfen, ob sich etwas tut.

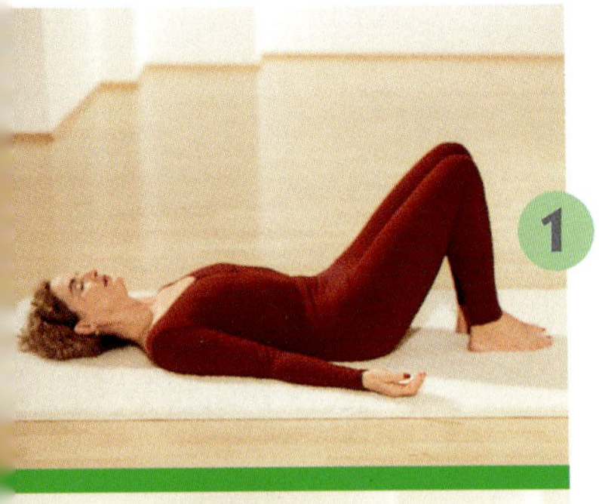

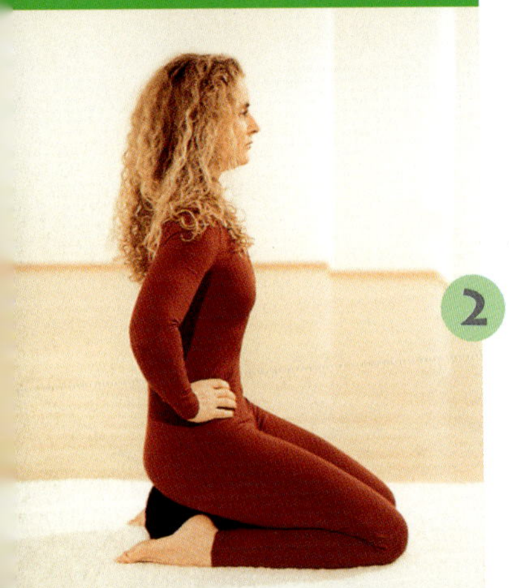

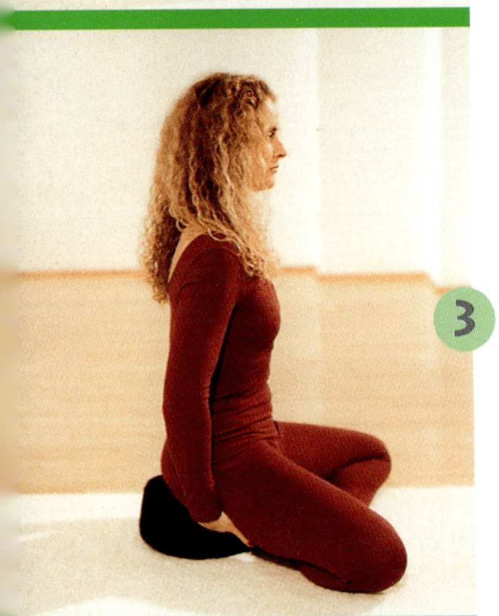

Den Beckenboden entdecken

➜ Legen Sie sich auf den Rücken mit einigen dicken Kissen unter den Schultern. ➜ Richten Sie sich so ein, dass Sie mit den Fingerspitzen den Damm (den Bereich zwischen dem After und der Scheide/den Hoden) mühelos berühren können. ➜ Wie nehmen Sie Ihren Beckenraum wahr? Als wie geräumig und lebendig erfahren Sie ihn? ➜ Spannen Sie ausatmend die Schließmuskeln an, und lösen Sie die Anspannung, wenn der Einatem kommt. ➜ Beobachten Sie die kleine Bewegung unter Ihren Fingerspitzen: Wenn Sie anspannen, geht der Damm nach innen, wenn Sie entspannen, kommt er wieder zurück.

Üben Sie so lange, bis Sie diese Bewegung ganz deutlich spüren. Dann wissen Sie, dass Ihr Beckenboden »funktioniert«, selbst wenn Sie von innen die Bewegung noch nicht deutlich wahrnehmen.

Der untere Rücken

1 ➜ Stellen Sie in der Rückenlage Ihre Beine auf, ohne mit den Füßen Druck gegen den Boden auszuüben, so dass sich Ihr unterer Rücken etwas über dem Boden wölbt. ➜ Spannen Sie ausatmend die Muskeln des Beckenbodens an, und beobachten Sie, wie sich die Rückseite der Taille zum Boden senkt. ➜ Lösen Sie einatmend die Kontraktion, und beobachten Sie, wie sich der untere Rücken wieder etwas hebt.

Wiederholen Sie den Wechsel von An- und Entspannung mehrmals im Rhythmus Ihres Atems.

Rücken und Becken

2 ➜ Setzen Sie sich hochkant auf ein Sitzkissen oder ein Sitzbänkchen in den Fersensitz oder auf die vordere Kante eines Stuhls oder Hockers. ➜ Legen Sie Ihre Hände seitlich an die Beckenschaufeln, die Daumen weisen nach hinten, die anderen Finger nach vorn. ➜ Lassen Sie das Becken entspannt nach vorn sinken, so dass Sie etwas ins hohle Kreuz gehen. ➜ Spannen Sie ausatmend die Beckenbodenmuskeln an. Beobachten Sie, wie sich das Becken unter Ihren Händen aufrichtet und sich der untere Rücken verlängert.

Wiederholen Sie den Wechsel von An- und Entspannung mehrmals im Rhythmus Ihres Atems.

Die mittlere Muskelschicht

3 ➜ Schieben Sie im Sitzen die Hände unter Ihr Gesäß, bis Sie die Sitzbeinhöcker spüren. ➜ Lassen Sie das Becken entspannt etwas nach vorn sinken, so dass Sie leicht ins Hohlkreuz gehen. ➜ Ziehen Sie ausatmend kräftig die Sitzbeine aufeinander zu. Wenn die Muskeln aktiv werden, fühlen Sie, dass sich die Sitzbeine unter Ihren Händen nach innen ziehen. Beobachten Sie, wie sich Ihr Becken aufrichtet und sich die Beckenschale nach oben etwas zu erweitern scheint, während sich der untere Rücken verlängert. ➜ Entspannen Sie einatmend und spüren Sie, wie sich die Sitzbeine wieder in Ihre Hände drücken.

Wiederholen Sie den Wechsel von An- und Entspannung mehrmals im Rhythmus Ihres Atems.

Mehr Kraft im Beckenboden

➜ Setzen Sie sich aufrecht und bequem hin. ➜ Kontrahieren Sie ausatmend kräftig die Beckenbodenmuskulatur, und lösen Sie sie wieder, bevor der Einatem kommt. Achten Sie darauf, dass Ihre Gesäßmuskeln entspannt bleiben.

Wiederholen Sie diesen Wechsel von kraftvollem Anspannen und Lösen etwa 20-mal.

DIE HALTUNGEN WECHSELN

FÜR DIE RÜCKENSCHULUNG IST AUCH DIE FRAGE INTERESSANT, WIE WIR AM BESTEN VON EINER HALTUNG IN DIE ANDERE KOMMEN. ES IST ERSTAUNLICH, WIE VIELE MENSCHEN SICH WEH TUN, WENN SIE SICH VOM LIEGEN ZUM SITZEN ODER AUS DER VORBEUGE AUFRICHTEN, WENN SIE SICH AUF EINEN STUHL SETZEN ODER VON IHM AUFSTEHEN.

Da es um alltägliche Bewegungsabläufe und Tätigkeiten geht, ist es besonders wichtig, sie so auszuführen, dass wir den Erfordernissen von Biomechanik, Gelenkbau und Statik gerecht werden. Es geht also darum zu lernen, Alltagsbewegungen gemäß den Gesetzen des Körperbaus auszuführen, um nicht gegen den Körper zu handeln.

Daher empfiehlt die Rückenschule bestimmte Richtlinien für das Aufsetzen, Aufstehen, Hinlegen, Bücken und so weiter, die ich in einer dem Yoga-Üben angepassten Form übernommen habe.

WAS DEM RÜCKEN HILFT

Zum Beispiel sollen wir die großen kräftigen Muskeln der Arme, der Beine und des Beckens die Hauptarbeit machen lassen. Wir arbeiten mit Gewichtsverlagerungen, so dass die feinere, eher auf Haltearbeit angelegte Rumpfmuskulatur nicht so stark beansprucht wird. Manchmal allerdings – zum Beispiel beim Vorbeugen und Aufrichten im Stand – wird die Rückenmuskulatur bewusst zum Schutz der Bandscheiben aktiviert. Wichtig ist, ungünstige Hebelverhältnisse zu vermeiden, da durch sie unglaublich große Druckbelastungen für die Wirbelsäule entstehen können. Große Übergänge sollten in kleine Schritte aufgeteilt werden.

VON DER RÜCKENLAGE ZUM SITZ

SICH MIT DEN HÄNDEN VOM BODEN WEGDRÜCKEN

1 ➜ Schieben Sie in der Rückenlage Ihre Hände mit den Handflächen zwischen Taille und Boden. ➜ Drücken Sie kräftig mit den Händen und den Unterarmen gegen den Boden. Durch die Aufrichtekraft, die durch die Arme geht, wird Ihr Rumpf hochkommen, ohne dass Sie die Rückenmuskeln einsetzen müssen.

SICH ÜBER DIE ARMSCHLAUFE HOCHZIEHEN

2 ➜ Ziehen Sie in der Rückenlage ein Bein an den Körper. Legen Sie die gefalteten Hände um das Knie. ➜ Streben Sie mit dem Knie vom Körper weg und ziehen Sie so mit dem Gewicht und der Kraft des Beins den Rumpf über die Armschlaufe in den Sitz.

Die folgende Variante ist besonders zu empfehlen, wenn Sie einen empfindlichen Rücken oder Rückenschmerzen haben:

ÜBER DIE SEITE HOCHKOMMEN

3 ➜ Stellen Sie in der Rückenlage ein Bein nach dem anderen angebeugt auf. Rollen Sie sich auf die linke (oder rechte) Seite. ➜ Drücken Sie mit Ihrem linken (rechten) Arm gegen den Boden, und führen Sie gleichzeitig Ihren Rumpf nach vorn Richtung Beine. Kommen Sie so langsam über die Seite zur Mitte in einen Sitz mit aufgestellten Beinen.

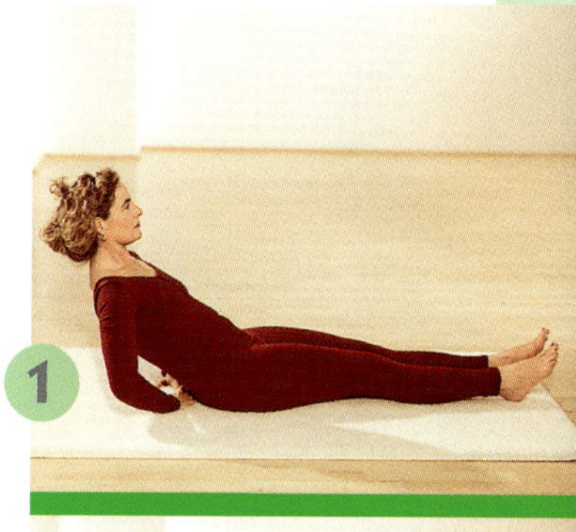
1

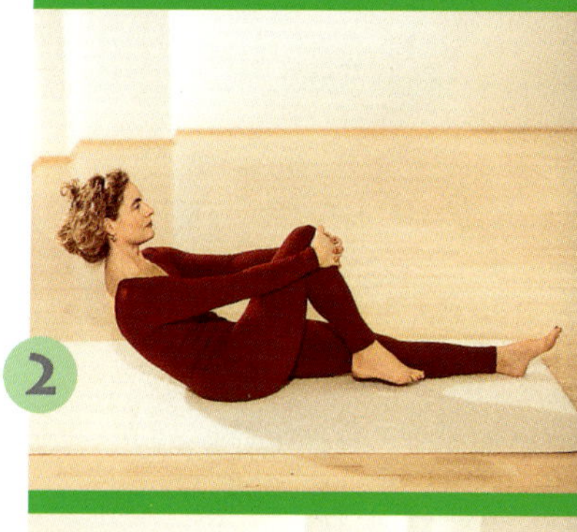
2

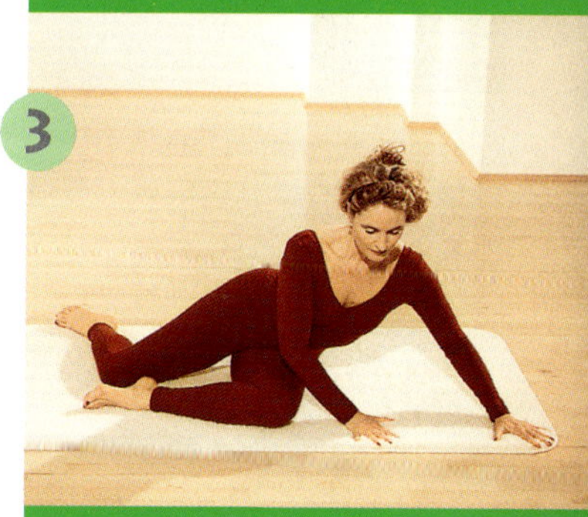
3

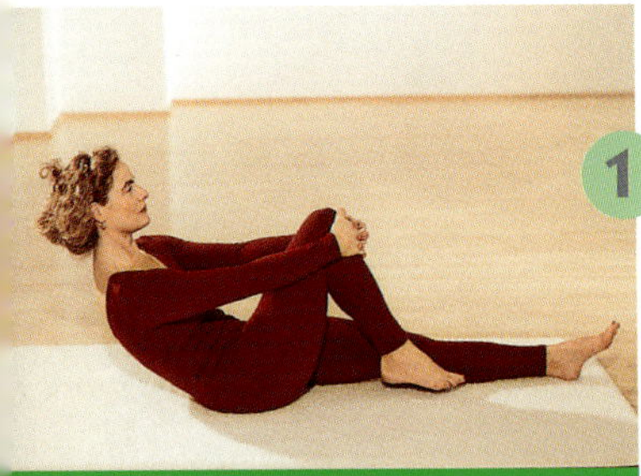

1

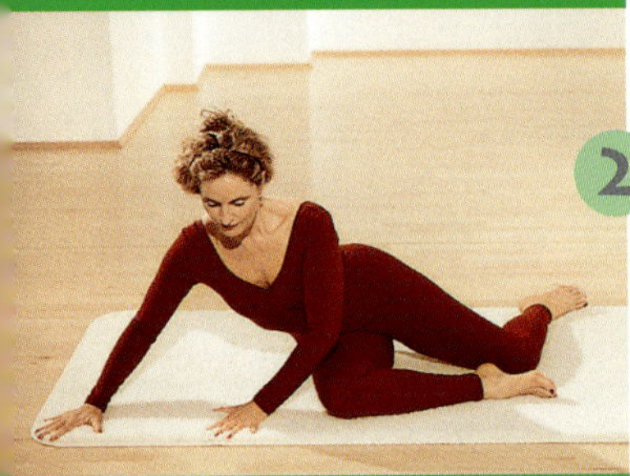

2

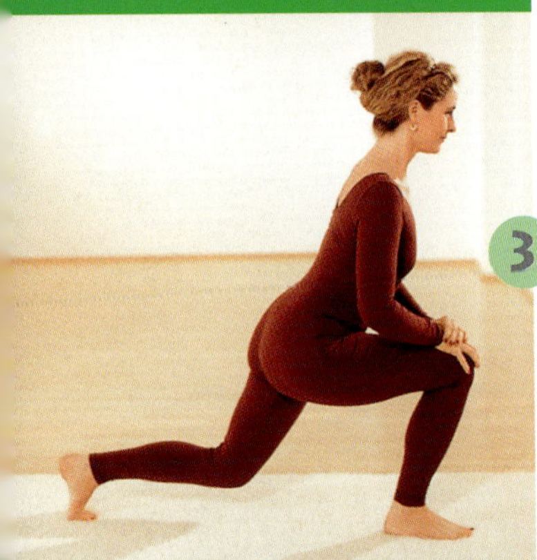

3

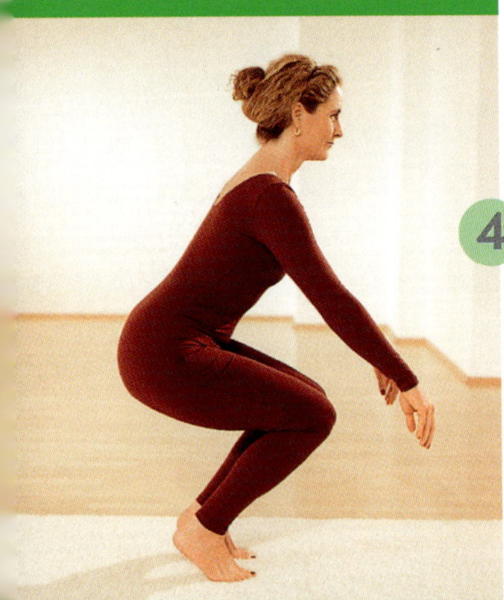

4

VOM SITZ IN DIE RÜCKENLAGE

DEN RÜCKEN ABROLLEN

1 ➜ Strecken Sie im Sitz ein Bein aus, und legen Sie die gefalteten Hände um das Knie des gebeugten Beins. ➜ Lassen Sie Ihren Rumpf behutsam nach hinten sinken, bis die Arme ganz gestreckt sind und Ihr Körper an der Armschlaufe hängt. ➜ Versuchen Sie nun, Ihren Rücken Wirbel für Wirbel abzurollen, und zwar vor allem im unteren Rücken am Übergang zwischen der Lendenwirbelsäule und dem Becken. ➜ Damit Sie Ihre Beine als Gegengewicht benutzen können, dehnen Sie das gestreckte Bein von sich weg oder heben es etwas an. Probieren Sie aus, was am besten verhindert, dass Ihr unterer Rücken mit einem »Plumps« zum Boden kommt.

Wählen Sie die folgende Variante, wenn Sie Ihren Rücken nicht Wirbel für Wirbel abrollen können, wenn er sehr empfindlich ist oder wenn Sie gerade unter akuten Schmerzen leiden (zum Beispiel, weil Sie einen Hexenschuss haben).
Diese Version wird auch von der »Rückenschule« empfohlen.

ÜBER DIE SEITE ABROLLEN

2 ➜ Stellen Sie im Sitz beide Beine angebeugt auf. Lassen Sie sie nach links (rechts) sinken, und stützen Sie sich mit der linken (rechten) Hand am Boden ab. ➜ Verlagern Sie Ihr Gewicht auf den Unterarm, und rollen Sie langsam von der Seite zur Mitte Ihren Rücken ab, wobei die Beine zur Mitte zurückkehren. So kommen Sie in die Rückenlage mit aufgestellten Beinen.

VOM SITZ IN DEN STAND

ÜBER DEN KNIESTAND AUFSTEHEN

3 ➜ Im Sitzen legen Sie Ihre angewinkelten Beine seitlich ab und kommen hoch in den Kniestand. Waren Sie vorher schon im Fersensitz, dann kommen Sie direkt in den Kniestand. ➜ Stellen Sie ein Bein vor sich auf. Stützen Sie sich mit den Händen auf den Oberschenkel des aufgestellten Beines. ➜ Verlagern Sie gleichzeitig Ihr Gewicht auf dieses Bein, so dass Sie das hintere Bein vom Boden lösen können. ➜ Richten Sie sich auf in den Stand, und holen Sie das hintere Bein heran.

DEN RUMPF MIT ANGEBEUGTEN BEINEN AUFRICHTEN

4 Achten Sie in der Rumpfbeuge darauf, dass Ihre Füße hüftgelenkbreit zueinander und parallel stehen. ➜ Beugen Sie Ihre Beine an, ohne dass die Knie nach innen oder außen ausweichen oder die Füße sich auswärts drehen. ➜ Strecken Sie Ihren Rücken, indem Sie den Brustkorb heben. ➜ Führen Sie mit leichtem Schwung die Arme über vorn nach oben, und lassen Sie sich über die Armbewegung einatmend hochschwingen in den den Stand. ➜ Führen Sie ausatmend die Arme zurück neben den Körper.

DEN RUMPF MIT GESTRECKTEN BEINEN AUFRICHTEN

(nur bei gesundem Rücken)

5 ➜ Führen Sie in der Rumpfbeuge Ihre Arme gestreckt zu den Seiten, wodurch der Rumpf sich bereits fast in die Waagerechte heben wird.

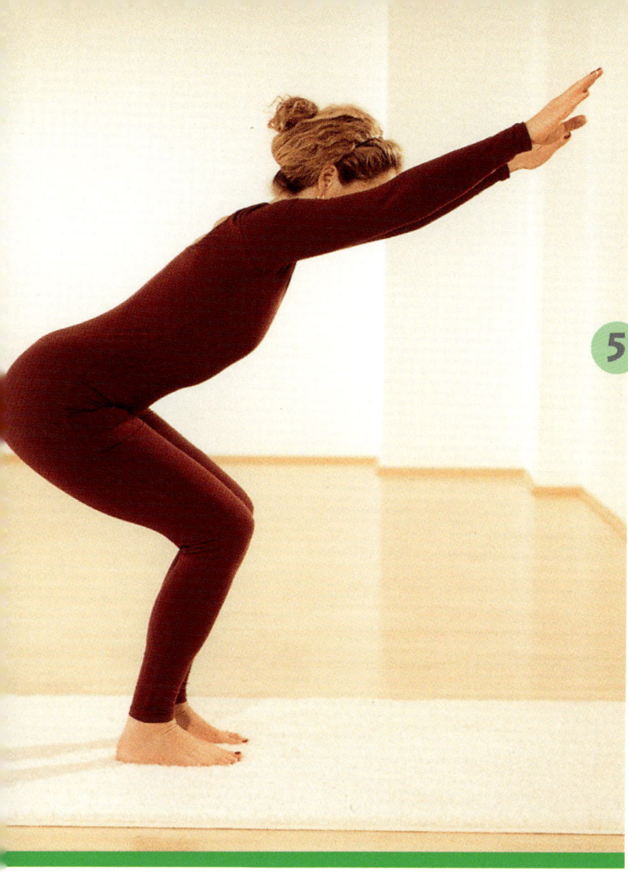

5

➜ Verlagern Sie Ihr Becken weit nach hinten, und biegen Sie Ihren Rücken so weit wie möglich durch. ➜ Führen Sie die Arme nach oben, und richten Sie sich auf in den Stand. Halten Sie Ihren Rücken dabei ganz gestreckt. ➜ Führen Sie ausatmend die Arme zurück neben den Körper.

ÜBER DIE HOCKE IN DEN STAND

6 ➜ Stützen Sie sich im Fersensitz mit den Händen vor den Knien ab, und stellen Sie Ihre Zehen auf. ➜ Verlagern Sie Ihr Gewicht wieder nach hinten, bis Sie in der Hocke sind. Halten Sie Ihre Füße parallel, unabhängig davon, ob Sie mit den Fersen zum Boden kommen oder nicht. ➜ Richten Sie Ihren Rumpf vollständig auf. Stützen Sie sich dabei eventuell mit den Händen seitlich am Boden auf. ➜ Strecken Sie langsam die Beine, ohne dass die Knie nach innen oder außen ausweichen, und kommen Sie mit geradem Rücken hoch in den Stand.

VOM STAND IN DEN SITZ

Die meisten Menschen gelangen am leichtesten über die Hocke in den Sitz. Achten Sie unbedingt darauf, die Füße parallel zu halten, um Fehlbelastungen der Fuß- und Kniegelenke zu vermeiden. Von der »Rückenschule« wird übrigens die Kniestand-Version besonders empfohlen.

VOM STAND ÜBER DIE HOCKE ZUM SITZ

➜ Stellen Sie Ihre Füße hüftgelenkbreit und parallel. Beugen Sie Ihren Rumpf mit gebeugten oder gestreckten Beinen an, und kommen Sie aus der Rumpfbeuge in die Hocke. ➜ Verlagern Sie Ihr Gewicht ganz weit nach hinten. Wenn Sie nicht mit den Fersen zum Boden kommen, stützen Sie sich mit den Händen hinter dem Gesäß ab. ➜ Bringen Sie Ihr Becken behutsam zum Boden, und kommen Sie in einen Sitz Ihrer Wahl.

VOM STAND ÜBER DEN KNIESTAND ZUM FERSENSITZ

7 ➜ Stellen Sie Ihre Füße hüftgelenkbreit voneinander entfernt und parallel zueinander. ➜ Machen Sie mit einem Fuß einen Schritt von gut einem halben Meter nach hinten. Lassen Sie Ihr hinteres Knie zum Boden sinken. Dabei können Sie sich auf dem Oberschenkel des vorderen Beines abstützen. Halten Sie Ihren Rücken und Brustkorb aufgerichtet. ➜ Ziehen Sie das vordere Bein nach hinten, so dass Sie in den Kniestand kommen. ➜ Lassen Sie das Gesäß auf die Fersen sinken – beziehungsweise neben die Fersen, wenn Sie Ihre Beine nach vorn holen wollen, um einen Sitz mit gekreuzten Beinen einzunehmen.

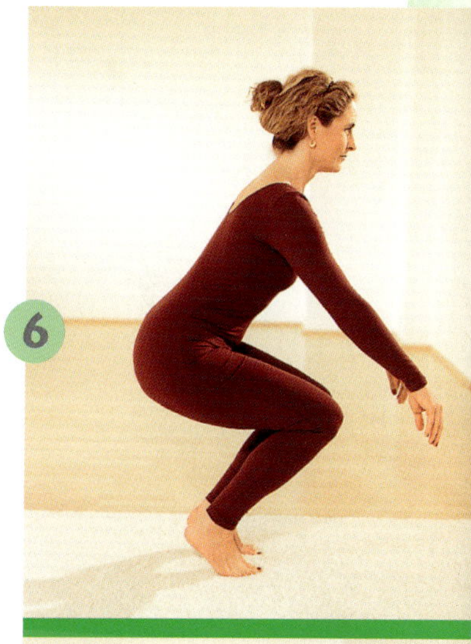

6

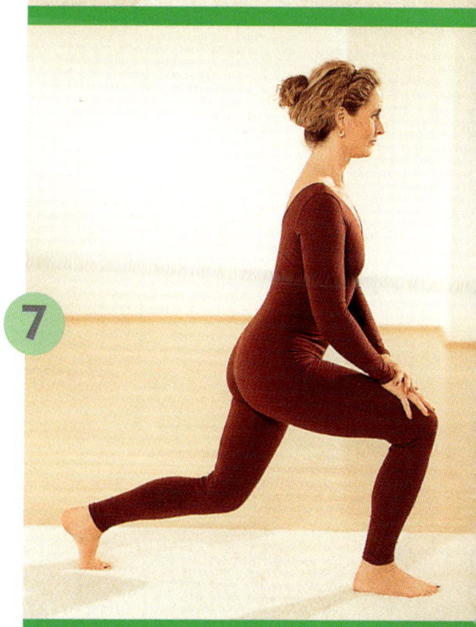

7

ÜBUNGEN, DIE BEWEGLICHER UND KRÄFTIGER MACHEN

DIE GANZE WIRBELSÄULE DURCHBEWEGEN

Die Katze-Übung ist eine der grundlegendsten Übungen, um die Wirbelsäule in allen Abschnitten beweglicher zu machen. Gerade in der Wirbelsäule haben wir alle deutliche Bewegungsmuster und Bewegungseinschränkungen, die bewirken, dass wir zum Beispiel den Katzenbuckel im oberen Rücken sehr gut und im unteren Rücken fast gar nicht machen können. Bei der Gegenbewegung, der Rückbeuge, können wir das Rückgrat gut im Nacken und im unteren Rücken durchbiegen, aber nur schlecht zwischen den Schulterblättern. Bei dieser Übung geht es jedoch darum, im Katzenbuckel einen harmonisch nach oben gerundeten und in der Rückbeuge einen harmonisch nach unten gerundeten C-Bogen zu machen.

Um sicher zu sein, dass Sie wirklich das tun, was Sie beabsichtigen, üben Sie anfangs vor einem Spiegel. Halten Sie immer wieder in der Bewegung inne und überprüfen Sie Ihren Rücken im Spiegel.

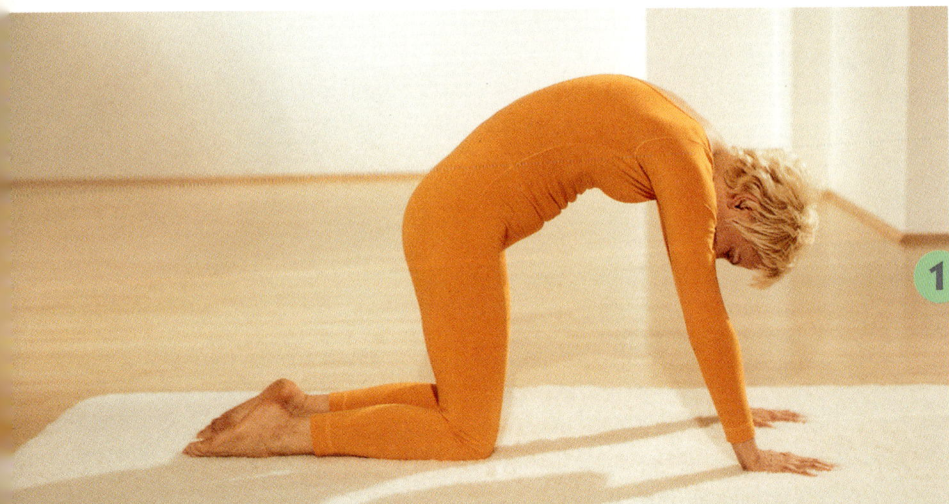

1

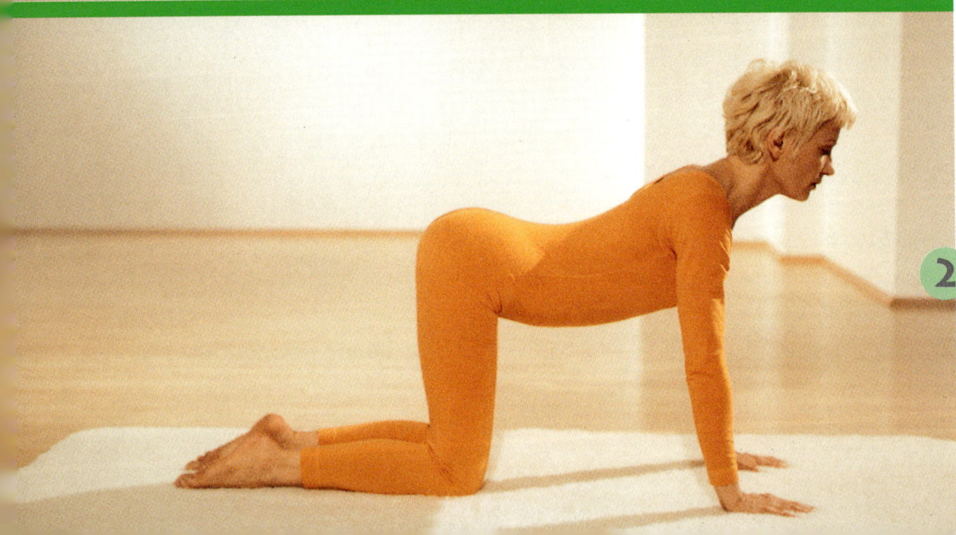

2

DIE KATZE
CAKRAVAKASANA

1 ➜ Im Vierfüßlerstand stellen Sie Ihre Hände direkt unter die Schultergelenke und Ihre Knie unter die Hüftgelenke. ➜ Führen Sie Ihren Kopf in einem weiten Bogen nach vorn und unten. Runden Sie den Nacken, den Bereich zwischen den Schulterblättern, die Rückseite der Taille und den Lendenbereich wie einen Katzenbuckel nach oben. ➜ Stellen Sie sich vor, dass Sie Ihr Becken und Steißbein nach unten und innen einrollen, wie eine Katze, die ihren Schwanz einzieht. Wölben Sie Ihre Wirbelsäule in einem harmonisch geschwungenen C-Bogen nach oben.

2 ➜ Heben Sie das Steißbein, wie eine Katze, die ihren Schwanz aufstellt, und kippen Sie Ihr Becken. Lassen Sie Ihren unteren Rücken etwas ins Hohlkreuz sinken. ➜ Biegen Sie vom Becken bis zum Kopf Ihre gesamte Wirbelsäule nach unten durch, und zwar ganz besonders zwischen den Schulterblättern. ➜ Heben Sie Hals und Kopf, ohne sich im Nacken zu verkürzen. Wölben Sie Ihre Wirbelsäule in einem harmonisch geschwungenen C-Bogen nach unten.

Fahren Sie langsam mit dieser Bewegung fort, indem Sie Ihre Wirbelsäule ausatmend vom Kopf bis zum Steißbein nach oben in den Katzenbuckel wölben und einatmend vom Steißbein bis zum Kopf nach unten durchbiegen.

➜ Lassen Sie anschließend Ihr Gesäß auf die Fersen sinken, und dehnen Sie die Arme nach vorn. Verweilen Sie so einen Moment, und atmen Sie tief und wohlig in Ihren Rücken hinein.

Variante für besonders empfindliche Rücken

Üben Sie statt im Vierfüßlerstand im Unterarmstand: Sie knien und stützen nicht die Hände, sondern die ganzen Unterarme auf dem Boden ab.

»ABHEBEN UND LANDEN«

3 ➜ Lassen Sie im Fersensitz Ihren Oberkörper auf die Oberschenkel sinken, und dehnen Sie sich über die Fingerspitzen weit in den Raum hinein. Halten Sie Hände und Arme schultergelenkbreit voneinander entfernt. Schmiegen Sie die Handflächen an den Boden. ➜ Atmen Sie aus. ➜ Heben Sie einatmend den Kopf mit langem Nacken, streben Sie mit dem Brustbein nach vorn und oben, und kommen Sie mit durchgebogener Wirbelsäule hoch in den Vierfüßlerstand, so dass sich Ihr Rücken in einem harmonisch nach unten gerundeten C-Bogen befindet.

4 ➜ Rollen Sie ausatmend Ihr Steißbein und Becken ein, so dass sich Ihr unterer Rücken ganz rundet und ein Katzenbuckel entsteht. ➜ Ziehen Sie am Ende des Ausatems Ihr Gesäß zu den Fersen, und legen Sie den Bauch langgestreckt auf die Oberschenkel. Dabei werden Ihre Lenden- und die untere Brustwirbelsäule sanft gedehnt.

Konzentrieren Sie sich einatmend auf das Durchbiegen der Brustwirbelsäule. Konzentrieren Sie sich ausatmend auf das »Einrollen« des Steißbeins und das »Buckeln« im unteren Rücken.

Fahren Sie damit fort im Rhythmus Ihres Atems. Bewegen Sie sich fließend mit dem inneren Bild eines Flugzeug, das zum Start abhebt und wieder landet.

➜ Wenn Sie merken, dass Ihr Rücken oder Ihre Handgelenke zu ermüden beginnen, halten Sie am Ende eines Ausatems inne. ➜ Verweilen Sie mit dem Gesäß auf den Fersen, und lassen Sie die Arme nach vorn gestreckt.

EIN BEWEGLICHER UND KRÄFTIGER NACKEN

Wenn wir gehen, stehen und sitzen, wird der Kopf die ganze Zeit von der Nackenmuskulatur gehalten, weil der Gesichtsschädel schwerer ist als der Hinterkopf und der Kopf somit nicht ausbalanciert auf der Halswirbelsäule sitzt. Zwar werden die Nackenmuskeln von kräftigen Bändern in ihrer Haltearbeit unterstützt, aber dennoch sind sie meist überfordert und verspannt.

Um den Nacken zu entspannen, müssen wir einerseits die ganze Wirbelsäule und damit den ganzen Rumpf in die Lotrechte zurückbringen, damit die Statik des Nackens und Kopfes wieder stimmt. Andererseits braucht der Nacken spezielle Dehn-, Mobilisierungs- und Kräftigungsübungen, denn eine kräftige Muskulatur ist nicht so schnell überfordert und verkrampft sich nicht aus Überforderung. Für den Nacken gilt wie für die gesamte Wirbelsäule, dass Mobilisierung und Kräftigung Hand in Hand gehen müssen.

3

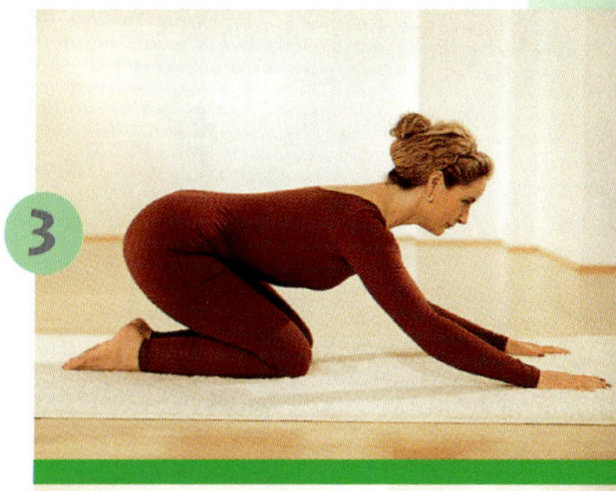

4

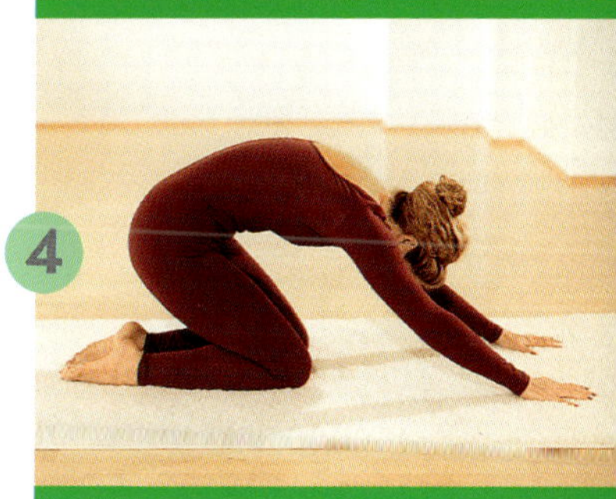

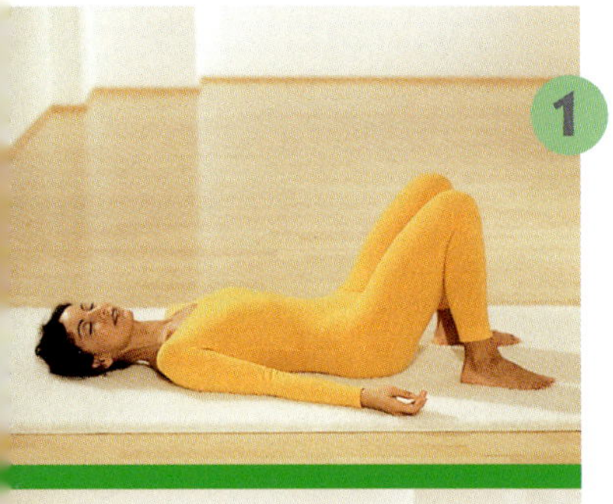

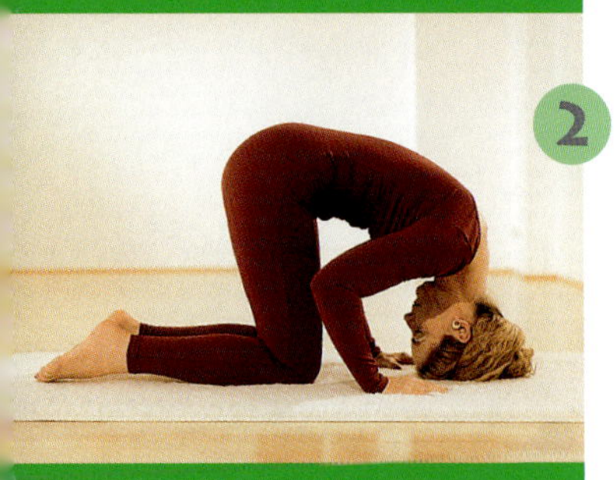

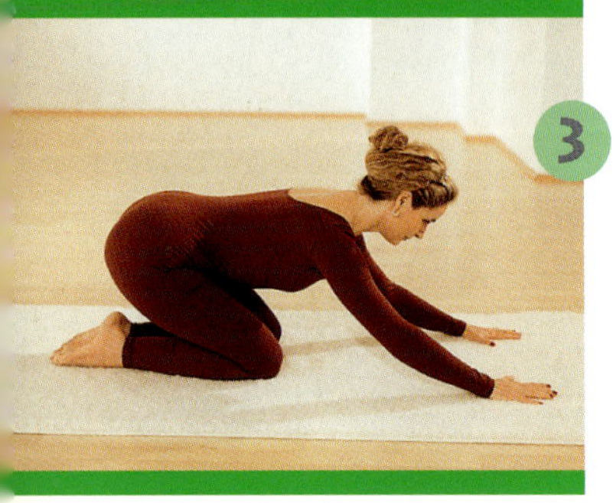

DEN NACKEN IN DER RÜCKENLAGE ENTSPANNEN

➜ Stellen Sie in der Rückenlage die Beine auf. ➜ Lassen Sie den Unterkiefer locker aus den Kiefergelenken hängen, so dass sich Ihr Mund leicht öffnet. Entspannen Sie Ihr Gesicht, lassen Sie die Augen in ihren Höhlen ruhen.

1 ➜ Rollen Sie Ihren Kopf in einer ruhigen, mühelosen Bewegung nach links und rechts über den Boden. Lassen Sie dabei Ihren Geist ganz still und leer werden.

Fahren Sie mit dieser Bewegung fort, solange sie Ihnen angenehm ist. ➜ Dann lassen Sie die Bewegung langsam kleiner werden, bis der Kopf in der Achse des Körpers zur Ruhe kommt.

KANINCHEN: DEN NACKEN UND OBEREN RÜCKEN DEHNEN

Achtung: Diese Übung ist nicht für Sie geeignet, wenn Sie unter hohem Blutdruck, Erhöhung des Augeninnendrucks, Durchblutungsstörungen oder Entzündungen im Kopf leiden!

➜ Kommen Sie in den Fersensitz. ➜ Lassen Sie den Rumpf nach vorn sinken, bis der Bauch auf den Oberschenkeln ruht und die Stirn oder der Kopf aufliegt. Kommt Ihr Kopf nicht bis zum Boden hinunter, dann legen Sie sich ein flaches Kissen unter. ➜ Stellen Sie Ihre Hände seitlich vor den Knien auf.

2 ➜ Heben Sie ausatmend das Becken, und rollen Sie über das Schädeldach Richtung Hinterkopf, bis Sie eine angenehme Dehnung im Nacken verspüren. Stützen Sie sich mit den Händen ab, damit Ihr Kopf nicht zu sehr belastet wird. ➜ Führen Sie einatmend das Becken zurück zu den Fersen, und rollen Sie über das Schädeldach zurück.

Wiederholen Sie diese Bewegung einige Male im Rhythmus Ihres Atems.

➜ Richten Sie sich anschließend langsam (!) auf in den Fersensitz, und spüren Sie der Wirkung im Nacken nach.

DEN NACKEN UND OBEREN RÜCKEN STÄRKEN

➜ Legen Sie im Fersensitz Ihre Hände vor den Knien auf den Boden, und dehnen Sie sich über die Arme weit nach vorn in den Raum hinein, bis der Bauch auf den Oberschenkeln ruht. ➜ Die Hände sind schultergelenkbreit voneinander entfernt und die Handflächen fest an den Boden geschmiegt.

3 ➜ Heben Sie einatmend den Kopf, ohne den Abstand zwischen Kinn und Brustbein zu verändern, mit der Vorstellung, etwas mit Ihrem Hinterkopf hochzudrücken. ➜ Während der Kopf nach oben kommt und das Brustbein nach vorn und oben strebt, schmiegen sich der Bauch und die unteren Rippen noch weiter hinunter zu den Oberschenkeln, so dass sich der obere Rücken etwas durchbiegt.

➜ Lassen Sie ausatmend den Kopf wieder sinken, bis die Stirn den Boden berührt. ➜ Dabei rundet sich der obere Rücken, und die Arme entspannen sich.

Lassen Sie so eine Bewegung im Rhythmus Ihres Atems entstehen, die kraftvoll während des Einatems und entspannt während des Ausatems ist. ➜ Wenn Sie merken, dass Sie zu ermüden beginnen, halten Sie inne, und lassen Sie die Stirn entspannt zum Boden sinken

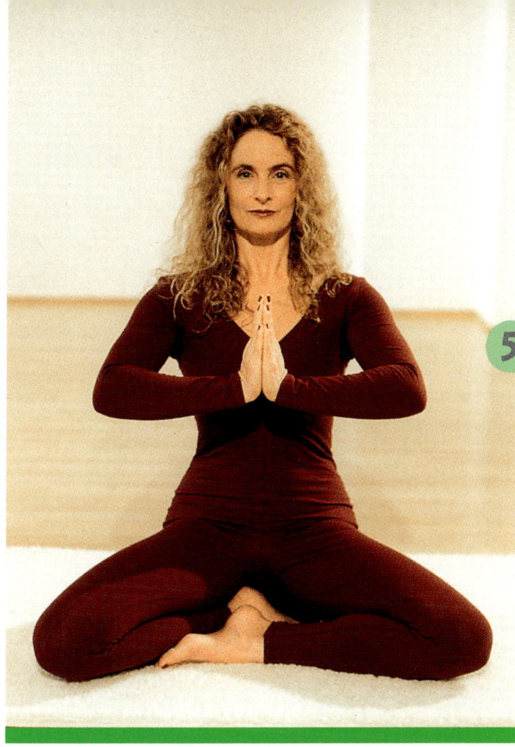

5

DEN OBEREN RÜCKEN KRÄFTIGEN UND MOBILISIEREN

➜ Nehmen Sie in der Bauchlage Ihre Beine in eine leichte Grätsche, so dass Sie die Leisten an den Boden schmiegen können. ➜ Breiten Sie Ihre Arme seitlich in Schulterhöhe aus und winkeln Sie die Unterarme an, bis sie zueinander parallel liegen.

4 ➜ Legen Sie Ihren Kopf auf die rechte Seite. Heben Sie ihn wenige Zentimeter vom Boden. ➜ Drehen Sie ihn ausatmend zur anderen Seite – dabei bleibt die Nasenspitze ganz dicht am Boden – und legen Sie ihn behutsam ab. Achten Sie darauf, dass Ihr Nacken lang bleibt und sich nicht statt der Nasenspitze das Kinn über den Boden bewegt!

Fahren Sie fort, immer einatmend den Kopf etwas zu heben und ihn ausatmend zur anderen Seite zu drehen und abzulegen. Erspüren Sie dabei die kleine Bewegung in Ihrem oberen Rücken.

➜ Wenn Sie merken, dass Sie zu ermüden beginnen, legen Sie beide Hände übereinander und die Stirn auf die Handrücken. ➜ Spüren Sie so einige Atemzüge lang im Nacken und im oberen Rücken nach.

DIE ACHSELN DEHNEN

Die Achselhöhlen werden von großen, kräftigen Muskeln gebildet, die vom Brustkorb und vom Rücken zu den Armen hinüberziehen. Bedingt durch die Sitzkultur und dadurch, dass der Oberkörper eher nach vorn zusammensinkt, sind diese Muskeln an der Vorderseite verkürzt und an der Rückseite etwas überdehnt und zu schwach. Die eingeschränkte Kraft der Muskeln im Rücken macht es uns schwer, uns aufgerichtet zu halten, denn die verkürzten Brustmuskeln ziehen die Schultern nach vorn und unten. Die Dehnung der Brustmuskeln und die Kräftigung der Muskeln des Schultergürtels bewirken also langfristig, dass der Brustkorb sich aufgerichtet zu halten vermag und dass die Schultern auf dem Brustkorb ruhen, so wie ein Mantel auf einem Bügel hängt.

Die teilweise sehr verkürzte und verspannte Muskulatur lässt sich viel besser dehnen, wenn sie zuerst intensiv angespannt wird. Dann dehnen wir nämlich in ihre Ermüdungsphase hinein, was die Muskelfasern besser nachgeben lässt, so dass der Muskel sich verlängern kann. Sinnvollerweise machen wir also immer erst eine Kraft- und dann eine Dehnübung, damit sich die Muskelarbeit unterstützt und ergänzt.

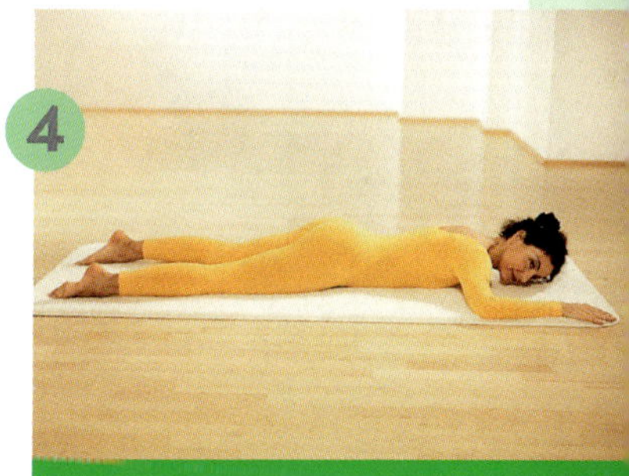

4

DIE GRUSSHALTUNG

5 ➜ Setzen Sie sich bequem und aufrecht hin, und legen Sie die Handflächen vor der Brust aneinander. ➜ Heben Sie die Ellenbogen nach vorn und oben, bis sie sich fast auf Schulterhöhe

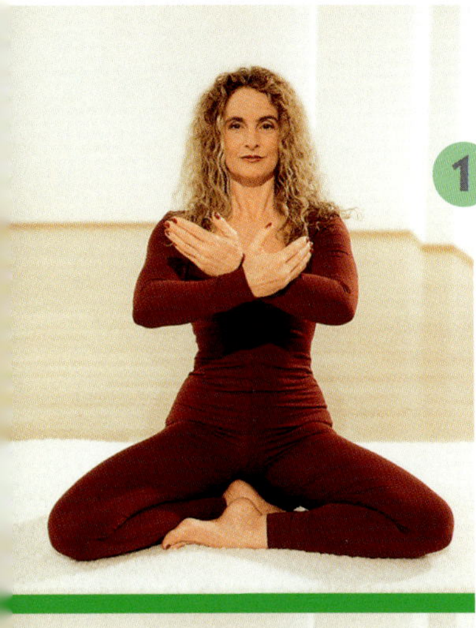

1

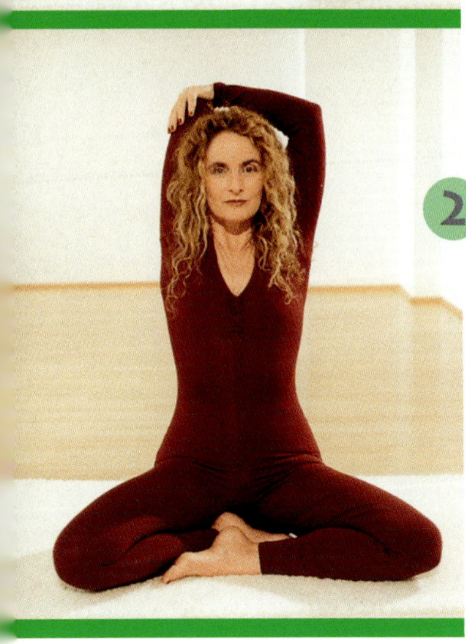

2

befinden. ➜ Ziehen Sie die Schulterblätter nach unten und zusammen. Heben Sie Ihr Brustbein. ➜ Drücken Sie kräftig die Handwurzeln gegeneinander, und atmen Sie ruhig weiter.

➜ Wenn Ihre Schultern ermüden, legen Sie die Hände in den Schoß, und spüren Sie nach.

EINE GROSSE SCHALE HALTEN

1 ➜ Sie sitzen bequem und aufrecht und legen das linke auf das rechte Handgelenk. ➜ Heben Sie die Ellenbogen nach vorn und oben, bis sie sich fast auf Schulterhöhe befinden. ➜ Ziehen Sie die Schulterblätter nach unten und zusammen. Heben Sie Ihr Brustbein. ➜ Drücken Sie kraftvoll mit dem linken Arm und halten Sie genauso kraftvoll mit dem rechten dagegen. Atmen Sie ruhig weiter.

➜ Wenn Ihre Arme ermüden, lassen Sie sie sinken. Legen Sie die Hände in den Schoß oder an die Knie, und spüren Sie nach.

Üben Sie genauso mit dem Druck des rechten gegen das linke Handgelenk.

DER KUHKOPF

2 ➜ Heben Sie Ihren rechten Arm über vorn nach oben. Führen Sie ihn weit nach hinten. Beugen Sie ihn an und legen Sie die Hand zwischen die Schulterblätter. ➜ Umfassen Sie mit der linken Hand den rechten Ellenbogen. Führen Sie ihn erst etwas nach hinten, dann zur Mitte, bis die rechte Achsel weit gedehnt ist. ➜ Atmen Sie tief in Ihre rechte Flanke.

➜ Sobald Ihr rechter Arm ermüdet oder einschläft, heben Sie beide Arme und führen Sie sie über die Seiten nach unten. Spüren Sie nach.

Dehnen Sie dann genauso die linke Achsel.

DEN BRUSTKORB UND DIE OBERE WIRBELSÄULE BEWEGLICHER MACHEN

Wenn die Wirbelsäule im Laufe des Lebens unbeweglich geworden ist, dann verliert auch der Brustkorb seine Elastizität, da sich die Muskeln zwischen den Rippen nicht mehr richtig dehnen lassen und die Knorpel, die die Rippen mit dem Brustbein verbinden, langsam verknöchern.

Die Übungen, die dem entgegenwirken können, sind verschiedene Drehungen des Brustkorbs, wobei das Becken der stabile Pol bleibt. In diesen Drehungen werden die Muskeln zwischen den Rippen wieder beweglicher und die Rippenknorpel werden abwechselnd gedrückt und gedehnt, was sie elastisch hält. Solche Drehungen helfen deshalb bei Versteifungen des oberen Rückens, vor allem bei Rundrücken, aber auch bei seitlichen Abweichungen und Verdrehungen der Wirbelsäule, den Skoliosen. Diese weitverbreiteten seitlichen Abweichungen sind auch der Grund, warum uns Drehungen in der Regel zu einer Seite viel leichter fallen als zur anderen Seite.

ERWEITERUNG DES BRUSTRAUMS

➜ In der Rückenlage schlagen Sie mit angebeugten, aufgestellten Beinen das rechte über das linke Bein. ➜ Legen Sie sich auf Ihre linke Seite. Ziehen Sie die Beine so weit wie möglich an den Bauch. ➜ Strecken Sie beide Arme vor dem Körper aus. Wenn dies für Ihren Kopf sehr unbequem ist, legen Sie sich ein flaches Kissen unter.

3 ➜ Drehen Sie einatmend Ihren Brustkorb nach oben, ohne das Becken mitzudrehen.

3

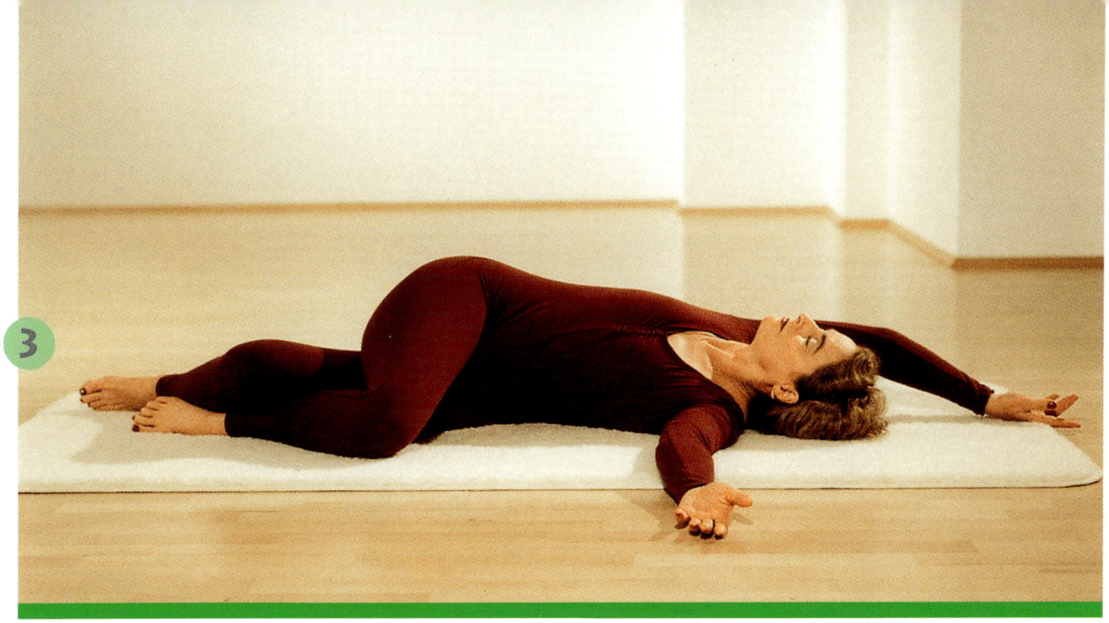

Dabei folgt der rechte Arm der Bewegung des Brustkorbs und kommt ungefähr in die Verlängerung des Körpers. Die Hand/die Fingerspitzen bleiben dabei am Boden.

➜ Ziehen Sie ausatmend Ihr Brustbein nach innen und unten, wodurch der Brustkorb sich zurückdreht und der rechte Arm wieder vor den Körper kommt. ➜ Wiederholen Sie dieses Sich-Öffnen und Sich-Schließen einige Male im Rhythmus Ihres Atems.

➜ Wenn Sie noch Spielraum für eine Ausdehnung der Bewegung in Ihrer rechten Schulter und im Brustkorb haben, drehen Sie Ihren Brustkorb immer weiter nach oben, so dass der rechte Arm immer weiter nach rechts wandert und sich der Winkel zwischen den Armen vergrößert.

Bleiben Sie schließlich in der Haltung, in der Sie eine intensive, aber angenehme Dehnung spüren. ➜ Entspannen Sie mehr und mehr in Ihrer rechten Schulter und lassen Sie sie mit jedem Ausatem weiter zum Boden hinuntersinken. ➜ Drehen Sie nach etwa 15 Atemzügen Ihren Brustkorb zurück, bis Sie wieder auf der Seite liegen. ➜ Kommen Sie in die Rückenlage, und vergleichen Sie die Wahrnehmung in Ihren beiden Körperseiten. Welche fühlt sich größer, durchströmter und lebendiger an? Liegt eine Seite besser auf? Wie hat sich der Atem verändert?

Drehen Sie sich dann auf die rechte Seite, und wiederholen Sie die Übung.

Drehung und Dehnung des Rückens im Vierfüsslerstand

4 ➜ Knien Sie sich in den Vierfüßlerstand. ➜ Stellen Sie Ihre Hände etwa um die Länge einer Hand weiter nach vorn. Legen Sie Ihre linke Hand mit dem Handrücken auf den Boden, so dass die Fingerspitzen nach rechts weisen.

5 ➜ Schieben Sie ausatmend Ihre linke Hand nach rechts, führen Sie sie hinter dem rechten Handgelenk vorbei, und streben Sie dann mit ihr weit nach rechts vorn. ➜ Beugen Sie dafür den rechten Arm an, und drehen Sie Ihren Rumpf nach vorn und unten.

➜ Drücken Sie einatmend fest mit der rechten Hand gegen den Boden, ziehen Sie Ihren linken Arm zurück, und stellen Sie die Hand wieder auf.

➜ Legen Sie Ihre rechte Hand mit dem Handrücken auf den Boden, so dass die Fingerspitzen nach links weisen. ➜ Schieben Sie ausatmend Ihre rechte Hand nach links, führen Sie sie um das linke Handgelenk herum, und streben Sie dann mit ihr weit nach links vorn. ➜ Beugen Sie

4

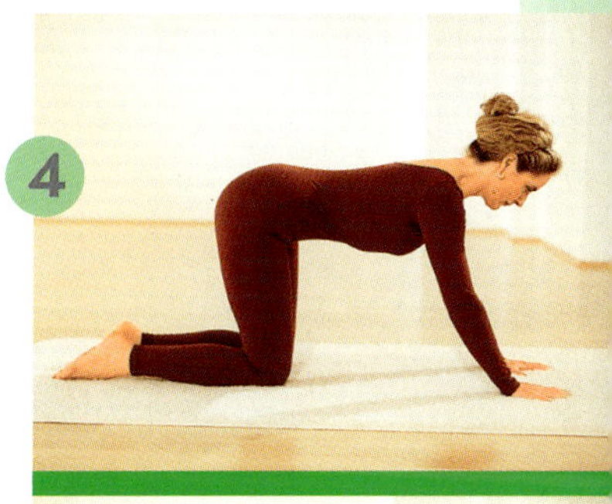

5

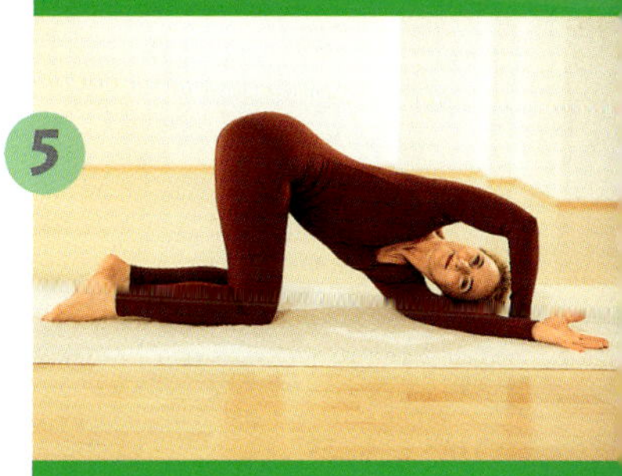

dafür den linke Arm an, und drehen Sie Ihren Rumpf nach vorn und unten.

➜ Drücken Sie einatmend fest mit der linken Hand gegen den Boden, ziehen Sie Ihren rechten Arm zurück, und stellen Sie die Hand wieder auf.

Fahren Sie damit einige Male im Rhythmus Ihres Atems fort.

SICH ÖFFNEN UND SCHLIESSEN

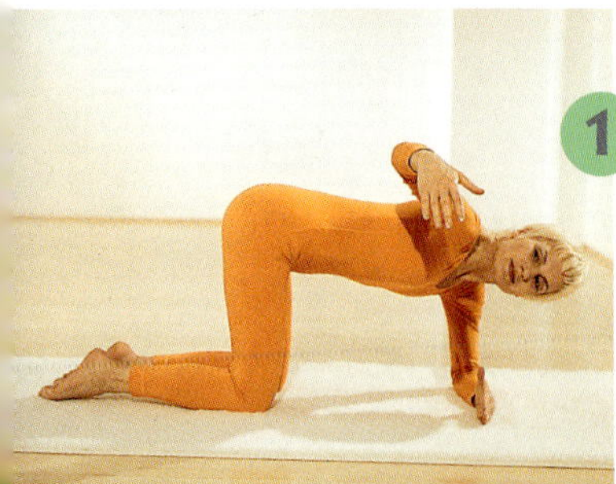

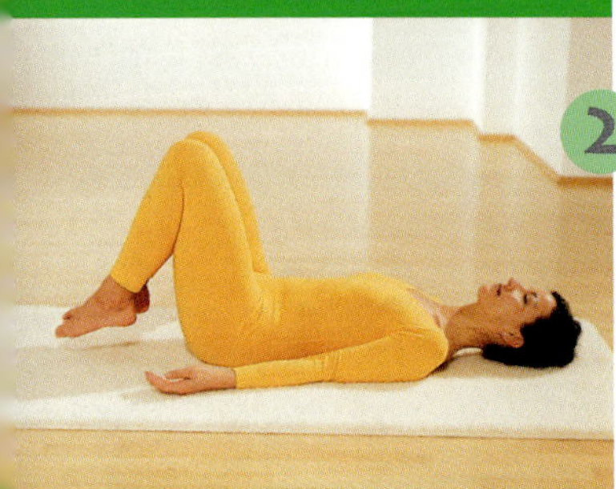

1 ➜ Legen Sie im Unterarmstand Ihre Unterarme voreinander, so dass Sie mit den Außenseiten (den Ellen) aufliegen. ➜ Drücken Sie mit Ihrem linken Unterarm fest gegen den Boden, bis sich Ihr Brustkorb nach rechts dreht. ➜ Dann erst (!) heben Sie den rechten Arm leicht angebeugt bis in Schulterhöhe. ➜ Drehen Sie sich ausatmend zurück, während der linke Arm weiter kräftig gegen den Boden drückt.

➜ Sobald der rechte Unterarm aufliegt, übernimmt er das Körpergewicht. ➜ Drücken Sie mit ihm kraftvoll gegen den Boden, bis sich Ihr Brustkorb nach links dreht, und heben Sie den leicht angebeugten linken Arm.

Fahren Sie fort, einatmend den Brustkorb zu drehen und ausatmend zur Mitte zurückzukehren. Verweilen Sie eventuell während einiger ruhiger Atemzüge in der Drehung.

DEHNUNG DER LEISTEN

Bedingt durch unsere Sitzkultur, die erfordert, dass wir in der Regel viele Stunden täglich die Beine in den Hüftgelenken angebeugt halten, verkürzen sich die Muskeln, Sehnen und Bänder, die diese Gelenke an der Vorderseite überspannen. Der Muskel, der hiervon besonders betroffen ist, ist der Darmbeinlendenmuskel (M. Ileopsoas, kurz Psoas genannt). Er verbindet die Lendenwirbelsäule mit der Innenseite der Oberschenkel und ist der wichtigste Beuger im Hüftgelenk. Wenn er verkürzt ist, können wir im Stand das Becken nicht mehr aufrichten. Es kippt nach vorn und zieht den unteren Rücken ins hohle Kreuz.

Das Unvermögen, den Winkel der Leisten auf 180° zu öffnen, bringt den unteren Rücken in eine ständige Stauchung, so dass langfristig Rückenschmerzen unvermeidlich sind. Wir sollten deshalb der fortschreitenden Verkürzung der Leisten ein regelmäßiges Dehnen entgegensetzen.

Der lange und dicke Psoasmuskel lässt sich am besten dehnen, wenn er vorher eine Weile angespannt war, denn der Widerstand, den er der Dehnung entgegensetzt, ist in der Ermüdungsphase deutlich vermindert.

HALTEÜBUNG ALS VORBEREITUNG FÜR DIE PSOAS-DEHNUNG

2 ➜ In der Rückenlage ziehen Sie ein Bein nach dem anderen an den Bauch. Schmiegen Sie den unteren Rücken an den Boden. ➜ Heben Sie Ihre Oberschenkel in die Senkrechte und lassen Sie die Unterschenkel hängen. Die Füße schweben dicht über dem Boden. ➜ Wenn die Rückseite Ihrer Taille sich vom Boden lösen sollte, ziehen Sie die Beine etwas mehr an den Bauch, bis Sie wieder Bodenkontakt haben.

Verweilen Sie in dieser Haltung und atmen Sie ruhig und tief weiter.

➜ Um die Haltung zu verlassen, ziehen Sie ein Bein nach dem anderen an den Bauch. ➜ Atmen Sie einige Male bewusst zur Rückseite der Taille, bevor Sie die Psoas-Dehnung wiederholen.

PSOAS-DEHNUNG, UM DEN LEISTENWINKEL ZU ÖFFNEN

➜ In der Rückenlage ziehen Sie das linke Bein an den Bauch und stellen das rechte Bein angebeugt auf. ➜ Umfassen Sie das linke Bein und holen Sie es so dicht wie möglich an den Bauch. Achten Sie darauf, dass es dicht am Bauch bleibt, denn es sichert die Beckenaufrichtung und stabilisiert den unteren Rücken. ➜ Heben Sie das rechte Bein in die Senkrechte und dehnen Sie es über die Ferse nach oben.

3 ➜ Lassen Sie das Bein langsam nach unten sinken, und zwar so weit Richtung Boden, wie es Ihnen möglich ist, ohne dass sich der untere Rücken von der Unterlage löst. ➜ Halten Sie es gestreckt über dem Boden. ➜ Schieben Sie einatmend die Ferse weit in den Raum. ➜ Lassen Sie mit jedem Ausatem das rechte Bein weiter aus dem Hüftgelenk sinken. ➜ Entspannen Sie Schultern und Nacken.

Verweilen Sie so einige Atemzüge. ➜ Setzen Sie dann erst den linken, dann den rechten Fuß auf, und lassen Sie ein Bein nach dem anderen ausgleiten. ➜ Werden Sie sich der unterschiedlichen Wahrnehmung in beiden Körperhälften bewusst.

Wiederholen Sie die Haltung mit dem herangezogenen rechten und ausgestreckten linken Bein. ➜ Spüren Sie in der Rückenlage nach, und werden Sie sich bewusst, wie Sie sich in den Leisten und im unteren Rücken erfahren.

DEHNUNG DES PSOAS UND DER RÜCKSEITE DER OBERSCHENKEL

4 ➜ In der Rückenlage ziehen Sie das linke Bein an den Bauch und stellen das rechte angebeugt auf. ➜ Umfassen Sie das linke Bein und holen Sie es so dicht wie möglich an den Bauch. ➜ Heben Sie den linken Unterschenkel in die Senkrechte und ziehen Sie die Fußspitze zu sich herunter. ➜ Wenn Sie mühelos, das heißt, ohne dass Ihre Schultern den Boden verlassen, Ihren linken Fuß greifen können, dann umfassen Sie ihn mit beiden Händen. Ziehen Sie Oberschenkel und Knie auf den Brustkorb.

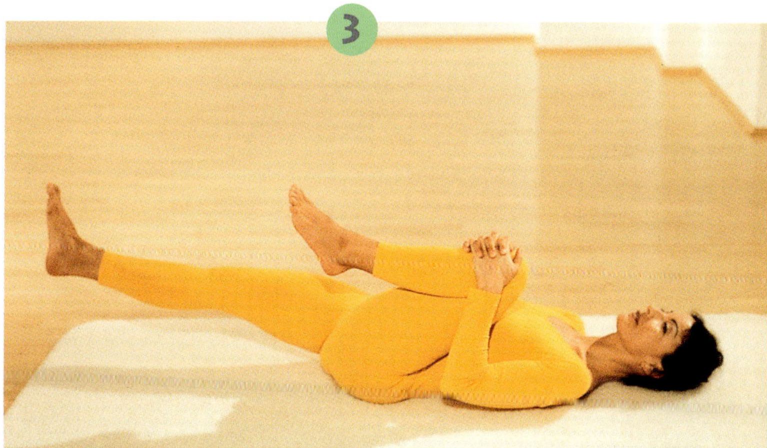

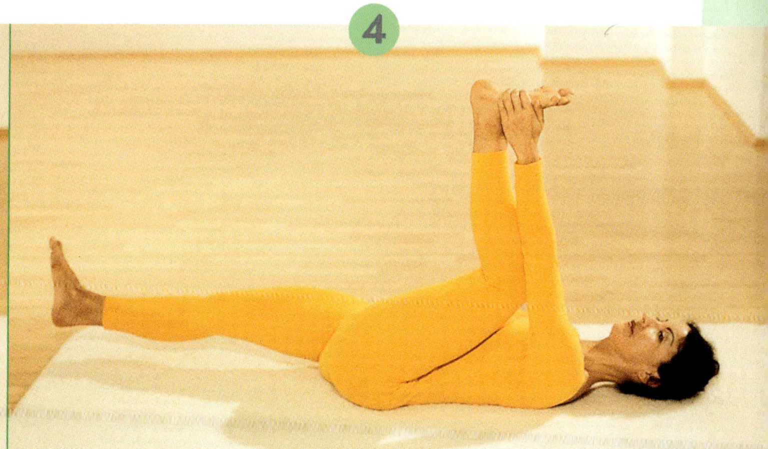

➜ Ist der Fuß zu weit weg, fassen Sie den Unterschenkel dort, wo Sie das Bein gut halten können. ➜ Können Sie mit dem Oberschenkel den Bauch nicht berühren, dann umfassen Sie die linke Kniekehle, so dass vor allem die Rückseite des Oberschenkels gedehnt wird, und halten Sie den Unterschenkel so gut es geht in der Senkrechten.
➜ Heben Sie das rechte Bein in die Senkrechte, und dehnen Sie es über die Ferse nach oben. ➜ Lassen Sie es langsam nach unten sinken, ohne dass sich der untere Rücken vom Boden löst. ➜ Halten Sie das Bein gestreckt über dem Boden. ➜ Schieben Sie einatmend die rechte Ferse noch etwas weiter in den Raum. ➜ Lassen Sie mit jedem Ausatem das rechte Bein weiter sinken. ➜ Entspannen Sie Schultern und Nacken.

Verweilen Sie so einige Atemzüge. ➜ Setzen Sie dann erst den linken dann den rechten Fuß auf, und lassen Sie ein Bein nach dem anderen ausgleiten. ➜ Werden Sie sich der unterschiedlichen Wahrnehmung in den Körperhälften bewusst.

Wiederholen Sie die Haltung mit dem herangezogenen rechten und ausgestreckten linken Bein.

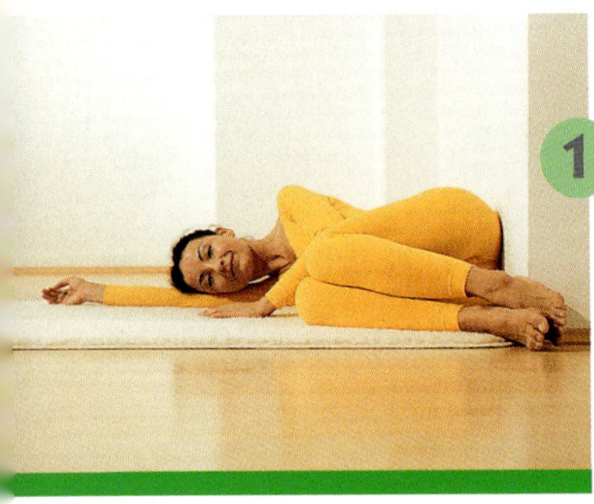
1

Dehnung der Oberschenkelrückseiten

Die Muskeln an der Rückseite der Oberschenkel verlaufen von den Sitzbeinhöckern zu den Waden. Sie sind häufig verhärtet und verkürzt, weil wir täglich viele Stunden mit angebeugten Beinen sitzen. Sobald wir die Knie strecken, zum Beispiel in der Rumpfbeuge oder im Sitz mit gestreckten Beinen, müssten sich die Muskeln dehnen. Dazu sind sie jedoch kaum in der Lage, da sie durch die Verkürzung Muskelfasern eingebüßt haben.

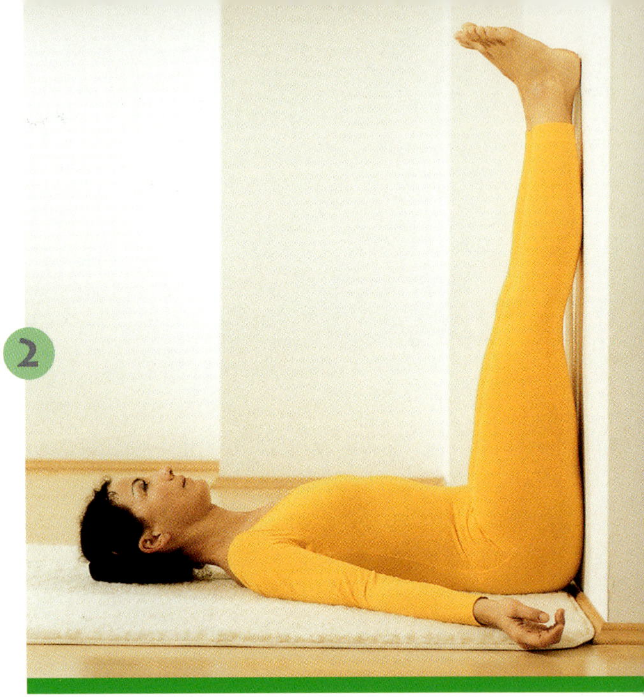
2

Auch wenn Sie die Dehnung als unangenehm empfinden, lohnt es sich doch, die Rückseite der Beine regelmäßig sanft zu dehnen, denn hinterher fühlen Sie sich besser im unteren Rücken, und außer vielen Yoga-Haltungen wird Ihnen auch das Sitzen am Boden und das Stehen leichter fallen. Bleiben Sie geduldig und lassen Sie sich nicht vom Ehrgeiz verleiten, die Muskeln zu überdehnen.

Dehnung der Rückseite der Beine an der Wand

1 ➜ Legen Sie sich auf die Seite quer zu einer freien Wand, mit dem Becken ganz dicht daran. ➜ Nehmen Sie die Beine an den Bauch, drehen Sie sich mit dem Po zur Wand, und schmiegen Sie Ihre Sitzbeinhöcker an die Wand.

2 ➜ Rollen Sie sich auf den Rücken und strecken Sie die Beine in die Senkrechte. Lassen Sie die Arme neben dem Körper ruhen oder legen Sie sie bequem um Ihren Kopf.

Verweilen Sie so einige Minuten und entspannen Sie sich in die Dehnung an der Rückseite der Beine. ➜ Wenn Sie die Dehnung intensivieren wollen, schieben Sie die Fersen nach oben. Halten Sie dabei die Füße ganz flach.

➜ Um die Haltung zu verlassen, rollen Sie sich wieder auf die Seite. Verweilen Sie noch einen Moment in der Seitlage.

Variation

Um gleichzeitig auch die Muskeln an der Innenseite der Oberschenkel zu dehnen, lassen Sie Ihre Beine an der Wand in eine weite Grätsche sinken.

DYNAMISCHE DEHNUNG DER RÜCKSEITE DER BEINE

3 ➜ In der Rückenlage stellen Sie ein Bein nach dem anderen angebeugt auf. ➜ Nehmen Sie das rechte Bein an den Bauch und strecken Sie es dann – so weit es Ihnen möglich ist – in die Senkrechte. ➜ Dehnen Sie das Bein einatmend über die Ferse nach oben und ausatmend über die Fußspitze nach oben.

Wiederholen Sie die Bewegung des Fußes im Rhythmus Ihres Atems, bis das Bein ermüdet. ➜ Stellen Sie den rechten Fuß wieder auf, und lassen Sie ein Bein nach dem anderen nach unten ausgleiten. ➜ Spüren Sie nach, wie Sie die beiden Beine wahrnehmen.

➜ Stellen Sie das rechte Bein gebeugt auf, und strecken Sie das linke in die Senkrechte. Wiederholen Sie die Bewegung mit dem linken Fuß.

BEWEGLICHE, STARKE FÜSSE

BEWEGLICHERE FUSSGELENKE

4 ➜ Im Sitzen mit gestreckten Beinen stützen Sie sich mit den Händen oder Unterarmen hinter dem Gesäß ab. ➜ Führen Sie ausatmend Ihre Füße in einer großen Kreisbewegung über außen nach unten und einatmend über innen nach oben.

Wiederholen Sie diese Bewegung eine Weile im Rhythmus Ihres Atems.

DEHNUNG DER FUSSRÜCKEN

➜ Im Fersensitz (setzen Sie sich eventuell auf ein Kissen) legen Sie die rechte Hand um das rechte Knie. Ziehen Sie das Knie etwas nach vorn und heben Sie es dann. ➜ Entspannen Sie sich während einiger Atemzüge in die Dehnung in den Fußgelenken.

Wiederholen Sie die Dehnung mit dem linken Bein. ➜ Beobachten Sie anschließend, wie Sie sich im Fersensitz wahrnehmen.

STÄRKUNG DER FUSSMUSKELN

5 ➜ Stellen Sie sich vor ein Regal, Fensterbrett oder Geländer, an dem Sie sich festhalten können, ohne sich vor- oder hinunterbeugen zu müssen. Halten Sie Ihre Füße parallel und hüftgelenkbreit. ➜ Kontrahieren Sie die Muskeln des Beckenbodens. ➜ Kommen Sie einatmend langsam (!) hoch in den Zehenstand. Verlagern Sie das Gewicht dabei auf die Großzehenballen. ➜ Lassen Sie ausatmend (langsam!) die Fersen mit den Außenkanten zum Boden sinken. Halten Sie dabei die Großzehenballen an den Boden geschmiegt.

Heben und senken Sie Ihre Fersen sehr achtsam etwa 20-mal im Rhythmus Ihres Atems. ➜ Spüren Sie im Stand nach.

Die Übung wird noch wirksamer, wenn Sie sich dabei so auf eine Stufe oder ein dickes Buch stellen, dass Sie die Fersen noch etwas weiter absenken können.

3

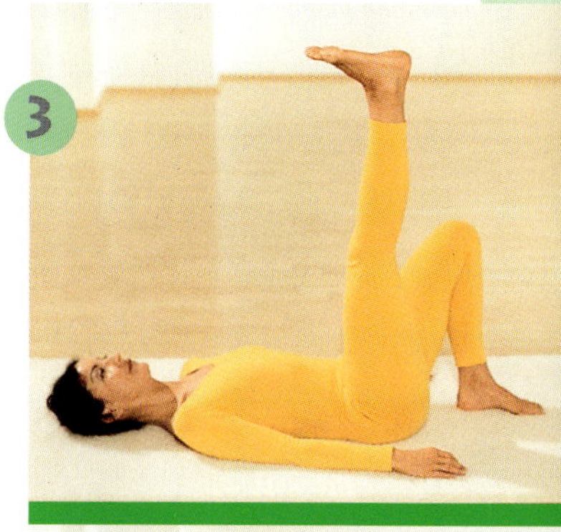

4

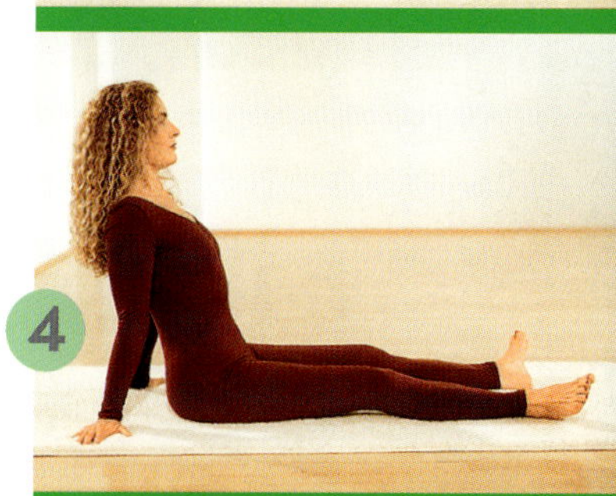

5

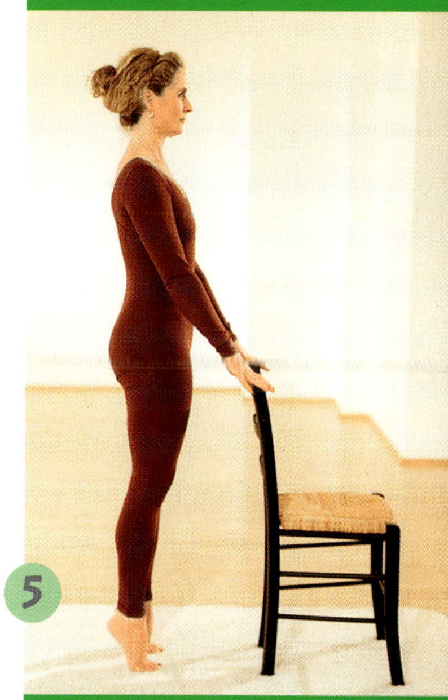

DIE ACHT BEWEGUNGS-RICHTUNGEN DER WIRBELSÄULE

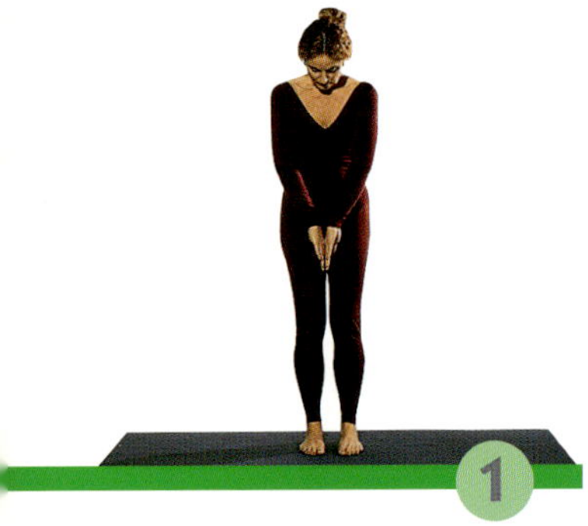

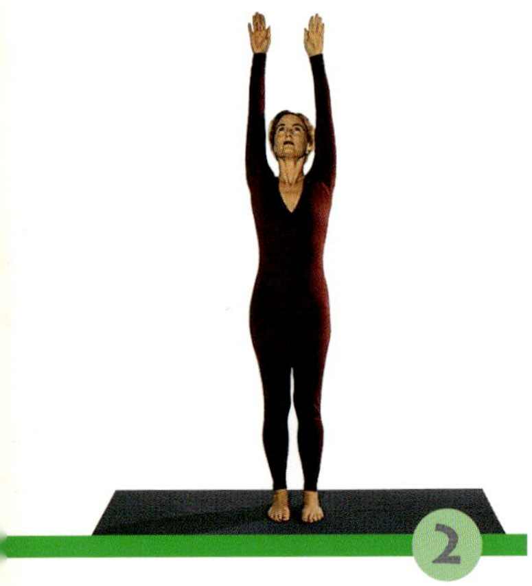

DIES IST EIN BEWEGUNGSABLAUF, DER DIE WIRBELSÄULE BEWEGLICHER UND IHNEN BEWUSSTER MACHT. SIE WIRD DABEI IN ALLE IHR MÖGLICHEN RICHTUNGEN BEWEGT: NACH VORN UND HINTEN, RECHTS UND LINKS GEBEUGT, NACH LINKS UND RECHTS GEDREHT, NACH OBEN GEDEHNT UND NACH UNTEN ZUSAMMENGEZOGEN.

Da der Ablauf im Stehen geübt wird, können Sie ihn fast überall ausführen. Deshalb sind »Die acht Bewegungsrichtungen der Wirbelsäule« ein praktisches Minimal-Programm, wenn Sie auf Reisen sind, wenig Zeit oder wenig Platz haben. Außerdem sind sie ein gutes Warm-up für die Asanas.

WANN IST VORSICHT GEBOTEN?

- *Wenn Sie akute Erkrankungen der Wirbelsäule oder des Ischias haben;*
- *wenn Sie chronische Rückenbeschwerden haben, gehen Sie mit angebeugten Beinen in die Vorbeugen.*

SO FÜHREN SIE DEN BEWEGUNGSABLAUF AUS

1 ➜ Kommen Sie in die aufrechte Standhaltung (Seite 70). Die Füße sind hüftgelenkbreit und parallel. ➜ Spannen Sie die Muskeln des Beckenbodens an, um das Becken aufzurichten. ➜ Legen Sie die Handrücken aneinander, ziehen Sie Ihr Brustbein nach innen und unten, lassen Sie das Kinn sinken und atmen Sie tief aus.

2 ➜ Führen Sie einatmend die Arme gedehnt über vorn nach oben. Halten Sie die Kontraktion des Beckenbodens. ➜ Lassen Sie ausatmend die Schultern sinken und wachsen Sie gleichzeitig aus Ihrer Wirbelsäule nach oben.

3 ➜ Neigen Sie sich einatmend nach links. ➜ Drücken Sie mit dem linken Fuß gegen den Boden, und schauen Sie nach oben, damit sich der Rumpf nicht nach unten dreht.

4 ➜ Kehren Sie ausatmend zur Mitte zurück und lassen Sie erneut die Schultern sinken.

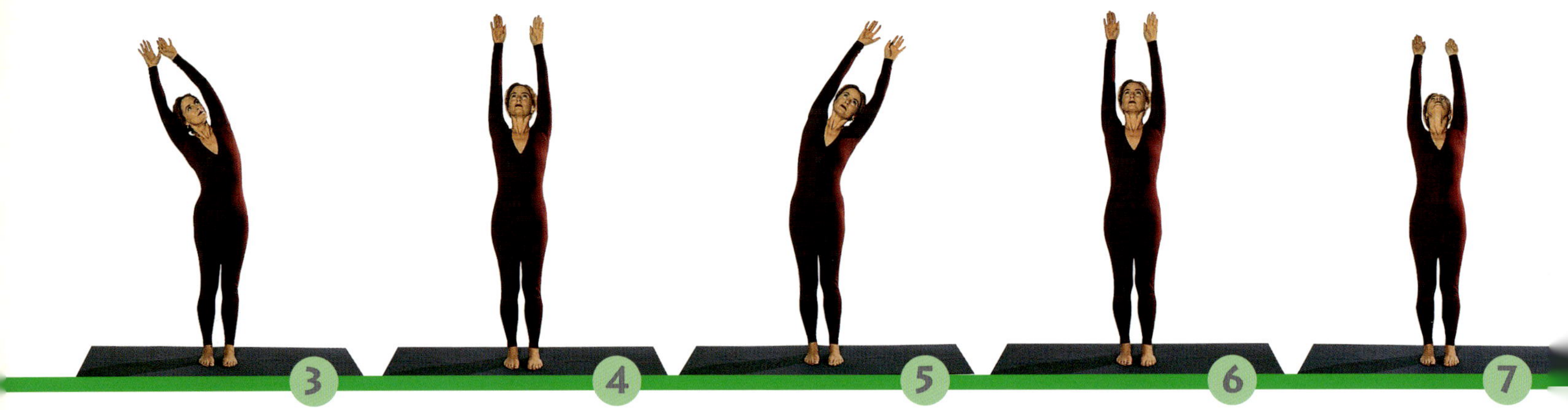

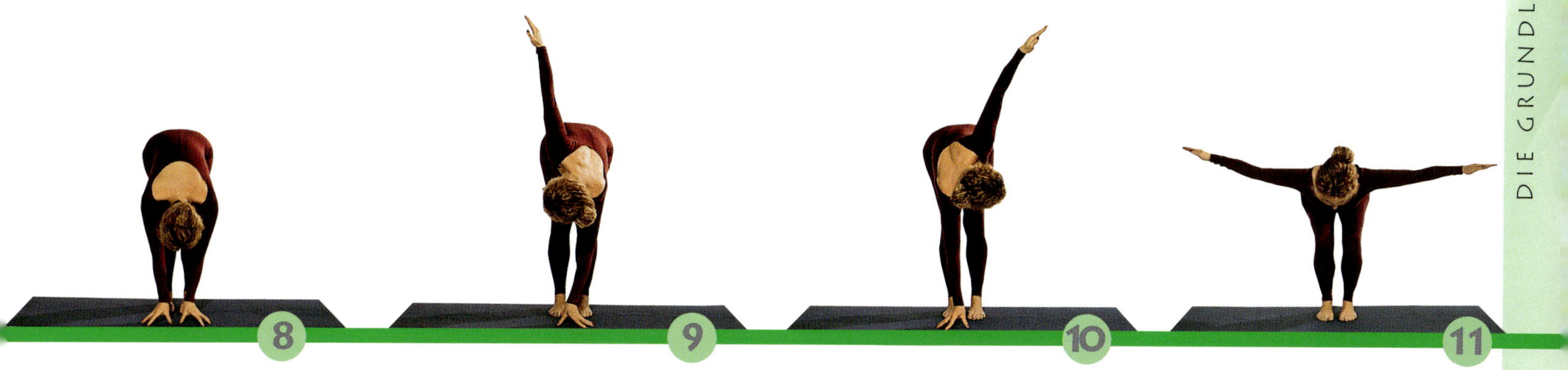

5 ➜ Neigen Sie sich einatmend nach rechts, drücken Sie mit dem linken Fuß gegen den Boden, und schauen Sie nach oben, damit sich der Rumpf nicht nach unten dreht.

6 ➜ Richten Sie sich ausatmend wieder auf, und lassen Sie die Schultern sinken.

7 ➜ Spannen Sie den Beckenboden noch etwas kraftvoller an, atmen Sie ein. ➜ Streben Sie in der Atemfülle mit beiden Armen nach hinten, heben Sie das Brustbein nach vorn und oben. Kommen Sie so in die Andeutung einer Rückbeuge.

8 ➜ Neigen Sie ausatmend den Rumpf, und kommen Sie in die Vorbeuge. ➜ Entspannen Sie den Beckenboden. ➜ Stellen Sie die Fingerspitzen vor den Fußspitzen auf, so dass die Daumen nach innen und die anderen Finger nach außen weisen. Beugen Sie gegebenenfalls die Beine, damit die Fingerkuppen den Boden erreichen können.

9 ➜ Drücken Sie mit den Fingerkuppen der rechten Hand kräftig gegen den Boden, damit der Brustkorb sich nach links dreht. ➜ Führen Sie einatmend den linken Arm über die Seite nach oben. ➜ Lassen Sie ausatmend den Arm sinken.

10 ➜ Heben Sie einatmend den rechten Arm, während die Fingerkuppen der linken Hand gegen den Boden drücken, damit der Brustkorb sich nach rechts drehen kann. ➜ Lassen Sie ausatmend den Arm sinken.

11 ➜ Beugen Sie die Beine an, bis sich die Oberschenkel parallel zum Boden befinden. ➜ Schmiegen Sie den Bauch an die Oberschenkel, und heben Sie einatmend beide Arme seitlich in Schulterhöhe. ➜ Spannen Sie die Muskeln des Beckenbodens etwas an. ➜ Dehnen Sie sich in der Atemfülle weit über die Fingerspitzen.

12 ➜ Beugen Sie ausatmend die Arme und kommen Sie in die Hocke. ➜ Ziehen Sie sich ganz in sich zusammen. Halten Sie die Füße parallel, selbst wenn sich dann die Fersen vom Boden lösen. ➜ Entspannen Sie den Beckenboden.

13 ➜ Heben Sie einatmend den Kopf, den Rumpf und die Arme. ➜ Richten Sie sich aus der Kraft der Beine auf in den Stand. ➜ Kontrahieren Sie erneut die Muskeln des Beckenbodens. ➜ Dehnen Sie in der Atemfülle die Wirbelsäule leicht nach hinten.

14 ➜ Richten Sie sich wieder auf. ➜ Führen Sie ausatmend die Arme weit hinten über die Seiten nach unten. ➜ Halten Sie dabei die Kontraktion im Beckenboden, und entspannen Sie ihn, sobald die Arme neben dem Körper sind.

Spüren Sie einen Moment nach, bevor Sie den Bewegungsablauf noch einige Male wiederholen.

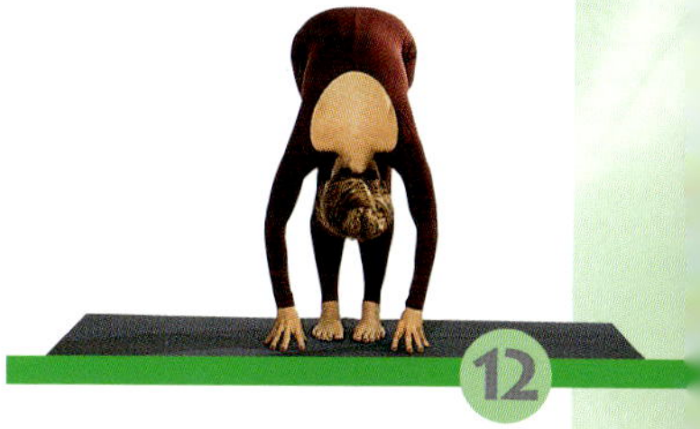

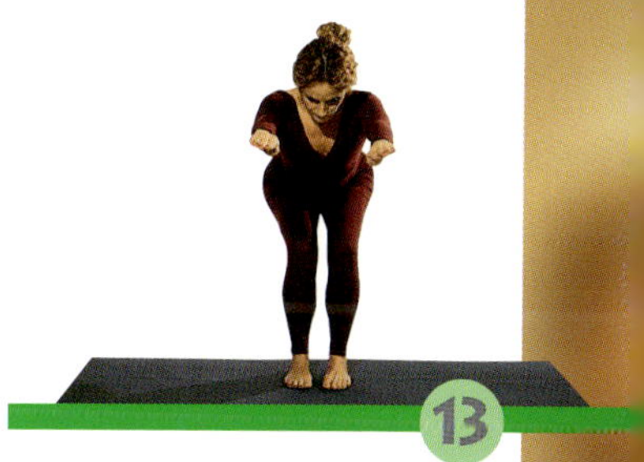

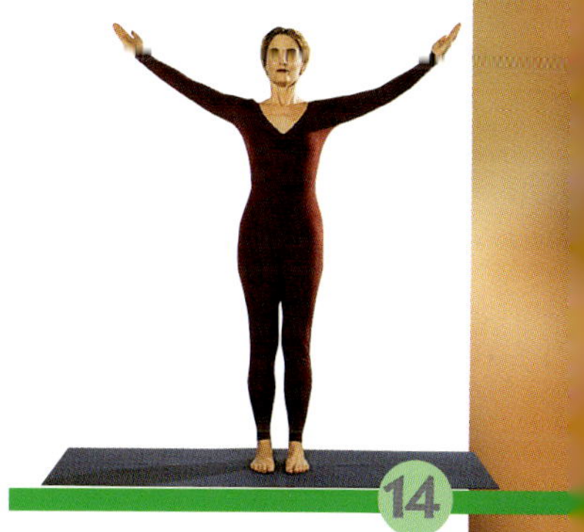

ÜBUNGSPROGRAMME

KURZPROGRAMM FÜR DEN MORGEN: »AUF DIE BEINE KOMMEN«

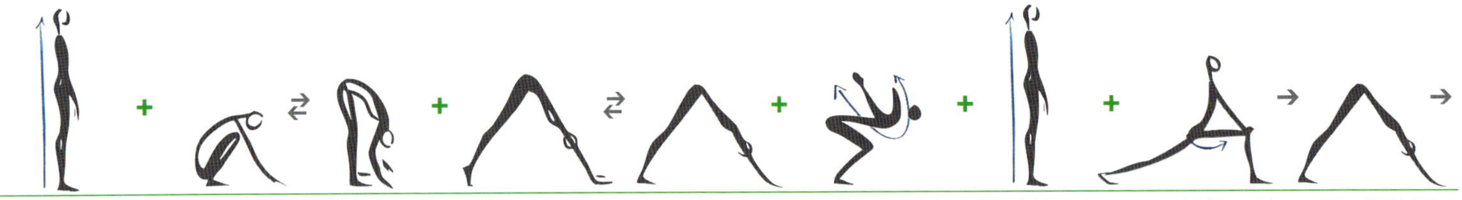

Aufrechter Stand (S. 70)	*Vorbeuge (S. 147)* *AA EA*	*Hund (S. 97)* *EA Fersen heben …*	*… und senken AA (20-mal)*	*Adler (S. 132)* *Halten!*	*Stand (S. 70)* *Nachspüren*	*Held (S. 105)* *rechtes Bein vorn, halten*	*Hund (S. 97)* *ruhen*

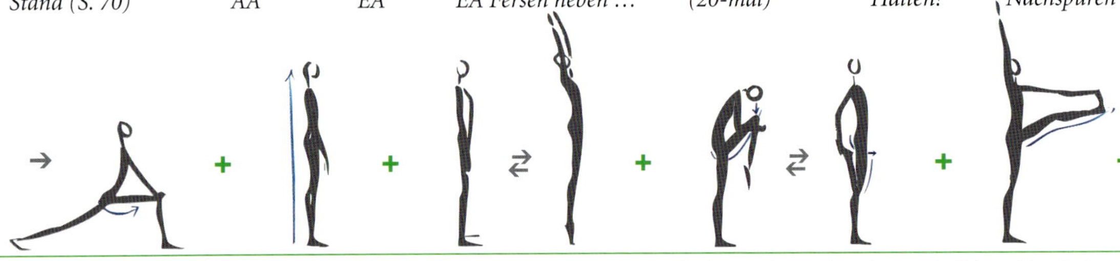

Held (S. 105) *linkes Bein vorn, halten*	*Nachspüren*	*Zehenstand (S. 131)* *AA EA* *20-mal*	*Gleichgewicht stärken (S. 113)* *AA EA* *pro Bein 10-mal*	*Shivas Tanzhaltung (S. 114)* *Bein wechseln*	*Nachspüren*

KURZPROGRAMM FÜR DEN MORGEN: »ENERGIE TANKEN«

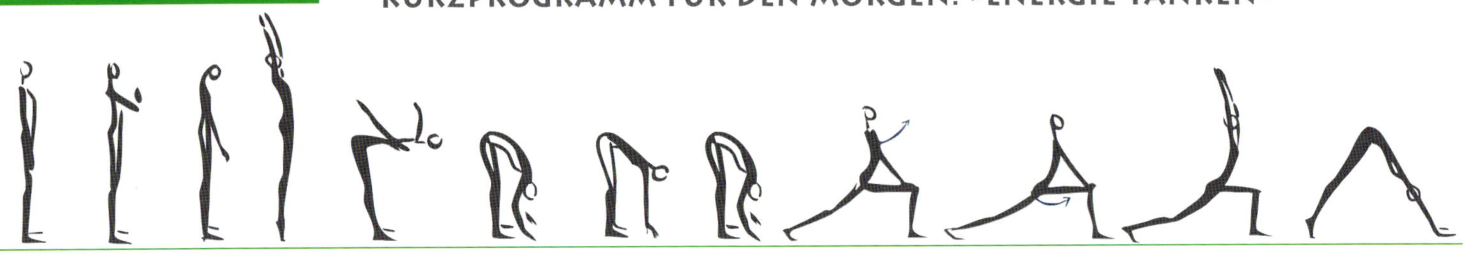

AA EA AA EA + vL AA EA AA EA AA EA AA + 3 AZ

Diese Bewegungsfolge ist ein Teil des Sonnengrußes (ab S. 149) — *Leiste sinkt* (unter AA)

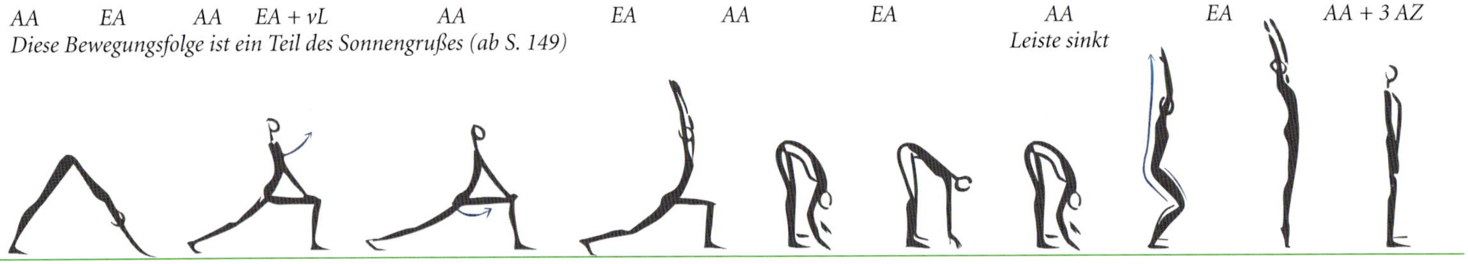

3 AZ EA AA EA AA EA AA EA vL AA

EA = Einatem AA = Ausatem AZ = Atemzüge vL = volle Lunge

KURZPROGRAMM FÜR DEN ABEND: »SICH DEN RÜCKEN STÄRKEN«

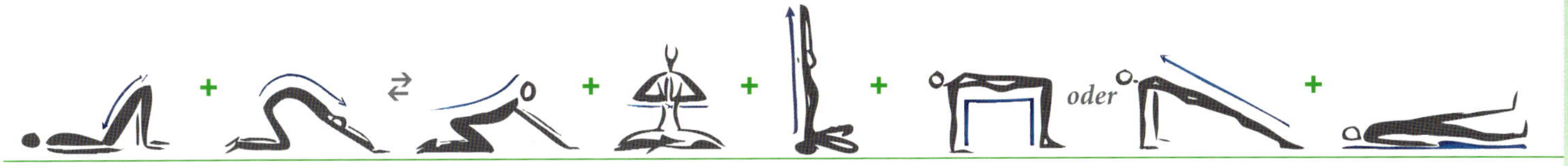

Beckenboden (S. 44) AA Beckenboden anspannen – EA lösen + *Wirbelsäule segmentweise bewegen* + *Grußhaltung (S. 51)* + *Berg (S. 136) Dehnen!* + *Tisch* oder *Brett (S. 101) halten* + *Rückenlage (S. 163) Nachspüren*

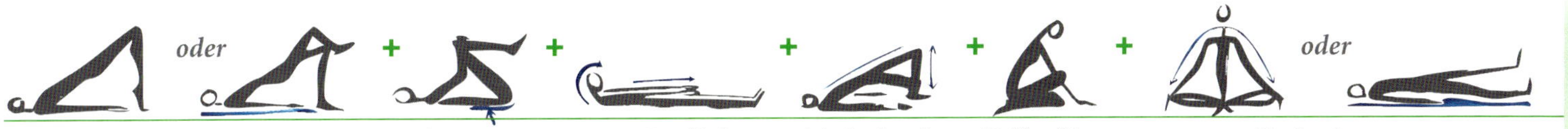

Schulterbrücke (S. 82) oder *Variante (S. 83)* + *In den unteren Rücken atmen* + *Den Kopf heben und halten (S. 118)* + *Schulterbrücke mit gegrätschten Beinen (S. 138)* + *Kuhkopfsitz (S. 69) und Vorbeuge* + *Nachspüren im Sitzen* oder *Liegen*

KURZPROGRAMM FÜR DEN ABEND: »DIE SCHULTERN ENTSPANNEN«

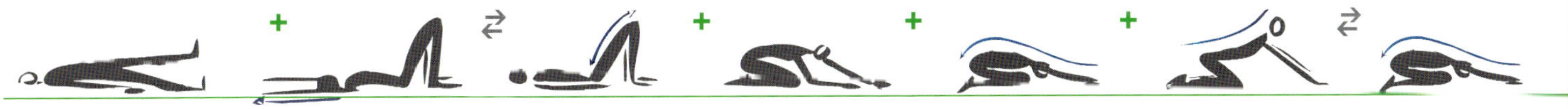

Ausgangssituation: Wie geht es mir? + *EA* ⇄ *AA etwa 20-mal gedehnt über die Fingerspitzen* + *Sich dehnen und räkeln* + *In den Rücken atmen* + *Nacken stärken und entspannen (S. 50) EA* ⇄ *AA*

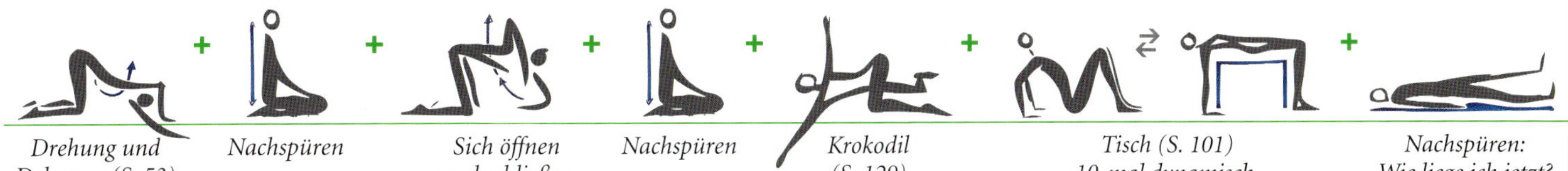

Drehung und Dehnung (S. 53) + *Nachspüren* + *Sich öffnen und schließen (S. 54)* + *Nachspüren* + *Krokodil (S. 129)* + *Tisch (S. 101) 10-mal dynamisch, dann den Tisch halten* + *Nachspüren: Wie liege ich jetzt?*

EA = Einatem AA = Ausatem AZ = Atemzüge vL = volle Lunge

60-MINUTEN-PROGRAMM: »DIE LEBENSENERGIE WECKEN UND DEN GANZEN KÖRPER DURCHARBEITEN«

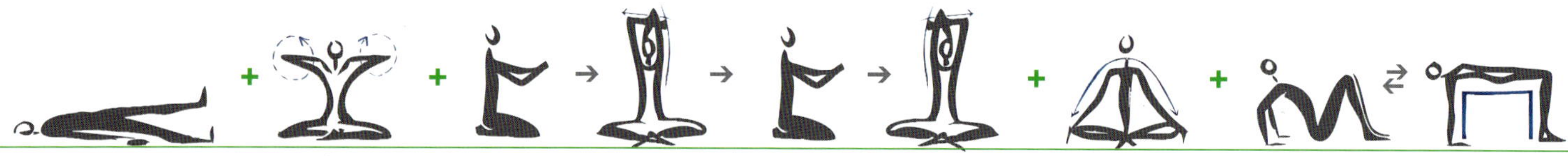

Ausgangssituation: Wie fühle ich mich?
+ *Hände auf die Schultern legen, Arme in den Schultergelenken kreisen lassen*
+ *Große Schale halten (S. 52): links auf rechts*
→ *Kuhkopf (S. 52) nach links*
→ *Schale, rechts auf links*
→ *Kuhkopf nach rechts*
+ *Nachspüren*
+ *Tisch (S. 101) 10-mal dynamisch, dann den Tisch halten*

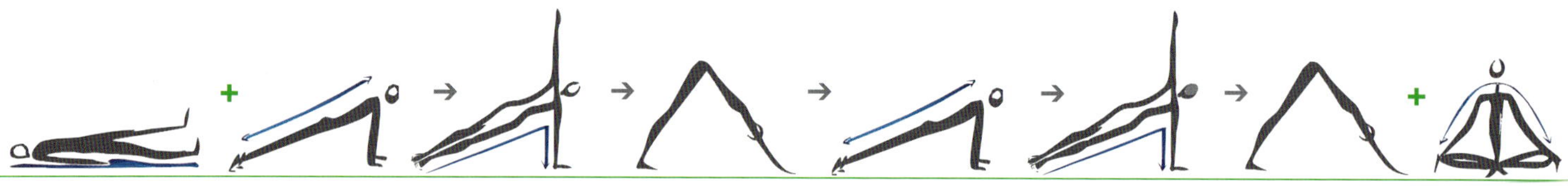

Nachspüren
+ *Brett (S. 102)*
→ *Seitstütz (S. 135) rechts aufstützen*
→ *Hund (S. 97)*
→ *Brett (S. 102)*
→ *Seitstütz (S. 135) links aufstützen*
→ *Hund (S. 97)*
+ *Nachspüren im Sitz*

Ablauf Brett-Seitstütz-Hund: 3-mal pro Seite

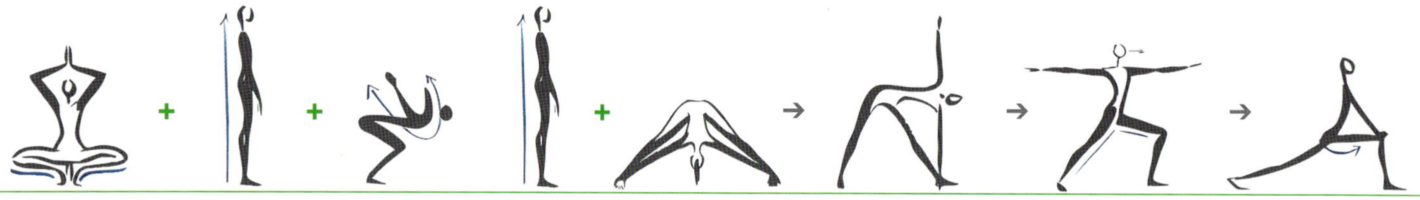

Berg im Zehenstand
+ *Aufrechter Stand (S. 70)*
+ *Adler (S. 132)*
Nachspüren
+ *Vorbeuge im Grätschstand (S. 141)*
→ *Dreieck nach links (S. 90)*
→ *Bogenschütze (S. 106)*
→ *Held (S. 105)*

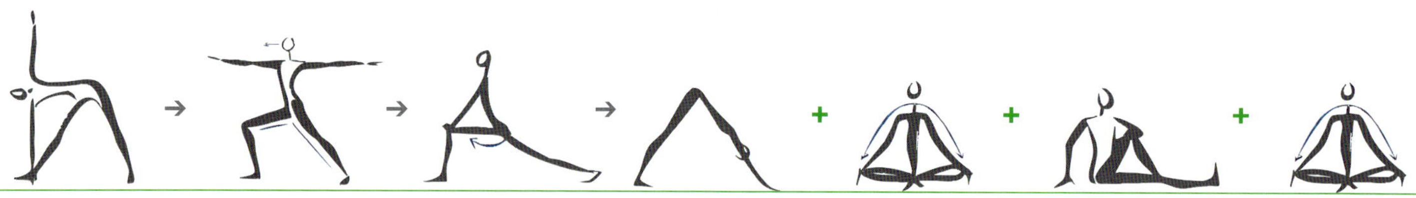

Seitenwechsel! Dreieck
→ *Bogenschütze (S. 106)*
→ *Held (S. 105)*
→ *Hund (S. 97)*
+ *Nachspüren im Sitz*
+ *Drehsitz (S. 79)*
+ *Nachspüren: Wirkung der der Stunde?*

60-MINUTEN-PROGRAMM: »ZUR RUHE KOMMEN«

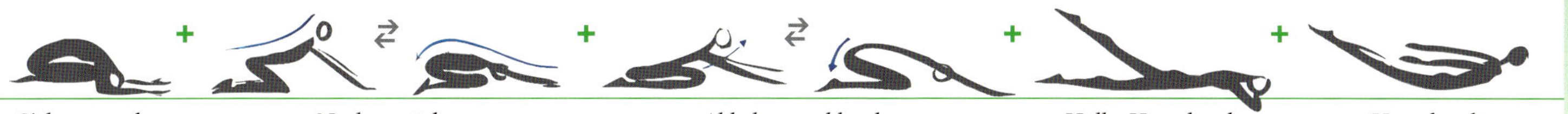

Sich sammeln: Das Siegel des Yoga (S. 73) + *Nacken stärken und entspannen (S. 50)* EA ⇄ AA + *Abheben und landen (S. 49)* EA ⇄ AA + *Halbe Heuschrecke (S. 120)* + *Heuschrecke Variation (S. 121)*

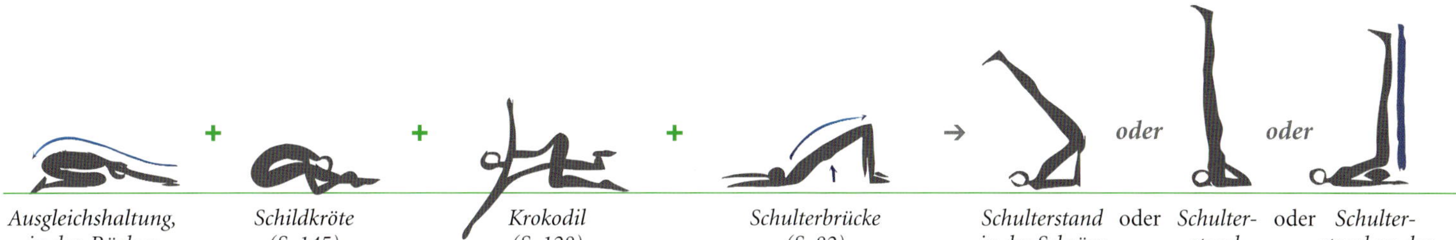

Ausgleichshaltung, in den Rücken atmen + *Schildkröte (S. 145)* + *Krokodil (S. 128)* + *Schulterbrücke (S. 82)* → *Schulterstand in der Schräge (S. 84)* oder *Schulterstand (S. 85)* oder *Schulterstand an der Wand (S. 85)*

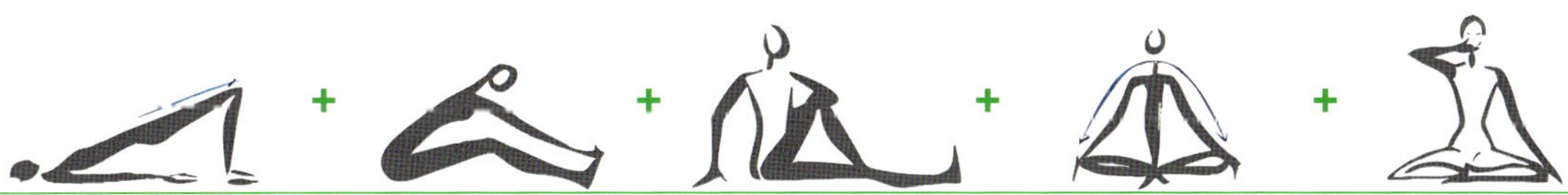

Ausgleichshaltung + *Vorbeuge über beide Beine (S. 76)* + *Drehsitz (S. 79)* + *Nachspüren* + *Wechselatmung (S. 169) oder Ausgleichende Atmung (S. 173)*

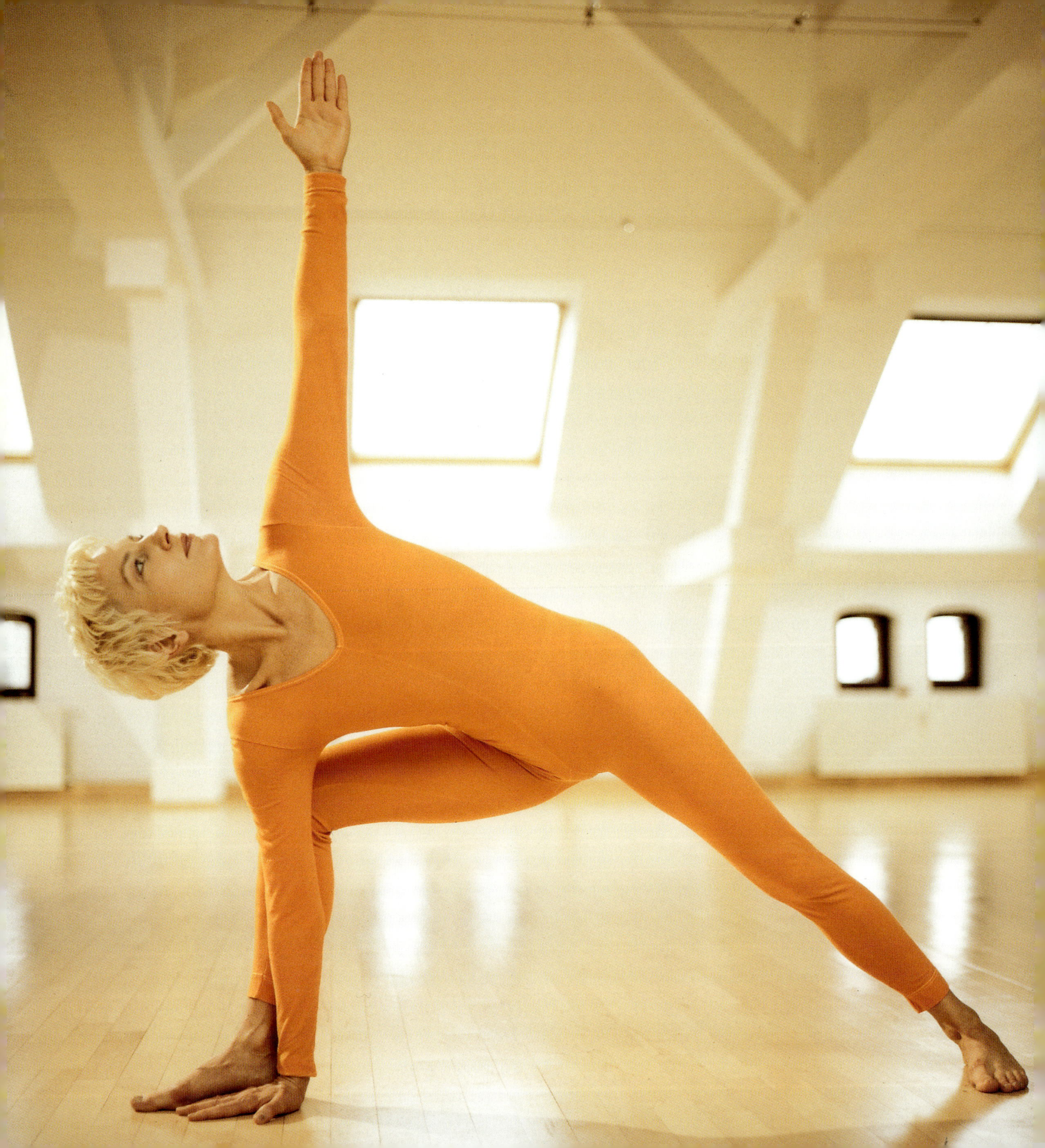

DIE GRUND-HALTUNGEN

Rumpf, Nacken, Kopf aufrecht haltend,
die Nasenspitze fest im Blick,
so sitzt der Yogi unbewegt,
schauend nur ins eigene Selbst.

Bhagavadgita 6, 13

Der Sitz am Boden, die klassische Meditationshaltung, ist *die* Grundhaltung des Hatha-Yoga – denn regungslos und in sich ruhend begibt man sich auf den inneren Weg, um den es letztlich beim Yoga geht. Um den Körper, aber auch den Geist darauf vorzubereiten, wurden Standhaltungen, Vorbeugen, Rückbeugen, Drehungen, Umkehrhaltungen und Gleichgewichtshaltungen entwickelt.
Diese weiteren Grundhaltungen zeigen beispielhaft, auf welchen Prinzipien die vielen Yoga-Asanas beruhen, die im Laufe der Jahrhunderte entstanden sind, und wie sie wirken. Als »klassische« Asanas stellen sie die Grundpfeiler des Übens dar, und jeder Yoga-Schüler sollte sie in seine Praxis einbeziehen. Deshalb ist ihre Ausführung in allen Traditionslinien weitgehend gleich, so sehr sich diese sonst auch oft unterscheiden.

DIE SITZHALTUNGEN

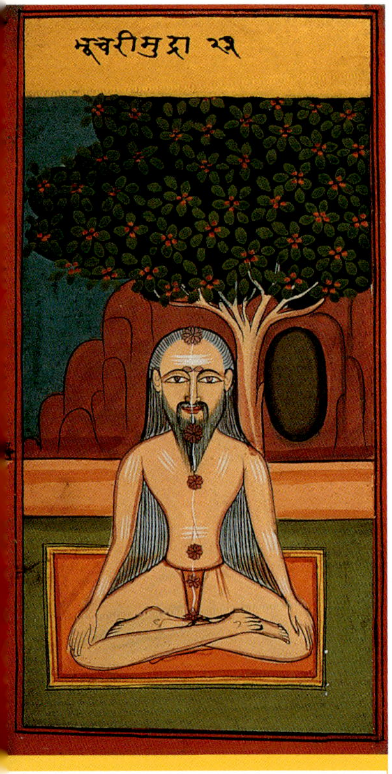

Die Sitzhaltungen im Yoga vermitteln uns Verwurzelung und Halt in unserer Basis – dem Becken und den Beinen –, damit wir mühelos in der Aufrichtung verweilen können.

DIE AUFRECHTE SITZHALTUNG IST DAS SYMBOL DES YOGA UND DER MEDITATION, DENN DAS SITZEN IN REGUNGSLOSIGKEIT UND STILLE IST DAS GEGENTEIL ZU DER RASTLOSIGKEIT UND DER REIZÜBERFLUTUNG DES ALLTAGS.

Ein stabiler, müheloser Sitz, der über einen längeren Zeitraum (mindestens 15 Minuten) gehalten werden kann, ist die Voraussetzung dafür, dass Sie sich in sich zurückzuziehen können, Ihre eigene Mitte wiederfinden und sich damit die ureigensten Kraftquellen erschließen können. Er ist auch eine unabdingbare Voraussetzung für die Atemübungen des Yoga (Pranayama) und die Meditation.

Im Yoga sitzen Sie auf dem Boden beziehungsweise auf einem Kissen oder Bänkchen nahe am Boden.

Alles, was Sie sich für die Sitzhaltungen des Yoga erarbeiten, werden Sie auch beim Sitzen auf Stühlen anwenden können und damit viele Beschwerden, die durch langes Sitzen entstehen, vermeiden.

WANN IST VORSICHT GEBOTEN?

➤ *Bei Durchblutungsstörungen der Beine:*
Bei leichten venösen Durchblutungsstörungen, also oberflächlichlichen Besenreisern und Krampfadern, sind alle Yoga-Sitze unbedenklich. Es ist jedoch ratsam, auf einem Kissen oder Bänkchen zu sitzen.

Bei schweren venösen und bei arteriellen Durchblutungsstörungen, also tiefen Krampfadern, arteriosklerotischen Prozessen oder schweren Durchblutungsstörungen, etwa infolge von Diabetes, sollten Sie entweder den Fersensitz auf einem Bänkchen wählen (Seite 69) oder – wenn nur ein Bein betroffen ist – den bequemen Sitz (Muktasana, Seite 68), bei dem Sie das betroffene Bein nach vorn ausstrecken und das gesunde Bein zum Körper ziehen.

DIE STRUKTUR DER HALTUNG

Das Becken ist aufgerichtet. Das Körpergewicht ruht auf den Sitzbeinen. Um das zu ermöglichen, helfen Sitzkissen, Keilkissen oder Sitzbänkchen dem Becken bei der Aufrichtung.

Auf dem Becken richtet sich die Wirbelsäule auf. Sie bewahrt eine Andeutung ihrer natürlichen Krümmungen. Wenn sie zu sehr gestreckt wird (»kerzengerade«), verspannt sich die Rückenmuskulatur. Der Rumpf ist an der vertikalen Körperachse ausgerichtet. Sie steigt auf von der Mitte des Beckenbodens (dem Bereich zwischen After und

WELCHER SITZ WIRKT WIE?

Alle Sitze mit gekreuzten Beinen betonen die Verbindung mit der Erde und sind sehr stabil. Wenn man jedoch Probleme mit den Knien hat (zum Beispiel Meniskusschäden oder Arthrose), ist es besser, sie nicht zu beugen und nach außen sinken zu lassen, sondern stattdessen auf einem Sitzbänkchen im Fersensitz (Seite 69) zu verweilen. Der Fersensitz (mit Bänkchen) erlaubt zudem oft eine leichtere und bessere Aufrichtung des unteren Rückens. Der Kuhkopfsitz (Seite 69) ist besonders dann zu empfehlen, wenn Sie schon mal Ihren Ischias gespürt haben – auch wenn der Sitz zuerst recht unbequem zu sein scheint.

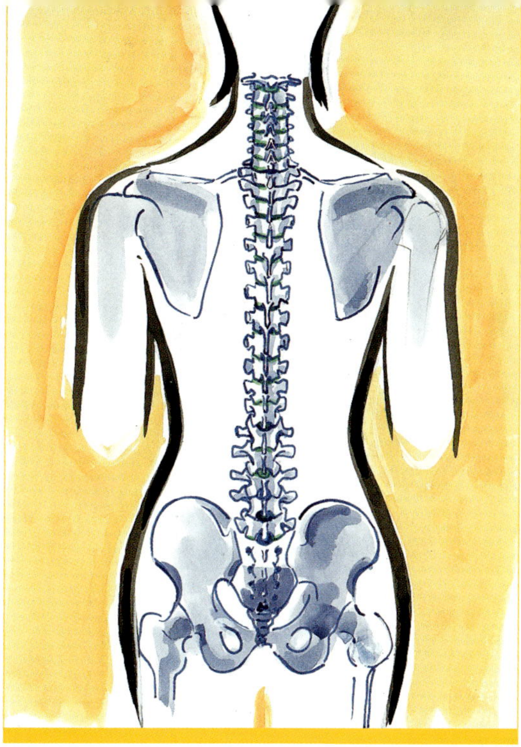

Genitalien) und verläuft dann senkrecht mitten durch den Beckenraum, den Bauchraum, den Brustraum, den Hals und den Kopf bis zum Scheitelpunkt. Als äußere Referenzpunkte dienen – im Profil gesehen – das Hüftgelenk, das Schultergelenk und der Ohreingang, die sich übereinander in einer Linie befinden.

Die Schultern hängen entspannt nach hinten, unten und außen und sind gleich hoch. Der Nacken ist lang, das Kinn ist also weder gehoben noch an die Kehle gezogen (das gibt nur ein unschönes Doppelkinn).

TIPPS FÜRS ÜBEN

➤ Da unser Körperbewusstsein sehr lange braucht, um präzise Rückmeldungen über unsere Körperhaltung zu geben, kann die innere Wahrnehmung der vertikalen Achse und das äußere In-der-Achse-Sein stark voneinander abweichen. Deshalb ist es sehr wichtig, dass ein Lehrer oder Partner Sie von außen »objektiv« beobachtet und korrigiert. Auch die Selbstbeobachtung in einem Spiegel ist sehr hilfreich.

➤ Was tun, wenn die Beine einschlafen? Es ist völlig normal, dass beim Sitz auf dem Boden die Beine einschlafen. Anfangs geschieht das schon nach wenigen Minuten, bei fortschreitender Gewöhnung oft erst nach einer halben Stunde oder einem noch längeren Zeitraum. Das Einschlafen der Beine ist zudem abhängig von der Tagesverfassung. Es ist in der Regel völlig ungefährlich. Allerdings sollten Sie, wenn Sie spüren, dass Ihre Beine einzuschlafen beginnen, nicht tapfer ausharren, bis sie ganz taub sind, sondern gleich das kribbelnde Bein ausstrecken oder die Sitzhaltung lösen, damit die Durchblutung wieder möglich wird.

➤ Sollte Sie beim Üben feststellen, dass Ihnen keine der hier vorgeschlagenen Sitzhaltungen möglich ist, oder wenn Sie aufgrund von Abnutzungserscheinungen oder Erkrankungen des Skeletts (wie Arthrose oder Rheuma) nicht auf dem Boden sitzen können, dann setzen Sie sich auf einen stabilen Hocker oder Stuhl. Die Sitzfläche soll nur so hoch sein, dass die Oberschenkel waagerecht sind und die Fußsohlen bequem auf dem Boden aufliegen, so dass Sie einen guten Bodenkontakt haben. Wenn Ihnen der Stuhl zu hoch ist, dann legen Sie sich eine zusammengefaltete Decke oder ein hartes Kissen unter die Füße, damit Sie sich mit ihnen etwas vom Boden wegdrücken und dadurch das Becken aufrichten können.

DIE HÄNDE

Legen Sie Ihre Hände entweder entspannt in den Schoß, auf die Oberschenkel oder an die Knie. Wählen Sie die Haltung, in der Ihre Schultern am besten entspannen können.

Guter Bodenkontakt ist wichtig. Falls Ihr Stuhl zu hoch ist, legen Sie eine Decke oder ein festes Kissen unter die Füße. Bild unten: Die Hände in den Schoß zu legen ist ein Symbol dafür, in sich zu ruhen und bei sich zu sein.

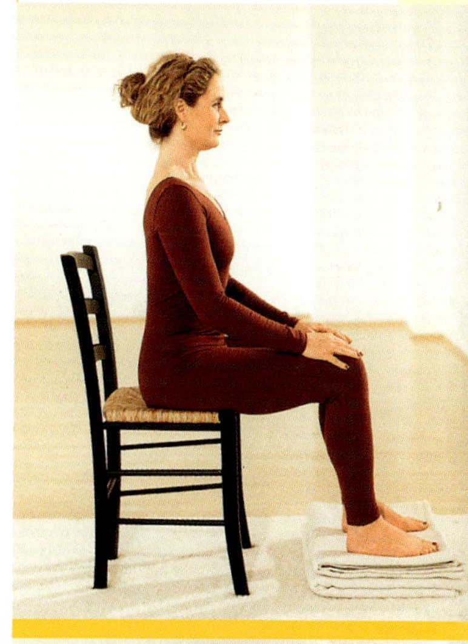

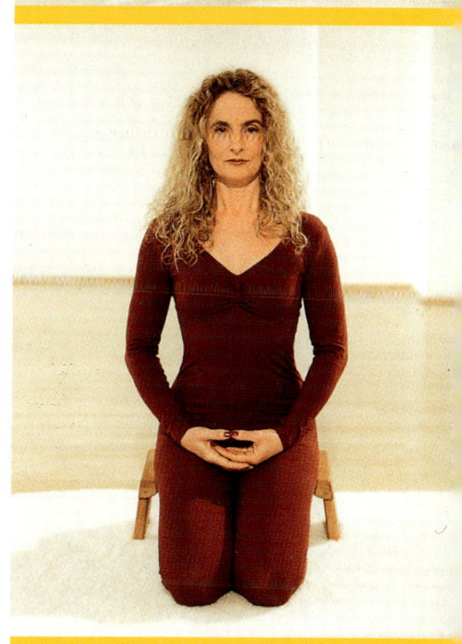

SITZEN MIT GEKREUZTEN BEINEN

1 ➤ Damit das Becken und die Wirbelsäule aufgerichtet werden können, ist es wesentlich, dass die Knie sich etwas tiefer als die Hüftgelenke befinden. Sind sie höher als die Hüftgelenke, dann schieben die Oberschenkel das Becken in die Rückkippung. Deshalb bedient man sich in der Regel eines Sitzkissens als Hilfsmittel.

➤ Um dem Becken bei der Aufrichtung zu helfen, setzen Sie sich auf den äußersten Rand des Kissens, so dass Sie schon fast wieder herunterrutschen.

➤ Wie hoch das Kissen sein muss, damit Sie bequem sitzen, kann nicht allgemein gesagt werden. Probieren Sie aus, welches Kissen Ihnen auf Dauer am angenehmsten ist. Haben Sie kein Kissen zur Verfügung, dann können Sie sich mit einer zusammengefalteten Decke behelfen.

➤ Damit bei längerem Sitzen die Fußgelenke nicht drücken, können Sie sich eine Decke unterlegen, auf einer Yogamatte oder einem weichen Teppichboden sitzen.

➤ Wechseln Sie regelmäßig das Bein, das vorn liegt, bis Ihr Körper keine eindeutige Vorliebe mehr für ein Bein aufweist.

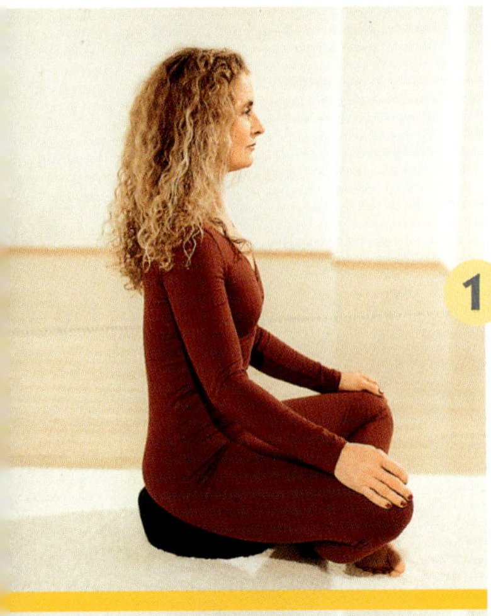

1

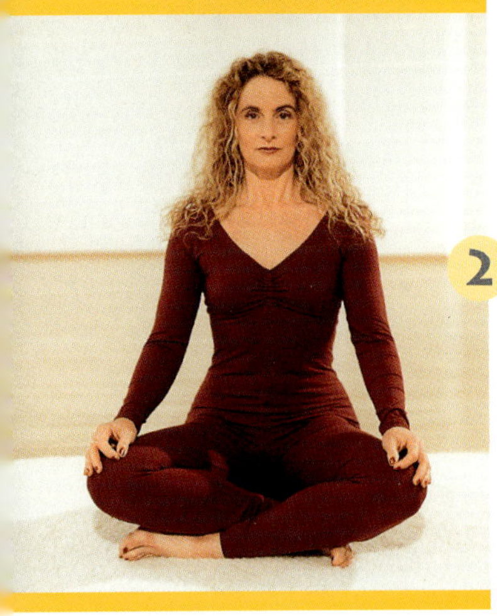

2

DER SCHNEIDERSITZ
SUKHASANA

2 ➜ Setzen Sie sich auf den vorderen Rand des Kissens, und ziehen Sie die Füße über kreuz unter die Knie, so dass der linke Fuß das rechte Knie und der rechte Fuß das linke Knie unterstützt. ➜ Richten Sie Ihren Rücken und den Brustkorb auf, und lassen Sie die Schultern nach

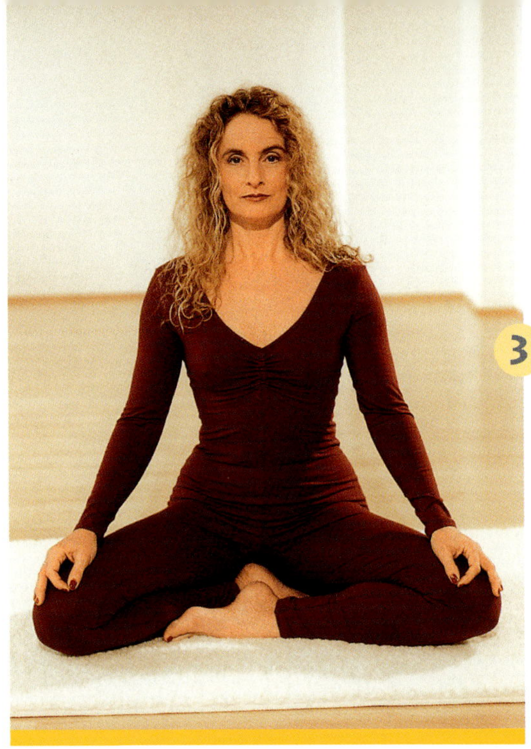

3

hinten-unten-außen sinken. ➜ Um die Wirbelsäule in ihrer ganzen Länge aufzuspannen, lassen Sie sich mit dem Becken in den Boden sinken und verankern sich nach unten. Streben Sie gleichzeitig mit dem Hinterkopf nach hinten und oben.

Wichtig: Wiederholen Sie dieses Sich-nach-unten-Verankern und Nach-hinten-oben-Streben immer wieder während des Sitzens, da man die Tendenz hat, unter dem Druck der Schwerkraft wieder etwas zusammenzusinken.

DER BEQUEME SITZ
MUKTASANA

3 ➜ Setzen Sie sich auf den vorderen Rand des Kissens, und ziehen Sie die Fersen so an den Damm, dass idealerweise eine Ferse vor der anderen liegt. Meist jedoch liegt die vordere Ferse anfangs vor dem hinteren Schienbein. ➜ Lassen Sie Ihre Knie soweit wie möglich zum Boden sinken. ➜ Richten Sie den Rücken und den Brustkorb auf, und lassen Sie die Schultern nach hinten-unten-außen sinken. ➜ Um die Wirbelsäule in

ihrer ganzen Länge aufzuspannen, lassen Sie sich mit dem Becken in den Boden sinken und verankern sich nach unten. Streben Sie gleichzeitig mit dem Hinterkopf nach hinten und oben.

DER HALBE LOTOSSITZ
ARDHA PADMASANA

4 ➜ Setzen Sie sich auf den vorderen Rand des Kissens, und ziehen Sie eine Ferse an den Damm. Heben Sie den anderen Fuß auf den Oberschenkel, und zwar so, dass er möglichst etwas nach außen überhängt und die Fußsohle nach oben gedreht ist. Lassen Sie das Knie dieses Beines so weit wie möglich zum Boden sinken. ➜ Richten Sie Ihren Rücken und den Brustkorb auf, und lassen Sie die Schultern nach hinten-unten-außen sinken. ➜ Um die Wirbelsäule in ihrer ganzen Länge aufzuspannen, lassen Sie sich mit dem Becken in den Boden sinken und verankern sich nach unten. Streben Sie gleichzeitig mit dem Hinterkopf nach hinten und oben.

Für den Lotossitz wird der zweite Fuß in die andere Leiste gelegt, so dass die Unterschenkel überkreuzt sind. Üben Sie diesen Sitz nur, wenn er Ihnen wirklich (!) mühelos gelingt, da er sonst Ihren Knien dauerhaft Schaden zufügen kann.

WEITERE SITZHALTUNGEN

DER KUHKOPFSITZ
GOMUKHASANA

Er ist anfangs etwas gewöhnungsbedürftig. Es lohnt sich aber, ihn zu üben, denn er ist einer der stabilsten Sitze, in dem sich die Wirbelsäule besonders gut aufrichten lässt.

5 ➜ Setzen Sie sich auf den vorderen Rand eines hohen Kissens (oder auf zwei übereinander liegende Kissen). Ziehen Sie Ihren rechten Fuß an die linke Gesäßhälfte, so dass sich das Knie in der Mittellinie des Körpers auf dem Boden befindet. Legen Sie das andere Bein so darüber, dass sich die Knie übereinander befinden und der linke Fuß an der Außenseite des rechten Oberschenkels liegt, und zwar möglichst mit der Sohle nach oben weisend. ➜ Richten Sie Ihren Rücken und den Brustkorb auf, und lassen Sie die Schultern nach hinten-unten-außen sinken. ➜ Um die Wirbelsäule in ihrer ganzen Länge aufzuspannen, lassen Sie sich mit dem Becken in den Boden sinken und verankern sich nach unten. Streben Sie gleichzeitig mit dem Hinterkopf nach hinten und oben. ➜ Legen Sie Ihre Hände entspannt auf das obere Knie. Durch einen ganz leichten Zug der Arme körperwärts können Sie Ihren Rücken zusätzlich stabilisieren.

DER FERSENSITZ
VAJRASANA

6 ➜ Setzen Sie sich auf ein Meditationsbänkchen, rittlings auf ein hochkant gestelltes oder extra hohes Meditationskissen oder einfach auf die Fersen. ➜ Die Füße liegen parallel nebeneinander (sie sind also nicht einwärts gedreht) und die Oberschenkel weisen gerade nach vorn. ➜ Richten Sie Ihren Rücken und den Brustkorb auf, und lassen Sie die Schultern nach hinten-unten-außen sinken. ➜ Um die Wirbelsäule in ihrer ganzen Länge aufzuspannen, lassen Sie sich mit dem Becken in den Boden sinken und verankern sich nach unten. Streben Sie gleichzeitig mit dem Hinterkopf nach hinten und oben.

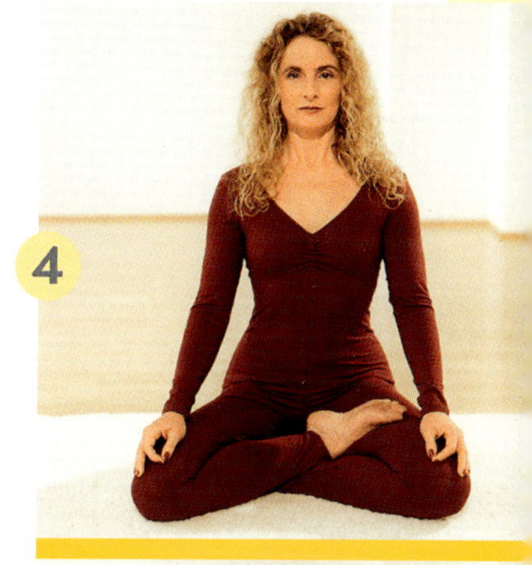

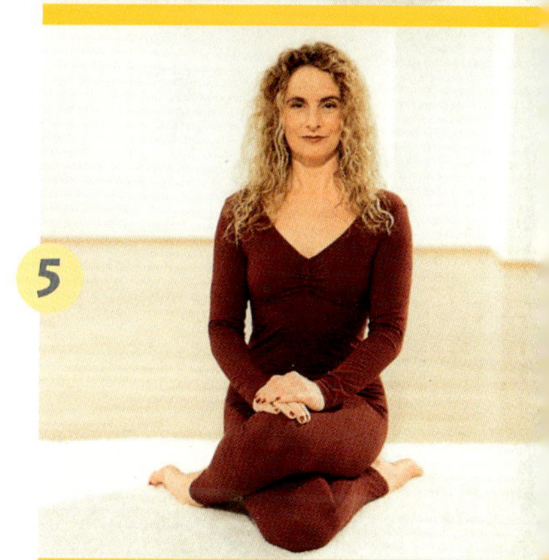

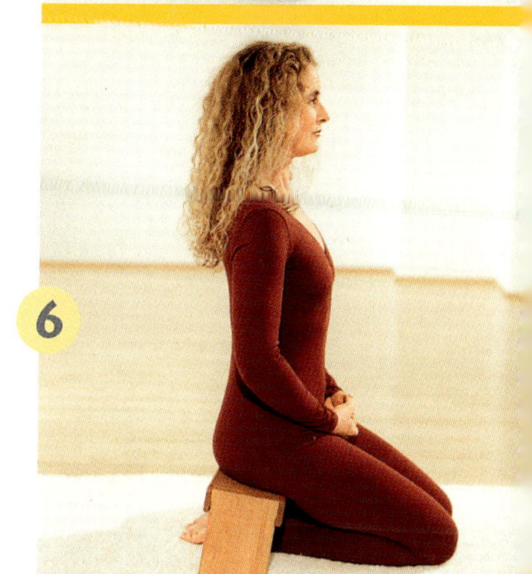

DER AUFRECHTE STAND

TADASANA

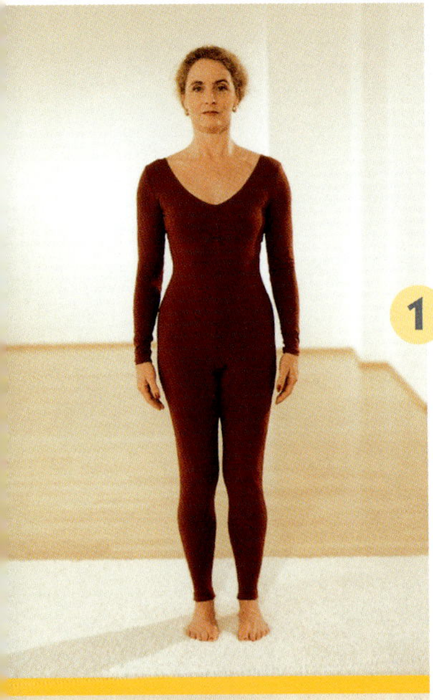

1

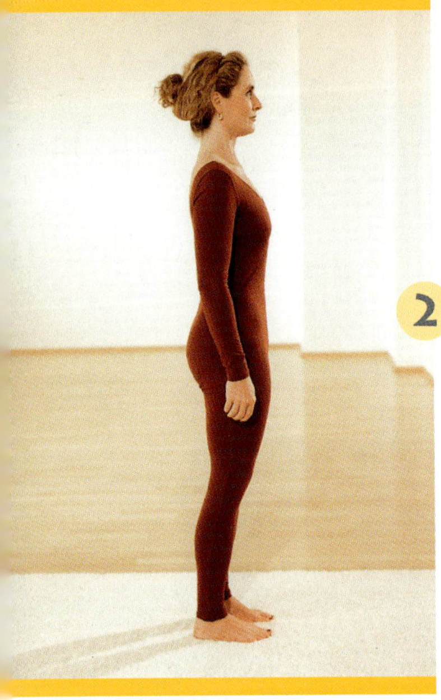

2

TADA HEISST BERG UND MEINT DEN AUFRECHTEN STAND AUF BEIDEN BEINEN. IN DIESER GRUNDHALTUNG GEHT ES DARUM, FEST UND GEGRÜNDET WIE EIN BERG ZU STEHEN.

WIRKUNG

- *Durch bewusstes Stehen auf beiden Beinen Entlastung der Gelenke zwischen Kreuzbein und Darmbein und damit des unteren Rückens und der Hüftgelenke*
- *Entwicklung von Stabilität und Standfestigkeit (auch im übertragenen Sinne)*

WANN IST VORSICHT GEBOTEN?

- *Wenn Sie extrem niedrigen Blutdruck haben und zu Schwindel und Ohnmachtsanfällen neigen. Machen Sie dann einige Bewegungsabläufe vorweg, um Ihren Kreislauf anzuregen, üben Sie nicht gleich nach dem Aufstehen (auch nicht nach längerem Sitzen), und bleiben Sie nicht zu lange im Stand. Sollte Ihnen schwindlig werden, legen Sie sich sofort hin und heben kurze Zeit beide Beine in die Senkrechte, so dass das in den Beinen versackte Blut wieder zum Herzen zurückfließen kann.*

DIE STRUKTUR DER HALTUNG

Beide Füße und Beine werden gleich stark belastet. Die Füße stehen parallel zueinander, hüftgelenkbreit (Seite 40) voneinander entfernt.

1 Von vorn gesehen befinden sich beide Hüftgelenke, beide Schultern und Ohren jeweils auf einer Höhe. Der ganze Körper ist so ausgerichtet, dass sich die Mitte zwischen den Füßen, die Schamfuge (Verbindung der Schambeine), der Bauchnabel, der Raum zwischen den Schlüsselbeinen, die Nasenspitze und der Scheitelpunkt in einer Linie befinden.

2 Von der Seite gesehen sind die Fuß-, Knie-, Hüft- und Schultergelenke, die Ohreneingänge und der Scheitelpunkt in einer Linie übereinander, die gleichzeitig die Lotrechte ist, so dass Beine und Rumpf im Gleichgewicht sind.

Der Körper steht ruhig und regungslos im Gleichgewicht. Ist er es nicht, schwankt er ständig leicht, um sich gegen die Schwerkraft auszubalancieren. Da es eine Weile dauert, bis wir das Gleichgewicht in der Lotrechten erarbeitet haben, brauchen wir erst einmal sehr viel Achtsamkeit und Konzentration, um wirklich gut auf beiden Beinen zu stehen und die vielfältigen kleinen Muskelkontraktionen, die die Aufrichtung ermöglichen, zu halten. Deswegen wird die Haltung auch »Samasthiti« genannt, was »Achtsamkeit in allen Teilen (meiner Selbst)« bedeutet.

DIE VORBEREITUNG

Der erste wichtigste Übungsschritt besteht in der Kräftigung der Muskeln des Beckenbodens und der Muskeln in der Tiefe des Beckens, die die Beine auswärts drehen.

Der zweite wichtige Übungsschritt besteht darin, zu lernen, beide Beine und Füße gleichmäßig zu belasten.

Nachdem so die Basis der Standhaltung aufgebaut ist, besteht der dritte Übungsschritt darin, die Muskeln, die den Rumpf aufrichten, so zu kräftigen, dass sie den Rumpf gegen den Zug der

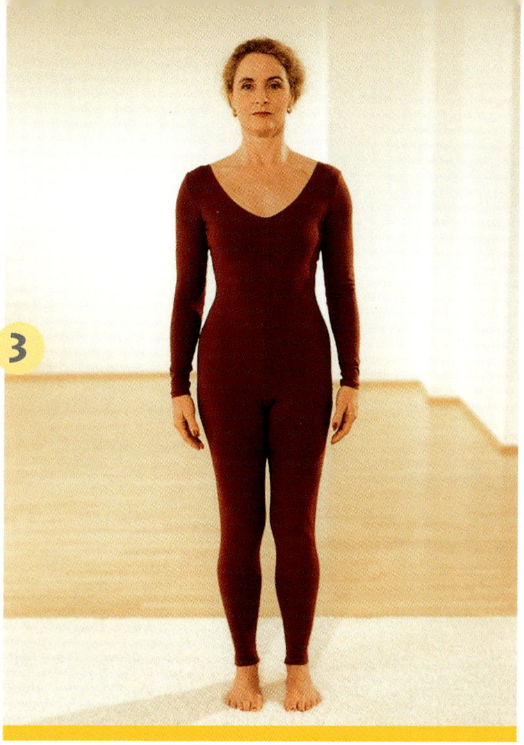

3

Schwerkraft im Gleichgewicht zu halten vermögen. Entsprechende Übungen finden Sie im Kapitel »Die Grundlagen des Übens« (Seite 37).

DAS ASANA

DIE STANDHALTUNG VON UNTEN NACH OBEN AUFBAUEN

3 ➜ Stellen Sie Ihre Füße hüftgelenkbreit nebeneinander. Richten Sie sie so aus, dass die dritten Zehen parallel zueinander sind. ➜ Strecken Sie Ihre Zehen und legen Sie sie entspannt zum Boden zurück. Schmiegen Sie die Großzehenballen, die Kleinzehenballen und die Außenkanten der Fersen an den Boden; dadurch heben sich die inneren Fußränder etwas. Verteilen Sie Ihr Gewicht gleichmäßig auf die Fußballen und Fersen. ➜ Kontrahieren Sie die Muskeln des Beckenbodens. ➜ Streben Sie mit den Steißbein nach unten und vorn und mit dem oberen Kreuzbeinrand nach hinten und unten, so dass sich das Becken aufrichtet und die Leisten ganz flach werden. Achten Sie darauf, dass die Gesäß- und die Bauchmuskeln möglichst locker bleiben. ➜ Da sich durch die Kontraktion des Beckenbodens die Beine auswärts drehen, schmiegen Sie die Großzehenballen bewusst an den Boden. ➜ Drücken Sie mit den Auflagepunkten der Füße fest gegen den Boden. Spüren Sie den Aufrichteimpuls, der durch die Beine auf das Becken wirkt, und wachsen Sie aus Ihrem unteren Rücken und der Wirbelsäule heraus. ➜ Heben Sie Ihr Brustbein, und lassen Sie Ihre Schultern entspannt nach hinten, unten und außen sinken. ➜ Dehnen Sie sich aus der Halswirbelsäule heraus und streben Sie mit dem Kopf nach hinten und oben. Heben Sie Ihren Blick einige Zentimeter über die Linie des Horizonts. ➜ Lassen Sie Ihre Arme neben dem Körper hängen, so dass die Handflächen zum Körper weisen.

Verweilen Sie so mehrere Atemzüge im ruhigen Gleichgewicht, mit der »Achtsamkeit in allen Teilen Ihrer Selbst«.

TIPPS FÜRS ÜBEN

➤ Solange Sie sich noch nicht sicher sind, ob Ihr Körper symmetrisch ausgerichtet ist, üben Sie den Stand vor einem Spiegel, auf den Sie die Referenzlinien aufzeichnen. Oder üben Sie mit dem Rücken an der Wand. Dadurch bekommt Ihr Körper Rückmeldung, ob er sich im Lot und in den Linien des Gleichgewichts befindet. So kann das Nervensystem langsam integrieren, welche Stellung richtig ist. Das ist wichtig, da wir nur unsere gewohnte Haltung als richtig empfinden – auch wenn sie schief ist – und die objektiv richtige als falsch und schief.

Ihr Körpergefühl wird wahrscheinlich einige Wochen bis Monate brauchen, um sich umzustellen. Seien Sie geduldig mit sich!

Üben Sie das korrekte Stehen jedesmal, wenn Sie im Laufe des Tages stehen, zum Beispiel an der Haltestelle, an der Kasse im Supermarkt, beim Zähneputzen, beim Kochen, ... Ihr Rücken wird es Ihnen auf Dauer danken!

DAS SIEGEL DES YOGA

YOGA MUDRA

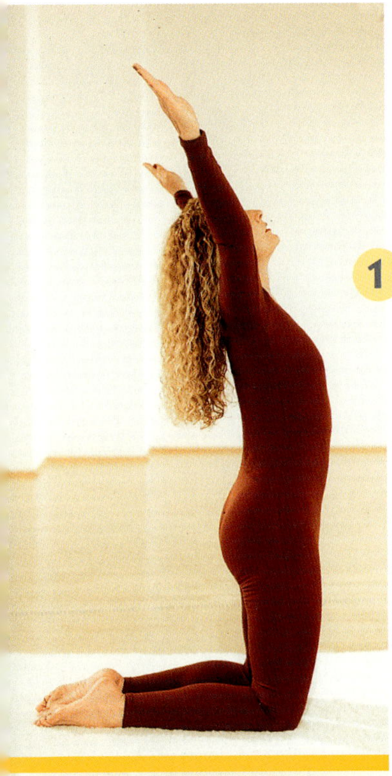

1

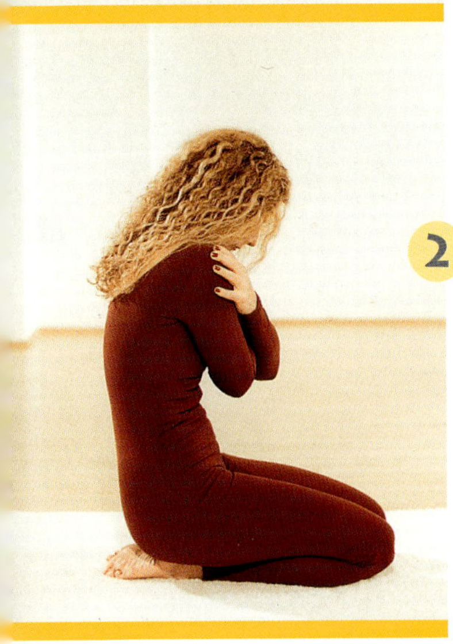

2

YOGA MUDRA IST EINE VORBEUGE AUS DEM FERSENSITZ ODER DEM SITZ MIT GEKREUZTEN BEINEN. DIESE HALTUNG GILT ALS SINNBILD UND KENNZEICHEN (SIEGEL) DES YOGA, DA WIR UNS IN IHR MIT ALLEN SINNEN VON DER AUSSENWELT ZURÜCKZIEHEN UND NACH INNEN GEHEN.

WIRKUNG

- *Dehnung der Rückseite des Körpers*
- *Entspannung der Rückenmuskeln und des Nackens*
- *Anregung der Atmung an der hinteren Lungenbasis*
- *Anregung der Verdauung*
- *bessere Durchblutung der Organe des Kopfes*
- *Beruhigung des Nervensystems durch das Zurückziehen der Sinne*
- *hilft, innerlich abzuschalten und zu sich zu kommen*

WANN IST VORSICHT GEBOTEN?

- *Wenn Sie Entzündungen im Bauchraum haben;*
- *wenn Sie einen stark erhöhten Blutdruck haben (lagern Sie dann Ihren Kopf etwas erhöht);*
- *wenn Sie erkältet sind, Kopf- oder Zahnschmerzen haben, lagern Sie Ihren Kopf etwas erhöht;*
- *wenn Sie beim Beugen der Hüftgelenke und/oder Knie Schmerzen haben (weichen Sie dann auf die als Alternative beschriebene Haltung aus);*
- *wenn Sie im fortgeschrittenen Stadium schwanger sind, üben Sie mit leicht gegrätschten Beinen.*

DIE STRUKTUR DER HALTUNG

Yoga Mudra kann im Sitz mit gekreuzten Beinen und im Fersensitz geübt werden (Seite 68/69). Das Wesentliche der Haltung ist, dass der Rumpf entspannt nach vorn sinkt und der Kopf mit der Stirn oder dem Haaransatz aufliegt. Sollte es Ihnen nicht möglich sein, mit dem Kopf zum Boden zu kommen, legen Sie sich ein flaches Kissen oder eine zusammengefaltete Decke unter die Stirn.

Die Haltung der Arme ist variabel. Wählen Sie diejenige der vorgeschlagenen Armhaltungen, in der Ihre Schultern am besten entspannen können.

DIE VORBEREITUNG

SICH ÖFFNEN – SICH SCHLIESSEN

1 ➜ Aus dem Fersensitz erheben Sie sich einatmend in den Kniestand und führen die Arme in die Senkrechte. ➜ Schauen Sie mit langem Nacken nach oben. ➜ Verweilen Sie einen Moment in der Atemfülle in einer Geste der Öffnung und Hingabe.

2 ➜ Lassen Sie ausatmend das Gesäß zu den Fersen sinken. ➜ Legen Sie die Hände über Kreuz auf die Schultern, und lassen Sie den Kopf etwas sinken. ➜ Verweilen Sie einen Moment in der Atemleere in dieser Geste der inneren Sammlung.

Fahren Sie fort, sich im Rhythmus Ihres Atems nach oben zu öffnen und sich wieder in sich zurückzuziehen. ➜ Spüren Sie in der vornübergebeugten Haltung oder in einem Sitz Ihrer Wahl nach.

Alternative: Wenn Ihnen der Fersensitz nicht möglich ist, setzen Sie sich aufrecht auf einen Hocker, um den Bewegungsablauf auszuführen.

3

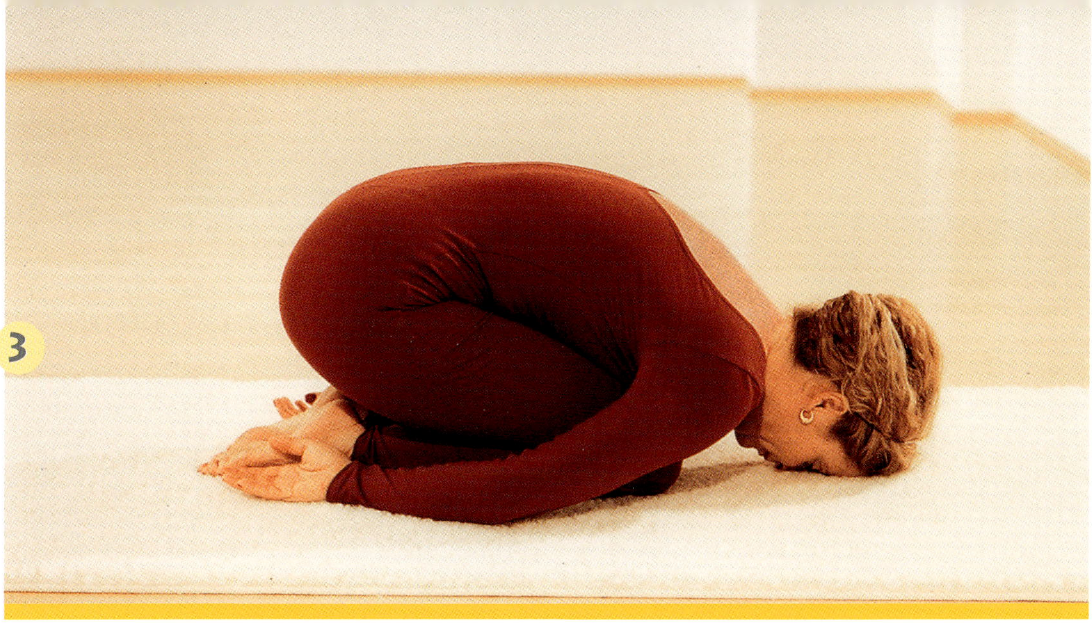

DAS ASANA

3 ➜ Im Fersensitz legen Sie die Fußspitzen aneinander und lassen die Fersen nach außen sinken. ➜ Stellen Sie die Hände vor den Knien auf. Dehnen Sie Ihren Rumpf und lassen Sie den Bauch lang gedehnt auf die Oberschenkel sinken. ➜ Legen Sie die Stirn zum Boden und legen Sie die Arme neben den Körper. Lassen Sie Ihre Schultern zum Boden sinken. ➜ Entspannen Sie den gesamten Rücken vom Kreuzbein bis zum Hinterhaupt. Entspannen Sie Ihren Bauch, so als würden Sie einen engen Gürtel lösen. ➜ Schließen Sie die Augen. Atmen Sie ruhig und tief in den Rücken.

Verweilen Sie so einige Minuten. ➜ Ziehen Sie bewußt alle Ihre Sinne von der Außenwelt zurück, und richten Sie sie stattdessen aus, Ihren inneren Raum zu erspüren und zu erfahren.

➜ Um die Haltung zu verlassen, stellen Sie beide Hände seitlich neben den Knien auf. Drücken Sie sich mit ihnen vom Boden weg und richten Sie sich langsam (!) auf. ➜ Öffnen Sie die Augen, und beobachten Sie, wie Sie jetzt die Welt um sich herum wahrnehmen. Werden Sie sich bewusst, in welchem Maße Ihr Geist ruhiger geworden ist.

VARIATIONEN

➜ Fassen Sie in der Haltung mit der linken Hand Ihr rechtes Handgelenk. Lassen Sie Ihre Schultern entspannt zum Boden sinken.

4 Sehr entspannend für den Nacken: ➜ Legen Sie im Fersensitz die Unterarme dicht nebeneinander, die Ellenbogen an den Knien, die Handflächen nach oben. ➜ Lassen Sie die Stirn auf die Unterarme sinken. Liegt sie nicht gleich auf, lassen Sie sie mit jedem Ausatem weiter sinken. ➜ Entspannen Sie den Nacken. Spüren Sie, wie das Gewicht des Kopfes hilft, den Nacken sanft zu dehnen.

Um den Kopf höher zu lagern: ➜ Legen Sie die zu Fäusten geballten Hände übereinander und die Stirn auf den Fäusteturm.

5 Alternative zum Fersensitz: ➜ Setzen Sie sich mit aufgestellten Beinen auf den Boden (eventuell auf ein Kissen). ➜ Fassen Sie die Kniekehlen, und heben Sie Ihren Brustkorb mit der Kraft der Arme nach vorn und oben. ➜ Umfangen Sie die Beine mit den Armen. ➜ Lassen Sie die Stirn auf die Knie sinken. Runden Sie Ihren Rücken, und lassen Sie Ihr Brustbein nach unten und innen sinken. ➜ Sollten die Knie zu weit entfernt sein, legen Sie einen oder beide Unterarme auf die Knie und lassen den Kopf auf sie sinken.

4

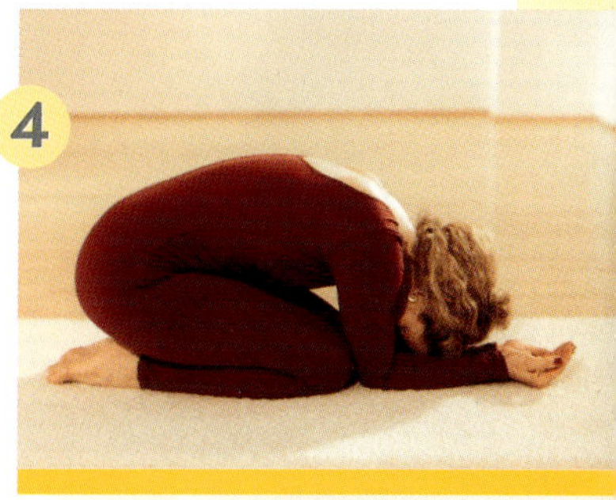

5

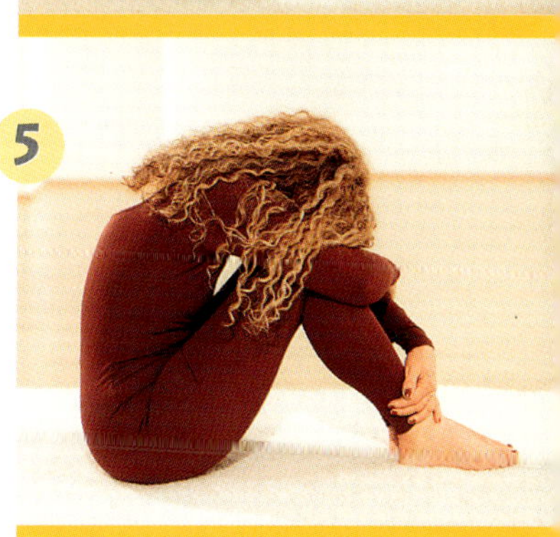

DIE KOBRA
BHUJANGASANA

Die Kobra symbolisiert in Indien gleichermaßen Kraft, Mut und Würde, wie auch die Fähigkeit, sich zu öffnen und sich zu zeigen. Die Haltung soll uns die Kraft geben zu wagen, unsere Herzensqualitäten auszudrücken und zu uns zu stehen.

Die Kobra ist eine Rückbeuge aus der Bauchlage. Man gleicht in dieser Haltung einer Schlange, die sich mit vorgewölbter Brust drohend aufrichtet. Das Aufrichten des Rumpfes geschieht, indem die Beine und das Becken fest gegen den Boden gedrückt werden. Dadurch ist die Haltung der Kobra einerseits der Erde verbunden und andererseits in die Luft erhoben und dem Licht zugewandt.

WIRKUNG

➤ *Kräftigung der rumpfaufrichtenden Muskulatur*
➤ *Dehnung der ganzen Vorderseite des Körpers*
➤ *Förderung der Beweglichkeit des Brustkorbs*
➤ *Vertiefung der Atmung*
➤ *Weitwerden im Herzraum (es wird uns »weit ums Herz«)*
➤ *Anregung der Verdauung*

WANN IST VORSICHT GEBOTEN?

➤ *Wenn Sie akute Probleme in der unteren Wirbelsäule haben (Hexenschuss, Bandscheibenvorfall);*
➤ *wenn Sie Entzündungen oder Brüche (Hernien) im Bauchraum oder Unterleib haben;*
➤ *wenn Sie erst kürzlich eine Operation im Brustraum, Bauchraum oder Unterleib hatten;*
➤ *wenn Sie unter Angina pectoris (Herzenge) oder Herzneurose leiden;*
➤ *wenn Sie schwanger sind, sobald Sie nicht mehr auf dem Bauch liegen können.*

DIE STRUKTUR DER HALTUNG

Aus der Bauchlage wird der Oberkörper so gehoben, dass die Wirbelsäule sich von der Lenden- bis zur Halswirbelsäule in einem harmonischen Bogen nach hinten biegt. Da wir uns jedoch, bedingt durch den Bau der Wirbel und Wirbelgelenke, am besten im unteren Rücken und im Nacken nach hinten beugen können, während die Mitte der Wirbelsäule flach bleibt, müssen wir darauf achten, uns besonders in der Brustwirbelsäule und nur wenig in der Hals- und Lendenwirbelsäule durchzubiegen.

Um den unteren Rücken zu schützen, wird die Muskulatur des Beckenbodens kraftvoll kontrahiert. Das Lenden-Kreuzbein-Gelenk wird entlastet, weil das Kreuzbein vom fünften Lendenwirbel weggezogen wird.

Der Nacken bleibt lang und die Kehle frei. Die richtige Kopfstellung ergibt sich von allein, wenn Sie Ihren Blick etwas über die Linie des Horizonts heben. Achten Sie darauf, dass Sie weder den Kopf in den Nacken legen, noch das Kinn zur Kehle ziehen (auch wegen des unschönen Doppelkinns).

Der Schwerpunkt der Haltung liegt darauf, Weite im Brustraum entstehen zu lassen.

TIPPS FÜRS ÜBEN

➤ Die Kobra kann in vielen Variationen geübt werden. Wir können die Haltung im Atemrhythmus einnehmen und verlassen oder ruhig atmend in ihr verweilen. Je nach Kraft und Belastbarkeit des Rückens können wir den Oberkörper mehr oder weniger weit heben. Wenn wir mit der Haltung die rumpfaufrichtende Muskulatur stärken wollen, bleiben die Arme passiv. Soll dagegen der Brustraum geweitet werden, können uns die Arme

3

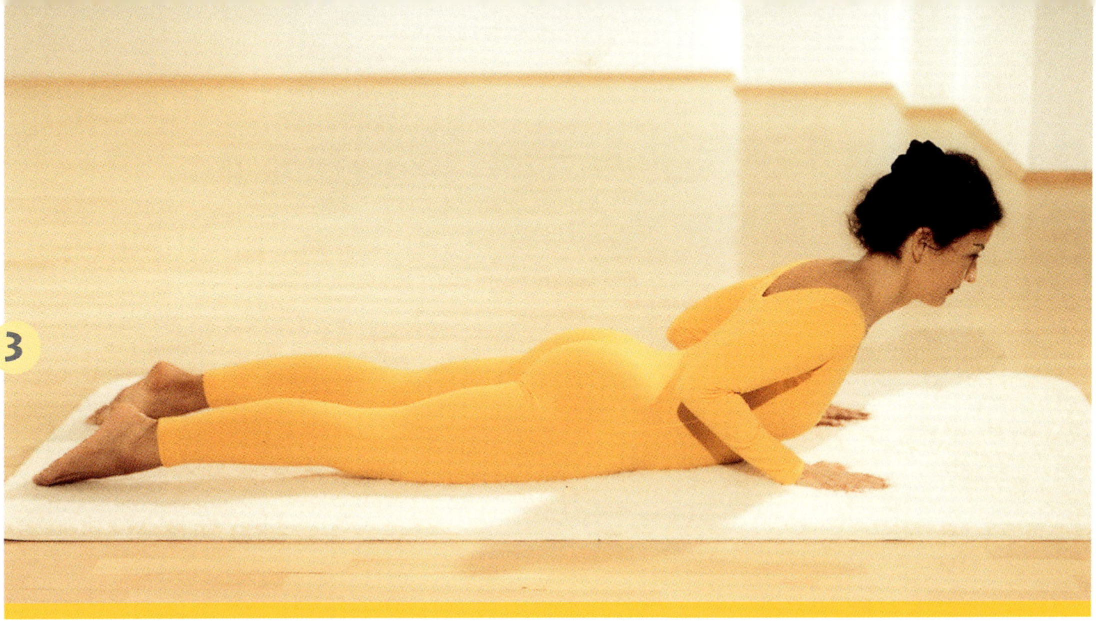

vom Boden wegstützen und gleichzeitig helfen, den Brustkorb nach vorn zu wölben.

➤ Da die Kobra die Rückenmuskeln sehr fordert, die oft verspannt und verkürzt sind, sollten Sie sie immer zuerst dynamisch im Atemrhythmus üben und dann erst in der Haltung verweilen.

➤ Die Armhaltung entscheidet, wie weit Sie Ihren Oberkörper heben können. Probieren Sie zur Vorbereitung auf das Asana folgende Varianten aus:

1 einmal mit schräg nach vorn gestreckten Armen, außerdem

2 mit angebeugten Armen und übereinander liegenden Händen.

DAS ASANA

➜ In der Bauchlage grätschen Sie die Beine leicht, so dass sich die Leisten an den Boden schmiegen können. ➜ Stellen Sie Ihre Hände seitlich neben dem Brustkorb auf und ziehen Sie die Ellenbogen zur Taille heran. ➜ Legen Sie die Stirn auf den Boden oder lassen Sie sie über dem Boden schweben, wenn der Kopf sonst steil nach vorn gekippt und unbequem liegen würde.

➜ Atmen Sie aus, und kontrahieren Sie kraftvoll die Muskeln des Beckenbodens.

3 ➜ Heben Sie einatmend den Brustkorb, ohne dass Sie sich dabei mit den Armen vom Boden wegstützen. ➜ Lassen Sie Ihre Schultern nach hinten-unten-außen sinken. Streben Sie mit Ihrem Brustbein nach vorn und oben. ➜ Heben Sie Ihren Blick etwas über die Linie des Horizonts. Achten Sie darauf, das Kinn weder zu heben noch an die Kehle zu ziehen. ➜ Dehnen Sie sich weit über den Scheitelpunkt in den Himmel.

➜ Bleiben Sie so über sich hinaus gedehnt, wenn Sie ausatmend Ihr Brustbein nach unten und innen zurückziehen und die Stirn zum Boden sinken lassen.

➜ Entspannen Sie den Beckenboden, und atmen Sie ein. Am Ende des folgenden Ausatems kontrahieren Sie erneut den Beckenboden und heben einatmend Ihren Oberkörper.

➜ Nachdem Sie etwa 6-mal im Rhythmus Ihres Atems den Oberkörper gehoben und gesenkt haben, verweilen Sie einige Atemzüge in der aufgerichteten Position und halten dabei die ganze Zeit den Beckenboden kontrahiert.

➜ Verlassen Sie die Haltung langsam und noch immer über den Scheitelpunkt gedehnt. ➜ Spüren Sie in der Bauchlage nach und beobachten Sie die Atembewegung in Ihrem Rücken.

1

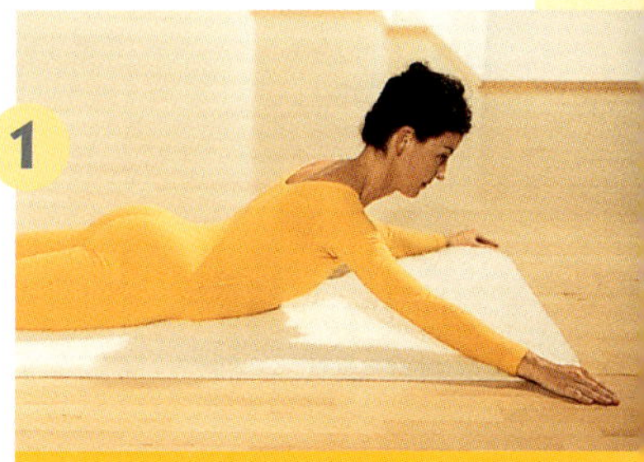

2

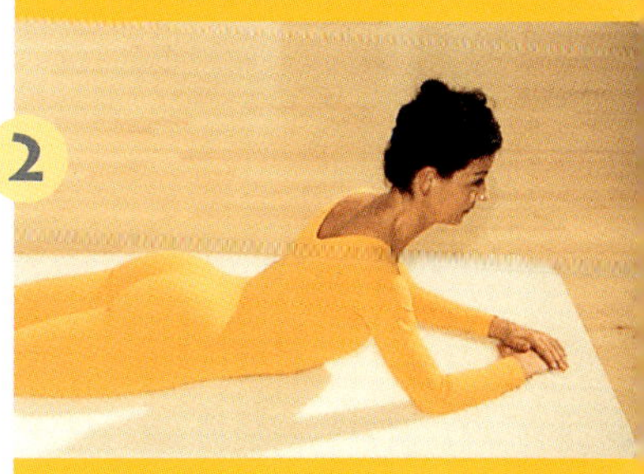

DIE VORBEUGE ÜBER BEIDE BEINE

PASHCIMOTTANASANA

Der Name der Übung setzt sich zusammen aus den Worten pashcima/ut/tan/asana. Pashcima heisst Westen: Damit ist die Rückseite des Körpers gemeint, da das Asana traditionellerweise angesichts der aufgehenden Sonne, also nach Osten gewandt, geübt wurde. Ut heisst hinauf und tan dehnen. Pashcimottanasana ist also die Haltung, in der die Rückseite des Körpers nach oben gedehnt wird.

WIRKUNG

- *Dehnung des Übergangs Kreuzbein/Lendenwirbel und des ganzen unteren Rückens*
- *intensive Dehnung der Rückseite der Beine; da die Muskulatur dort in der Regel sehr verkürzt ist, sollten Sie sie nur behutsam und mit viel Geduld dehnen*
- *Anregung der Verdauung durch die vertiefte Bauchatmung*

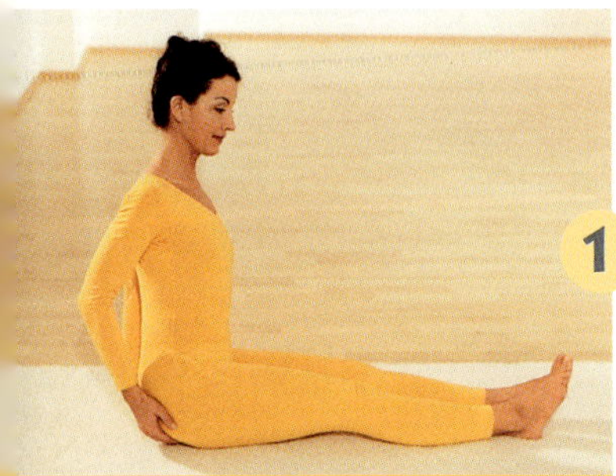
1

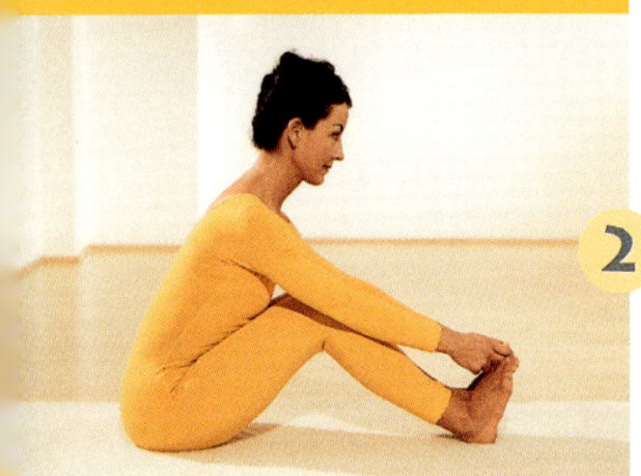
2

WANN IST VORSICHT GEBOTEN?

- *Wenn Sie eine Reizung des Ischiasnervs haben;*
- *wenn Sie akute oder starke degenerative Erkrankungen der Wirbelsäule haben (Hexenschuss, Bandscheibenvorfall, Morbus Scheuermann);*
- *wenn Sie Entzündungen im Bauchraum haben;*
- *wenn Sie erst kürzlich im Bauchraum operiert worden sind;*
- *wenn Sie im fortgeschrittenen Stadium der Schwangerschaft sind.*

DIE STRUKTUR DER HALTUNG

Aus dem Langsitz (Sitz mit ausgestreckten Beinen) wird der Rumpf mit gestreckten oder angebeugten Beinen aus den Hüftgelenken nach vorn gebeugt.

Die Wirbelsäule bleibt am Beginn der Vorbeuge ganz gestreckt, damit der untere Rücken geschützt wird. Erst wenn der Rumpf nicht weiter vorgebeugt werden kann, entspannt man die Rückenmuskeln und läßt sich – soweit es geht – über die Beine sinken. Die Arme bleiben dabei völlig passiv.

Die Beine werden, je nachdem, wie weit sie an der Rückseite gedehnt werden können, mehr oder weniger weit gestreckt. Sie sollten sie aber nicht immer nur anbeugen, um den Rumpf aufgerichtet zu halten, sondern auch mal die Arme durch einen Gurt verlängern (Seite 39), so dass wirklich die ganze Rückseite Ihres Körpers von den Fersen bis zum Hinterhaupt gedehnt werden kann.

Nacken und Kopf werden in der Verlängerung der Wirbelsäule gehalten.

Der Unterbauch bleibt immer im Kontakt mit den Oberschenkeln. Dadurch wird mit Hilfe der tiefen Atmung die Verdauung angeregt und außerdem der Rücken vor Überlastung geschützt.

DAS ASANA

1 ➜ Kommen Sie in den Langsitz mit angebeugten, aufgestellten Beinen und ziehen Sie die Gesäßhälften nach hinten und außen. ➜ Fassen Sie mit den Zeige- und Mittelfingern beider Hände die beiden großen Zehen von innen.

➜ Heben Sie mit der Kraft der Arme Ihren Brustkorb nach vorn und oben, und lassen Sie die Schultern nach hinten, unten und außen sinken. ➜ Wachsen Sie kraftvoll aus der Wirbel-

3

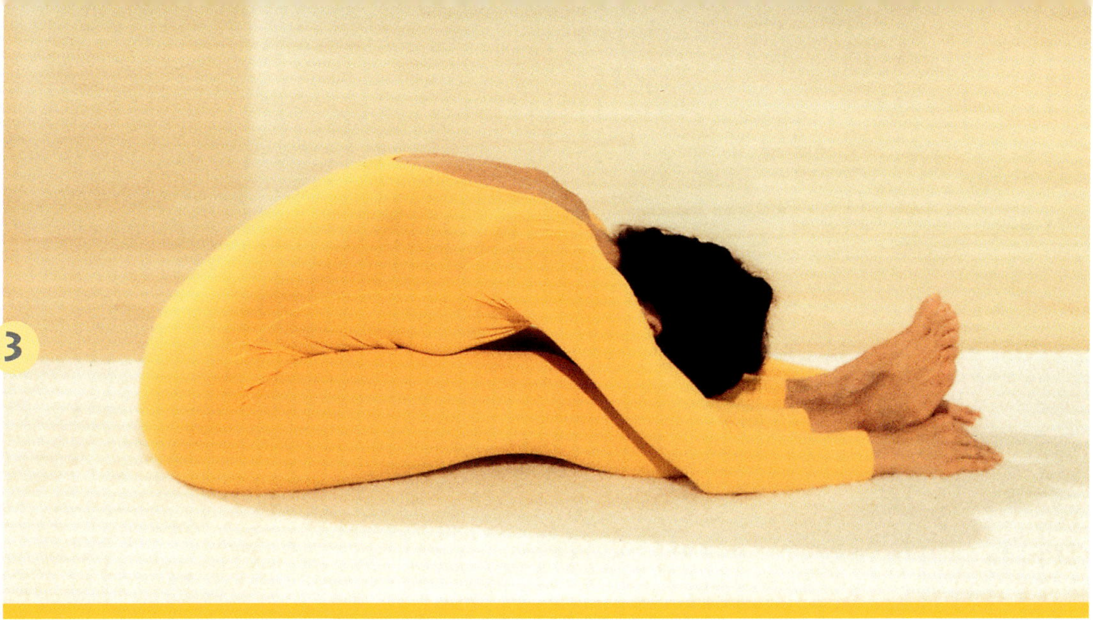

säule heraus und dehnen Sie sich über den obersten Halswirbel nach hinten und oben.

2 ➜ Lassen Sie langsam die Fersen nach vorn gleiten, und bewahren Sie dabei den Kontakt zwischen dem Bauch und den Oberschenkeln, so dass der untere Rücken gestreckt bleiben kann. ➜ Sobald sich der Bauch von den Oberschenkeln zu lösen beginnt, halten Sie inne und gehen sogar wieder einige Zentimeter zurück. ➜ Heben Sie erneut kraftvoll den Brustkorb, und halten Sie noch immer Ihre gesamte Wirbelsäule gestreckt.

➜ Atmen Sie tief und ruhig ein, so dass sich einatmend die Bauchdecke intensiv gegen Ihre Oberschenkel schmiegt. Ziehen Sie ausatmend die Bauchdecke ein. ➜ Versuchen Sie nach einigen Atemzügen, ob Sie die Beine etwas weiter dehnen können, ohne den Kontakt zwischen Bauch und Beinen zu verlieren.

3 ➜ Nachdem Sie einige Atemzüge mit geradem Rücken verweilt haben, lassen Sie entspannt den Rumpf und den Kopf über Ihre Beine sinken. ➜ Entspannen Sie Ihre Arme, so dass sie keinerlei Zug mehr ausüben, und atmen Sie ruhig und tief in Ihren gedehnten Rücken.

➜ Um die Haltung zu verlassen, beugen Sie die Beine wieder an und richten sich langsam auf.

TIPPS FÜRS ÜBEN

➤ Legen Sie sich ein Kissen oder eine zusammengefaltete Decke unter das Gesäß, wenn Sie Mühe haben, Ihr Becken aufzurichten.

4 ➤ Wenn Ihre Schultern sehr weit nach vorn kommen und Ihr oberer Rücken sich rundet, sobald Sie Ihre Füße zu fassen versuchen, dann können Sie stattdessen die Unterschenkel oder die Kniekehlen von außen umfassen oder Ihre Arme mit einem Gurt verlängern. ➜ Legen Sie dafür einen Gurt von etwa 1,50 m Länge quer über die Fußballen, und fassen Sie ihn so lang, dass Ihre Arme leicht angebeugt bleiben können. ➜ Heben Sie Ihren Brustkorb, und führen Sie die Schultern nach hinten, unten und außen, indem Sie kraftvoll am Gurt ziehen.

5 ➤ Wenn Ihr Rücken noch sehr steif ist und Sie die Beine sehr weit heranziehen müssen, um den Kontakt zwischen Bauch und Beinen zu bewahren, dann setzen Sie sich auf ein hohes festes Kissen oder Polster. ➜ Strecken Sie Ihre Beine, stützen Sie sich mit den Händen auf den Oberschenkeln ab, und lassen Sie Ihren Rumpf aus den Hüftgelenken mit seinem ganzen Gewicht und möglichst geradem Rücken nach vorn sinken.

4

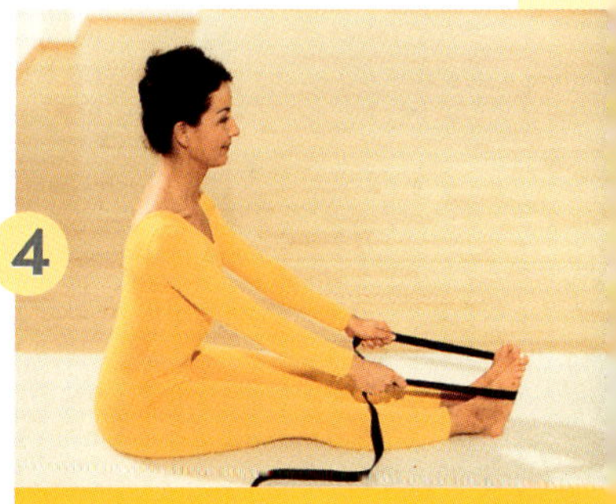

5

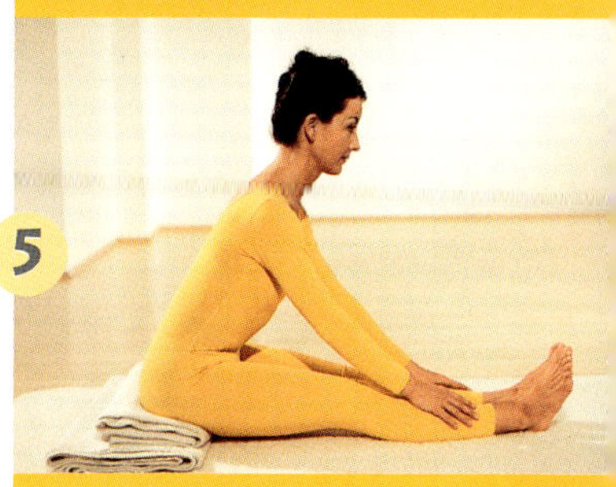

DER DREHSITZ
ARDHA MATSYENDRASANA

Matsyendranath, nach dem dieses Asana benannt ist, gilt als einer der legendären Begründer des Hatha-Yoga. Verwandelt in einen Fisch *(= Matsya)*, belauschte er den Gott Shiva, als dieser seiner Gattin die Lehre des Yoga darlegte, und brachte sie zu den Menschen.

DER DREHSITZ IST EINE DREHUNG DES RUMPFES GEGEN DAS FIXIERTE BECKEN; DABEI KANN DIE HALTUNG DER ARME UND BEINE VARIIEREN. DAS ASANA IST DEM SAGENUMWOBENEN BEGRÜNDER DES HATHA-YOGA MATSYENDRANATH GEWIDMET. NACH ALTEN TEXTEN GLEICHT ES VOR ALLEM DIE POLAREN ENERGIEN DES MENSCHEN AUS, DIE DURCH MATSYA (FISCH/WASSER) UND INDRA (FEUER) SYMBOLISIERT WERDEN.

WIRKUNG

- *Anregung der Organe des Oberbauchs und damit der Verdauung*
- *Vertiefung der Atmung, vor allem in den Flanken*
- *größere Beweglichkeit des Brustkorbs, Kräftigung der rumpfaufrichtenden Muskulatur*
- *Korrektur seitlicher Abweichungen der Wirbelsäule (Skoliose)*
- *Dehnung der tiefen Gesäßmuskulatur (Vorbeugung gegen Ischiasbeschwerden)*
- *Ausgleich der Wahrnehmung der beiden Körperseiten*

WANN IST VORSICHT GEBOTEN?

- *Wenn Sie akute Rückenbeschwerden haben (Hexenschuss, Vorfall);*
- *wenn Sie akute Ischias-Beschwerden haben;*
- *wenn Sie aufgrund von gereizten Nerven im oberen Rücken bei jeder Drehung Schmerzen haben;*
- *wenn Sie Entzündungen im Bauchraum haben;*
- *wenn Sie kürzlich im Bauchraum operiert worden sind;*
- *in der Schwangerschaft ab etwa dem 6. Monat.*

DIE STRUKTUR DER HALTUNG

Das Becken und die Wirbelsäule sind aufrichtet. Bleibt das Becken nach hinten gekippt und dadurch der Rücken leicht gekrümmt, kommt es zu einer gefährlichen Verdrehung und sehr hohen Belastung einiger Bandscheiben. Beide Gesäßhälften sind gleich stark belastet.

Die Bauchdecke ist in engem Kontakt mit dem Oberschenkel des angebeugten, aufgestellten Beins (zur »Anregung des Verdauungsfeuers«).

Die Haltung der Arme und Beine wird so gewählt, dass die Hauptmerkmale – Aufrichtung der Wirbelsäule und Kontakt zwischen Bauchdecke und Oberschenkel – ermöglicht werden.

Der Grad der Drehung hängt sehr davon ab, wie weit die tiefe Beckenmuskulatur und die Muskeln an der Rückseite der Oberschenkel gedehnt werden können. Wenn Sie über deren Dehnungsfähigkeit hinausgehen, wird sich Ihr Becken mitdrehen. Das Becken soll jedoch unbedingt stabil bleiben, damit die Drehung in der Brustwirbelsäule geschehen kann.

Die Hand hinter dem Gesäß drückt vom Boden weg, wodurch sie den Halt des Rumpfes unterstützt. Sie trägt kein Körpergewicht.

Der Schultergürtel bleibt weitestgehend stabil, das heißt, die Schultern werden nicht auf dem Brustkorb gedreht. Sie sind beide auf einer Höhe und sinken entspannt nach hinten-unten-außen.

Der Kopf wird nur wenig mitgedreht, so dass das Kinn über dem Brustbein bleibt.

TIPPS FÜRS ÜBEN

➤ Wenn es Ihnen nicht möglich sein sollte, Ihr Becken auf dem flachen Boden aufzurichten, dann legen Sie sich unbedingt eine zusammengefaltete Decke oder ein flaches (Keil-)Kissen unter das Gesäß, oder üben Sie die Drehung auf einem Stuhl.

➤ Beginnen Sie mit dem ersten Übungsschritt. Wenn Sie merken, dass Sie Spielraum haben, gehen Sie weiter zur nächsten, etwas anspruchsvolleren Variation des Drehsitzes. Achten Sie auf jeden Fall darauf, dass Ihr Atem frei und unbehindert fließen kann.

DIE VORBEREITUNG

ERSTER SCHRITT

➜ Kommen Sie in den Langsitz und ziehen Sie die Gesäßhälften nach hinten und außen. ➜ Beugen Sie das linke Bein an und stellen Sie Ihren linken Fuß an die Innenseite des rechten Knies oder Unterschenkels. ➜ Legen Sie Ihre Hände gefaltet um das linke Knie, richten Sie sich mit der Kraft der Arme auf und heben Sie den Brustkorb.

1 ➜ Legen Sie die rechte Ellenbogenbeuge um das linke Knie. Stellen Sie die linke Hand mit den Fingerspitzen hinter dem Gesäß auf. ➜ Beginnen Sie, sich im unteren Rücken nach links zu drehen. Lassen Sie die Drehung langsam Wirbel um Wirbel aufsteigen, so dass Ihr Brustkorb – nicht die Schultern und nicht der Kopf – sich gegen das Becken dreht. ➜ Beide Schultern sind in einer Höhe, und beide Gesäßhälften bewahren einen guten Bodenkontakt.

➜ Wachsen Sie mit jedem Einatem vom Becken heraus nach oben. Mit jedem Ausatem entspannen Sie sich innerlich und verstärken eventuell etwas die Drehung.

Verweilen Sie eine Reihe von Atemzügen mit diesem kleinen Pulsieren zwischen Aufrichtung und Drehung.

➜ Kommen Sie dann behutsam zur Mitte zurück, beugen Sie auch das rechte Bein an, umfangen Sie beide Beine, und lassen Sie die Stirn auf die Knie oder Unterarme sinken.

Wiederholen Sie die Haltung, indem Sie das rechte Bein aufstellen und sich nach rechts drehen.

ZWEITER SCHRITT

2 ➜ … wie oben, nur dass Sie jetzt den linken Fuß außen neben Ihr rechtes Knie oder Ihren Unterschenkel stellen. Je weiter Ihr Fuß vom Körper entfernt ist, desto leichter wird es Ihnen fallen, Ihr Becken aufzurichten. Probieren Sie aus, wo Sie Ihren Fuß optimal platzieren. ➜ Achten Sie darauf, dass Sie mit der ganzen linken Fußsohle im Bodenkontakt bleiben.

DRITTER SCHRITT

3 ➜ … wie zweiter Schritt, nur dass Sie jetzt noch das rechte Bein so anbeugen, dass der Fuß an der linken Gesäßhälfte liegt. ➜ Achten Sie besonders darauf, dass Ihre rechte Gesäßhälfte nicht den Kontakt zum Boden verliert. Sollte sie sich vom Boden lösen, strecken Sie Ihr rechtes Bein wieder aus. ➜ Üben Sie diese Variante zuerst mit einem flachen Kissen oder einer zusammengefalteten Decke unter dem Gesäß, damit Sie Ihr Becken mühelos aufrichten können. Dadurch wird es auch Ihrem Rücken leichter fallen, gerade zu bleiben, und Sie werden Ihre Wirbelsäule in der Drehung besser dehnen können.

1

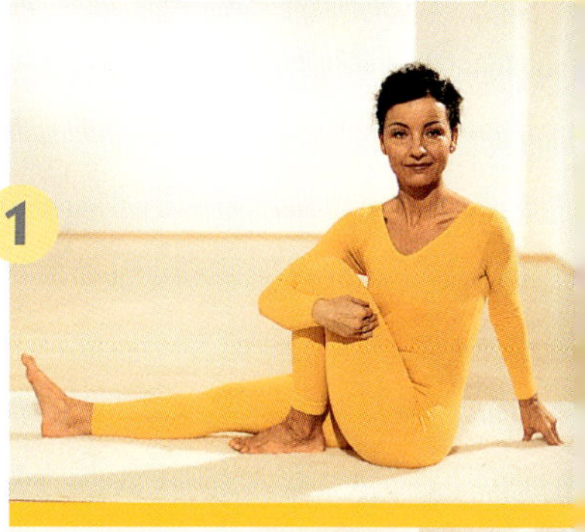

2

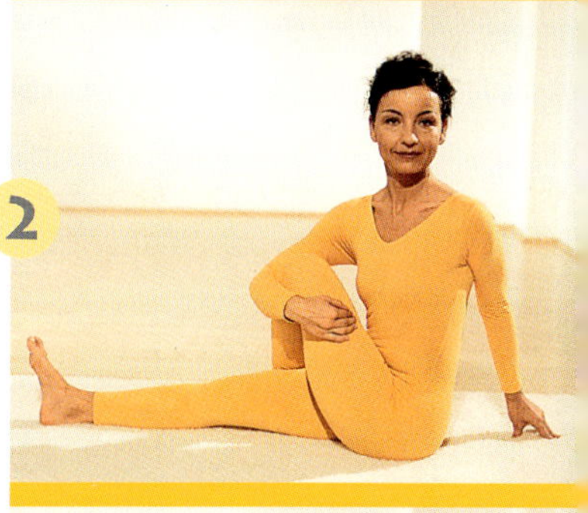

3

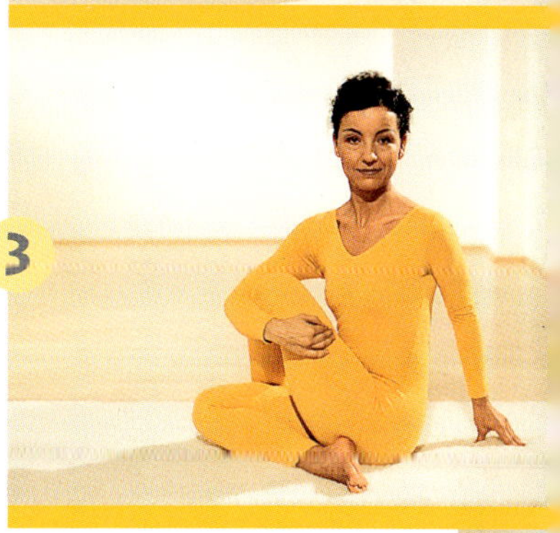

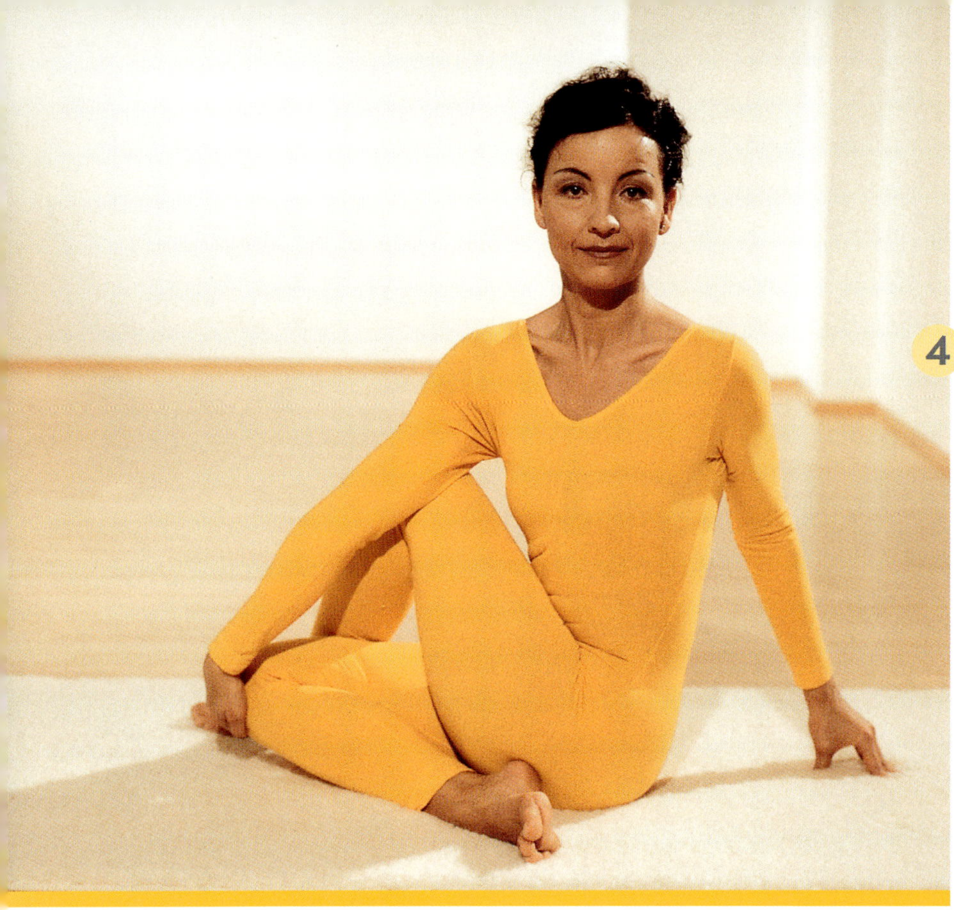

4

DAS ASANA

➜ Beugen Sie Ihr rechtes Bein so an, dass der rechte Fuß an der linken Gesäßhälfte liegt und das rechte Knie sich vor der Mitte des Körpers befindet. ➜ Beugen Sie das linke Bein an, und stellen Sie den linken Fuß außen neben das rechte Knie. ➜ Ziehen Sie die Gesäßhälften nach hinten und außen. ➜ Legen Sie die Hände um das linke Knie. Richten Sie sich aus der Kraft der Arme auf, und heben Sie den Brustkorb. ➜ Heben Sie den rechten Arm in die Senkrechte, und dehnen Sie sich weit nach oben.

4 ➜ Drehen Sie den Rumpf nach links, und führen Sie den rechten Arm an der Außenseite des linken Beines vorbei. Greifen Sie mit der rechten Hand die Innenkante Ihres linken Fußes oder Knöchels oder um das rechte Knie. ➜ Stellen Sie Ihre linke Hand hinter dem Gesäß auf, oder legen Sie den Unterarm quer über den Rücken, so dass die linke Hand zur rechten Hüfte strebt.

➜ Wachsen Sie mit jedem Einatem aus dem Becken heraus nach oben. Mit jedem Ausatem entspannen Sie sich innerlich und verstärken eventuell etwas die Drehung.

Verweilen Sie eine Reihe von Atemzügen mit diesem kleinen Pulsieren zwischen Aufrichtung und Drehung. ➜ Kommen Sie dann behutsam zur Mitte zurück, beugen Sie auch das rechte Bein an, umfangen Sie beide Beine und lassen Sie die Stirn auf die Knie oder Unterarme sinken.

Wiederholen Sie die Haltung, indem Sie das rechte Bein aufstellen und sich nach rechts drehen.

VARIANTE
DREHSITZ AUF EINEM STUHL

Sie brauchen einen Stuhl mit Rückenlehne, aber ohne Armlehnen.

➜ Setzen Sie sich quer zur Sitzfläche, mit der linken Außenseite Ihres Körpers dicht an der Rückenlehne. ➜ Drücken Sie mit den Sitzbeinhöckern kräftig gegen die Sitzfläche, so dass Sie sich entlang der Körperachse aufrichten.

➜ Drehen Sie sich nach links und umfassen Sie mit beiden Händen die Rückenlehne an den Seiten. Verstärken Sie dann die Drehung, indem Sie mit dem linken Arm die Lehne zu sich heranziehen und mit dem rechten von sich weg drücken. ➜ Achten Sie darauf, dass Ihr Becken sich nicht mitdreht und dass Ihre Schultern beide auf einer Höhe bleiben.

Verweilen Sie einige tiefe Atemzüge lang in dieser Haltung. Wiederholen Sie sie, indem Sie sich andersherum setzen und nun nach rechts drehen.

DIE SCHULTERBRÜCKE

SETU BANDHA ODER DVI PADA PITHAM

DIE SCHULTERBRÜCKE IST EINE RÜCKBEUGE AUS DER RÜCKENLAGE, DIE BEINE SIND DABEI ANGEBEUGT UND AUFGESTELLT. SIE IST EINE BASISHALTUNG UND LÄSST SICH INDIVIDUELL VARIIEREN, JE NACH DEM, OB SIE DEN OBEREN RÜCKEN, DEN UNTEREN RÜCKEN ODER DIE BEINE BESONDERS KRÄFTIGEN MÖCHTEN.

WIRKUNG

- *Beweglichmachen der Wirbelsäule in ihrer ganzen Länge und des Brustkorbs*
- *Kräftigung der rumpfaufrichtenden Muskulatur, vor allem im Lendenbereich*
- *Kräftigung der Muskeln des Beckenbodens*
- *Kräftigung der Muskelschlingen, die die Beine im Stand stabilisieren*
- *sanfte Dehnung des Nackens (Entstauchung, die zu Entspannung führt)*
- *Dehnung der Vorderseite des Körpers, insbesondere der Leisten*
- *sanfte Umkehrhaltung: entstaut die Blutgefäße des Beckenbodens*
- *Stärkung der Bauchatmung*

Bei den Varianten mit den Armen in der Verlängerung des Körpers:

- *Dehnung der Brustmuskulatur*
- *Dehnung der Achseln*
- *Streckung der Brustwirbelsäule*

WANN IST VORSICHT GEBOTEN?

- *Wenn Sie stark erhöhten Blutdruck haben;*
- *wenn Sie unter erhöhtem Augeninnendruck oder der Gefahr der Netzhautablösung leiden;*
- *wenn Sie (eine Neigung zu) Grauen Star haben;*
- *wenn Sie unter Ohrensausen (Tinnitus) leiden;*
- *wenn Sie öfter Schwindelanfälle haben;*
- *wenn Sie Kopfschmerzen oder Migräne haben;*
- *wenn Sie Entzündungen im Kopf (Zähne, Nebenhöhlen, Ohren) haben;*
- *wenn Sie eine Neigung zur Bildung von Blutgerinnseln haben, zum Beispiel als Folge von arteriellen Verschlusskrankheiten und Embolien (insbesondere in den Beinen);*
- *wenn Sie akute oder starke degenerative oder entzündliche Erscheinungen im Bereich der Halswirbelsäule (HWS-Syndrom, Schleudertrauma) haben. Nach deren Abklingen beginnen Sie behutsam zu üben, indem Sie ganz allmählich das Becken mehr und mehr heben und so die Halswirbelsäule mehr und mehr dehnen.*

DIE STRUKTUR DER HALTUNG

In der Rückenlage sind die Beine angebeugt und die Füße etwa 30 cm vor dem Becken aufgestellt. Füße und Beine stehen parallel zueinander und hüftgelenkbreit voneinander entfernt. Bei vielen Menschen besteht aufgrund von Ungleichgewichten in der Kraft der Beinmuskeln die Tendenz, dass sich die Füße nach außen drehen und die Knie zu den Seiten ausweichen, sobald sich das Becken vom Boden löst. Behalten Sie die parallelen Kraftlinien der Beine bei, da Sie sonst Knie und Fußgewölbe fehlbelasten.

Die Wirbelsäule wird in der Haltung mehr oder weniger gebogen. Um die Lendenwirbelsäule nicht

Die Schulterbrücke ist eine Universalübung, die für die Kräftigung des oberen und unteren Rückens und der Beine ebenso effektiv ist wie zur Entspannung des Nackens. Sie gilt als Basisübung schlechthin!

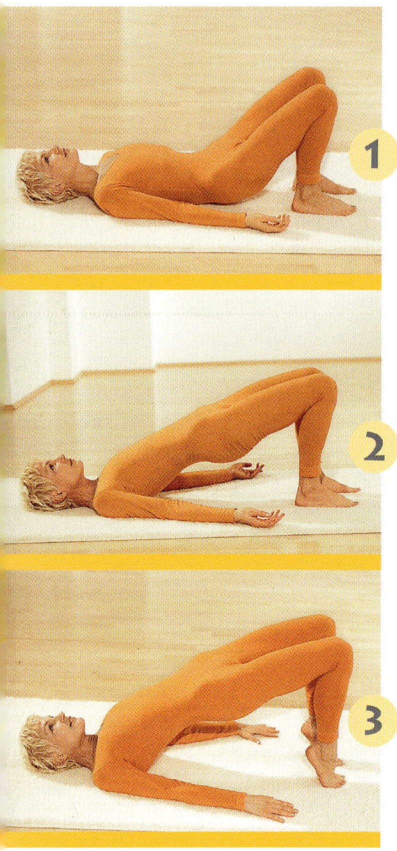

zu stauchen, vermeiden Sie, ins Hohlkreuz zu gehen, indem Sie den Beckenboden kraftvoll kontrahieren.

Das Körpergewicht wird bei allen Varianten vom Schultergürtel, der Rücken- und Gesäßmuskulatur und den Beinen getragen. Der Nacken und der Kopf werden nicht belastet. Schultern und Nacken bleiben so entspannt wie möglich.

Die Arme ruhen neben dem Körper oder liegen in der Verlängerung des Körpers am Boden.

➤ Ein Tipp: Üben Sie auf einer weichen, aber nicht nachgiebigen Unterlage.

DIE VORBEREITUNG

DYNAMISCHE SCHULTERBRÜCKE

→ In der Rückenlage stellen Sie die Füße hüftgelenkbreit und parallel auf. → Kontrahieren Sie am Ende eines Ausatems leicht den Beckenboden. → Heben Sie einatmend das Becken und den Rücken. Führen Sie gleichzeitig Ihre Arme über oben nach hinten in die Verlängerung des Körpers. → Spüren Sie die angenehme Dehnung im Nacken.

→ Legen Sie ausatmend zuerst den Rücken Wirbel für Wirbel zum Boden ab. → Sobald das Becken aufliegt, führen Sie Ihre Arme mit dem restlichen Ausatem zurück neben den Körper.

Wiederholen Sie diese Bewegung einige Male und synchronisieren Sie Atem und Bewegung. Achten Sie darauf, dass Sie zu Ende eingeatmet haben, wenn das Becken ganz gehoben ist und die Arme hinter dem Körper auf dem Boden liegen, und dass Sie ganz ausgeatmet haben, wenn Sie wieder in der Ausgangsstellung ankommen.

DAS ASANA

STÄRKUNG DES UNTEREN RÜCKENS UND DEHNUNG DER LEISTEN

→ In der Rückenlage stellen Sie die Füße hüftgelenkbreit parallel auf. → Atmen Sie aus und kontrahieren Sie am Ende des Ausatems kraftvoll die Muskeln des Beckenbodens. Schmiegen Sie die Rückseite Ihrer Taille an den Boden.

1 → Heben Sie einatmend langsam das Steißbein, das Kreuzbein und damit das Becken vom Boden. Halten Sie dabei die Kontraktion des Beckenbodens. → Lassen Sie Ihren Bauch ausatmend Richtung Wirbelsäule sinken und den unteren Rücken durchhängen wie eine Hängebrücke.

2 → Streben Sie mit den Knien nach vorn und oben, so dass sich Ihr Rücken Wirbel um Wirbel von der Unterlage löst, bis eine schiefe Ebene zwischen den Knien und den Schultern entsteht. → Schmiegen Sie die Großzehenballen fest an den Boden. Ziehen Sie Ihre Knie etwas zusammen, so dass Füße und Beine parallel bleiben. *

→ Ihr Gewicht ruht nun auf den Füßen und den Schultern. Nacken und Schultern können ganz entspannt bleiben. Die Arme liegen neben dem Körper.

Verweilen Sie in der Haltung und atmen Sie ruhig weiter. → Halten Sie die ganze Zeit den Beckenboden kraftvoll kontrahiert, da sonst das Becken kippt und Sie ins Hohlkreuz kommen. Versuchen Sie, die untere, kleine Beckenöffnung immer weiter nach oben zu drehen.

3 → Um die Haltung zu verlassen, heben Sie die Fersen so hoch, wie Sie können. → Rollen Sie ausatmend Rücken und Becken Wirbel um

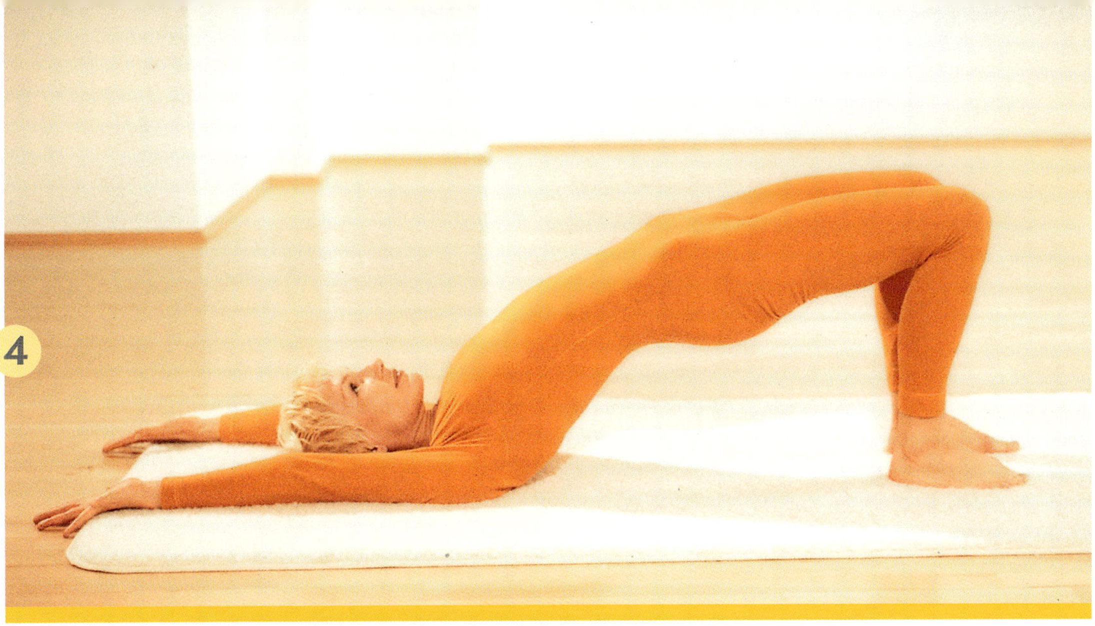

4

Wirbel zum Boden zurück. ➜ Sobald das Becken aufliegt, entspannen Sie den Beckenboden. Lassen Sie ein Bein nach dem anderen nach unten gleiten. ➜ Spüren Sie in der Rückenlage nach. Beobachten Sie, wie Ihr unterer Rücken aufliegt und wie Sie sich im Becken und in den Beinen wahrnehmen.

STRECKUNG DES OBEREN RÜCKENS UND DEHNUNG DES NACKENS

4 Gehen Sie in die Haltung, wie bis zum * (Seite 82, 2) beschrieben. ➜ Führen Sie dann die Arme gedehnt über oben nach hinten in die Verlängerung des Körpers. Legen Sie sie möglichst gestreckt ab. ➜ Halten Sie die Schultern weit entfernt von den Ohren. Heben Sie das Brustbein Richtung Kinn. ➜ Halten Sie den Beckenboden weiterhin kraftvoll kontrahiert, damit Sie nicht ins hohle Kreuz gezogen werden.

➜ Lassen Sie ausatmend das Brustbein ein wenig sinken, um es einatmend erneut zu heben. Fahren Sie fort, Ihr Brustbein im Rhythmus Ihres Atems zu heben und zu senken.

➜ Um die Haltung zu verlassen, heben Sie die Fersen und rollen Ihren Rücken Wirbel um Wirbel zum Boden ab. ➜ Dehnen Sie sich dabei weit über die Fingerspitzen in den Raum hinter sich. ➜ Wenn das Becken wieder aufliegt, entspannen Sie den Beckenboden und führen die Arme zurück neben den Körper. ➜ Spüren Sie in der Rückenlage nach.

VARIATIONEN

Wenn Ihre Rückenmuskulatur und Ihr Beckenboden kräftiger werden, können Sie durch verschiedene Beinhaltungen diese Muskeln noch stärker fordern. Wenn Ihr Becken absinkt, sobald Sie einen Fuß vom Boden lösen, ist es jedoch noch zu früh für diese kraftvollen Varianten.

Ausgangshaltung ist die Schulterbrücke zur Stärkung des unteren Rückens und zur Dehnung der Leisten.

5 ➤ Legen Sie den linken Außenknöchel auf das rechte Knie beziehungsweise den rechten Außenknöchel auf das linke Knie.

➤ Strecken Sie ein Bein parallel zum Boden aus.

➤ Heben Sie ein Bein in die Senkrechte.

Achten Sie bei allen Varianten darauf, dass Ihr Becken auf der Seite, auf der Sie das Bein heben, nicht absinkt. Um das zu verhindern, drücken Sie kraftvoll mit dem Fuß gegen den Boden.

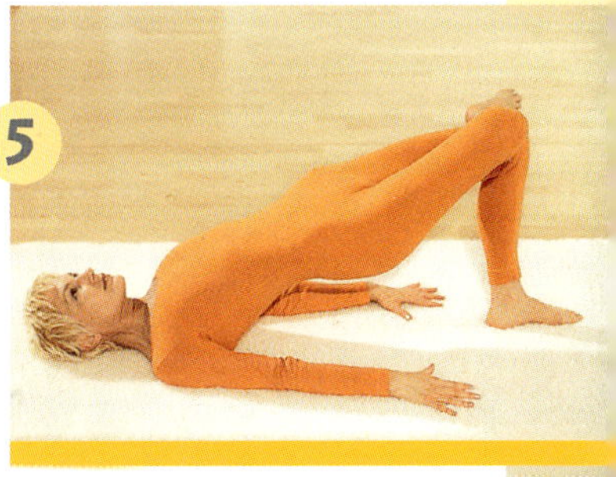

5

DER SCHULTERSTAND
VIPARITA KARANI MUDRA

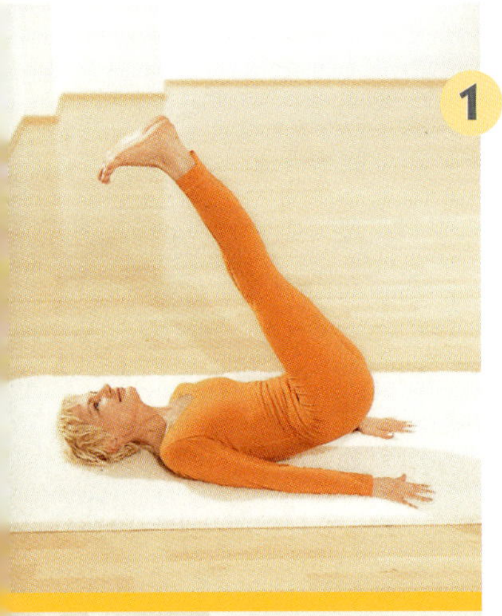

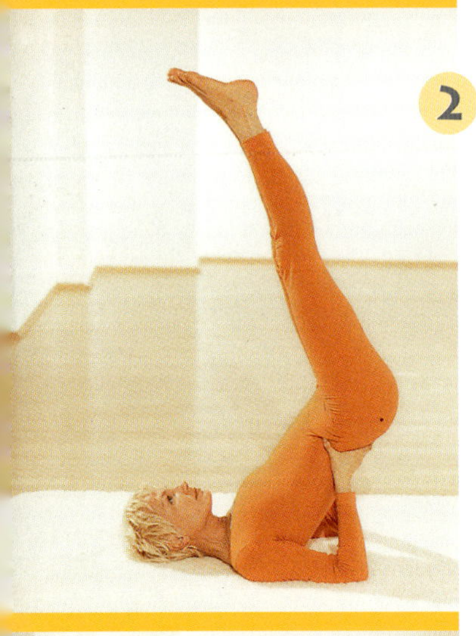

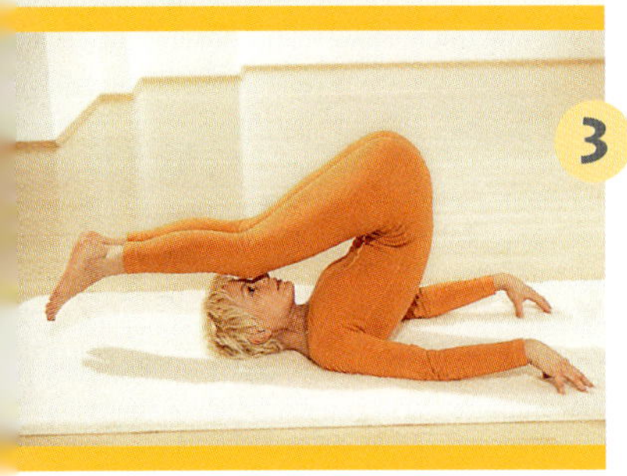

VIPARITA HEISST »NACH INNEN GEKEHRT, UMGEKEHRT«, KARANI »FORM«. VIPARITA KARANI MEINT ALSO EINE FORM, IN DER MAN SICH IN SICH ZURÜCKZIEHT ODER IN DIE UMKEHR BEGIBT. UNTER DIESEM NAMEN WERDEN IM YOGA ALLE HALTUNGEN ZUSAMMENGEFASST, IN DENEN SICH DER KOPF TIEFER ALS DER NABEL BEFINDET.

WIRKUNG

- ➤ *Anregung der Atmung im Oberbauch und dadurch Anregung der Verdauung und der Ausscheidung*
- ➤ *ansonsten wie beim Kopfstand, Seite 86*
- ➤ *Umkehrhaltungen während der Monatsblutung siehe ebenfalls beim Kopfstand*

WANN IST VORSICHT GEBOTEN?

➤ *Es gelten dieselben Vorsichtsregeln wie beim Kopfstand, Seite 86.*

➤ *Wenn Sie akute oder starke degenerative oder entzündliche Beschwerden im Bereich der Halswirbelsäule (HWS-Syndrom, Schleudertrauma) haben. Nach deren Abklingen üben Sie vorsichtshalber ausschließlich mit einer zusammengefalteten Decke unter dem Schultergürtel.*

DIE STRUKTUR DER HALTUNG

Der Nabel und damit auch das Becken und die Beine befinden sich höher als der Kopf.

Das Gewicht des Körpers ruht auf den Schulterblättern und den Oberarmen.

TIPPS FÜRS ÜBEN

➤ Wie weit Rumpf und Beine gehoben werden, sollte ganz fein den Erfordernissen des Körpers angepasst werden. Eine zusammengefaltete Decke unter den Schultern hilft bei weiterer Aufrichtung, eine Überdehnung des Nackens zu vermeiden.

➤ Langsames, behutsames und wiederholtes Üben hilft, Blutdruckschwankungen (sofern sie nicht zu stark sind) mit der Zeit auszugleichen.

DAS ASANA
... IN DER SCHRÄGE

1 ➜ Ziehen Sie in der Rückenlage ein Bein nach dem anderen an den Bauch. ➜ Legen Sie Ihre Arme dicht neben den Körper und drehen Sie die Handflächen zum Boden. ➜ Strecken Sie beide Beine nach hinten und oben aus, und drücken Sie gleichzeitig mit den Armen gegen den Boden. Wenn sich trotz der Gewichtsverlagerung der Beine Ihr Gesäß nicht mühelos vom Boden löst, versuchen Sie es nicht mit Schwung, sondern wählen Sie stattdessen eine der Variationen!

2 ➜ Ansonsten bringen Sie Rumpf und Beine in die Schräge, so dass sie ungefähr einen 90-Grad-Winkel bilden. ➜ Stützen Sie sich mit den Händen im Rücken in Höhe des Beckens ab. Ziehen Sie Ihre Ellenbogen und Schulterblätter zusammen. ➜ Streben Sie mit dem Brustbein zum Kinn, und strecken Sie Ihren Rücken, so dass die Wirbelsäule lang und gerade werden kann.

3 ➜ Wenn Sie die Haltung verlassen wollen, lassen Sie zuerst die Knie zur Stirn sinken, stellen dann die Fingerkuppen auf und rollen Ihren Rücken langsam zum Boden zurück. Benutzen Sie Ihre Beine als Gegengewicht, damit Sie

4

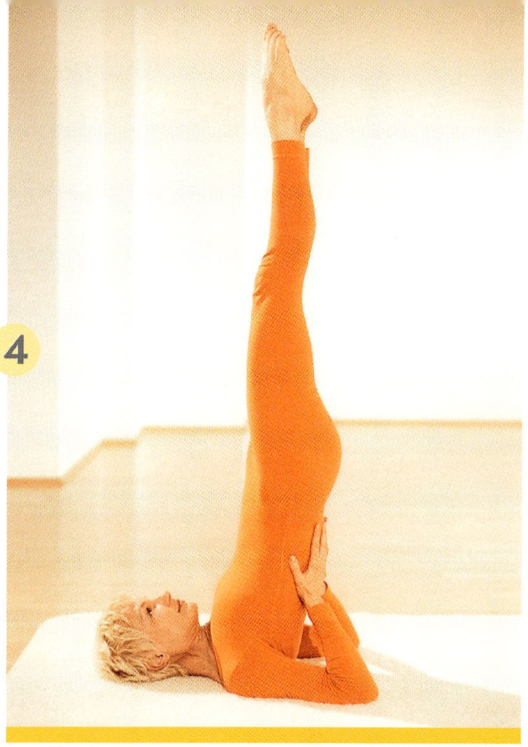

nicht plötzlich mit dem Becken heruntersacken! ➜ Damit der Nacken lang bleibt, heben Sie Ihren Kopf und folgen mit der Stirn den Knien, während Sie den Rücken abrollen. ➜ Sobald das Becken Bodenkontakt hat, nehmen Sie den Kopf in beide Hände und legen ihn zum Boden zurück.

… IN DER SENKRECHTEN
SALAMBA SARVANGASANA

4 ➜ Kommen Sie in die Umkehrhaltung mit den Beinen in der Schräge. Stützen Sie sich mit den Händen an den unteren Rippen ab. ➜ Heben Sie Ihr Becken und die Beine so weit wie möglich in die Senkrechte. ➜ Ziehen Sie die Schulterblätter und Ellenbogen zusammen. Streben Sie mit dem Brustbein zum Kinn, damit sich der obere Rücken noch etwas mehr strecken kann. ➜ Lassen Sie Ihre Füße entweder entspannt, oder streben Sie über die Fersen nach oben, wodurch die ganze Rückseite der Beine gedehnt wird.

➜ Um die Haltung zu verlassen, bringen Sie Ihre Beine wieder in die Schräge und rollen – wie oben beschrieben – behutsam den Rücken ab.

VARIATIONEN

Wenn Ihnen der Schulterstand noch Mühe macht, dann üben Sie zunächst diese einfachen Varianten. Die Umkehrhaltung an der Wand können Sie auch dann üben, wenn Ihr Blutdruck etwas erhöht ist.

AN DER WAND

5 ➜ Legen Sie sich dicht neben einer Wand auf die Seite, mit dem Becken auf einer zusammengefalteten Decke. ➜ Drehen Sie sich auf den Rücken, und strecken Sie die Beine senkrecht an der Wand hoch. ➜ Legen Sie die Arme neben den Körper oder um den Kopf.

Verweilen Sie so und entspannen Sie in die Dehnung an der Rückseite der Beine.

➜ Um die Haltung zu verlassen, rollen Sie sich auf die Seite und verweilen so noch einen Moment.

MIT DEN FÜSSEN AN DER WAND

6 ➜ In die Umkehrhaltung an der Wand beugen Sie Ihre Beine an und stellen die Füße an die Wand. ➜ Wandern Sie an der Wand hoch, wodurch das Becken sich hebt. Gehen Sie so weit nach oben, wie es für Sie angenehm ist.

➜ Um die Haltung zu verlassen, wandern Sie mit den Füßen nach unten, bis Ihr Becken wieder aufliegt. Rollen Sie zur Seite und bleiben Sie noch ein wenig in der Seitlage.

AUSGLEICHSHALTUNG

➜ Machen Sie zum Ausgleich immer eine Schulterbrücke (Seite 81), in der Sie einige Atemzüge lang verweilen, bevor Sie in die Rückenlage kommen und die Beine ausstrecken.

5

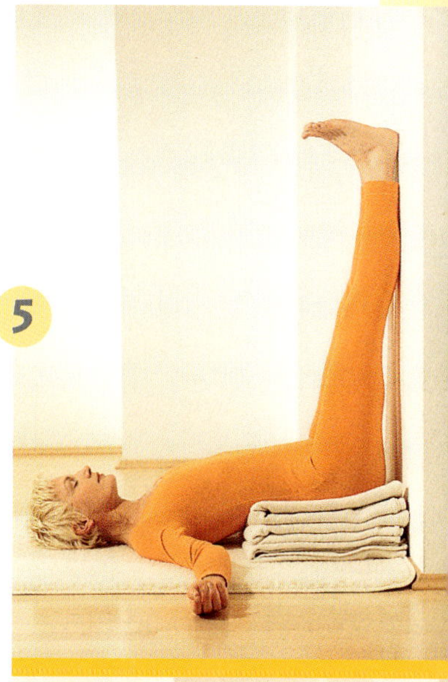

6

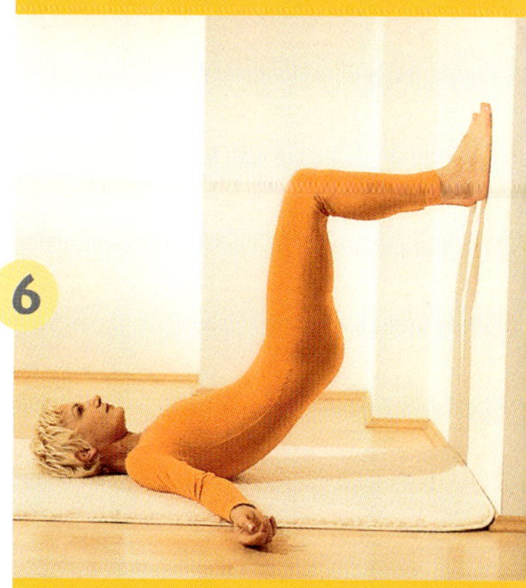

DER KOPFSTAND
SHIRSHASANA

Der Kopfstand gilt als der »Vater« aller Hatha-Yoga-Körperhaltungen. Im Westen wird er neben dem Lotossitz als Sinnbild des Yoga angesehen.

WIRKUNG

- *Umkehrung und dadurch Entlastung des gesamten Blutkreislaufs und des Herzens*
- *Entstauung der Beine und des Beckenbodens von venösem Blut und Lymphe*
- *Anstieg des hydrostatischen Drucks in den Venen des Kopfes, da die Wände dieser Gefäße dehnbar sind; dadurch kommt es auch anfangs zu einer Rötung des Gesichts*
- *verbesserte Durchblutung des Kopfes, und zwar der Organe (etwa der Augen), der Schleimhäute und der Haut. Das Gehirn hingegen muss vor einer zu starken Durchblutung geschützt werden, weswegen die arteriellen Gefäße im Kopf über ihre Muskulatur sehr schnell ihren Durchmesser regulieren*
- *gute Durchlüftung und Durchblutung der Lungenspitzen*
- *Beruhigung des Geistes, da Erregung und Nervosität abklingen*
- *Hilfe bei Ein- und Durchschlafstörungen, vor allem wenn der Kopfstand direkt vor dem Schlafengehen geübt wird*
- *stärkt das Selbstvertrauen und die Fähigkeit der Selbsteinschätzung*

Die Welt einmal aus einer ganz neuen Perspektive zu sehen und alles »auf den Kopf zu stellen« – das erfrischt unseren Geist und hält ihn jung und beweglich.

WANN IST VORSICHT GEBOTEN?

- *Wenn Sie einen gravierend zu tiefen oder zu hohen Blutdruck haben;*
- *wenn Ihr Augeninnendruck erhöht ist, wenn Sie unter Grauem Star oder Netzhautablösung leiden;*
- *wenn Sie unter Ohrensausen (Tinnitus) leiden;*
- *wenn Sie öfter Schwindelanfälle haben;*
- *wenn Sie Kopfschmerzen oder Migräne haben;*
- *wenn Sie Entzündungen im Kopf (Zähne, Nebenhöhlen, Ohren) haben;*
- *wenn Sie eine Neigung zur Bildung von Blutgerinnseln haben, zum Beispiel als Folge von arteriellen Verschlusskrankheiten und Embolien (besonders in den Beinen);*
- *nach einem Zwerchfellbruch;*
- *wenn Sie auf die Brustatmung angewiesen sind (zum Beispiel bei Asthma);*
- *wenn Sie akute oder starke degenerative oder entzündliche Erscheinungen im Bereich der Halswirbelsäule (HWS-Syndrom, Schleudertrauma) haben;*
- *wenn Sie Ihre Brustwirbelsäule nicht strecken können (wegen eines Rundrückens oder einer Versteifung des Rückgrats). Dann ist es sinnvoll, erst einmal die Hund-Haltung (Seite 96) und andere Haltungen und Bewegungen zu üben, die den oberen Rücken beweglicher machen;*
- *wenn Sie schwanger sind, vor allem in den letzten Monaten, da es immer wieder einmal passiert, dass das Kind sich in der Umkehrhaltung wieder zurückdreht und so in die Steißlage kommt.*

Während der Monatsblutung

Viele Frauen empfinden Umkehrhaltungen als ausgleichend und entspannend bei Menstruationsbeschwerden, vor allem wenn ihre Gebärmutter leicht nach hinten geknickt ist. Das gilt für die Zeit

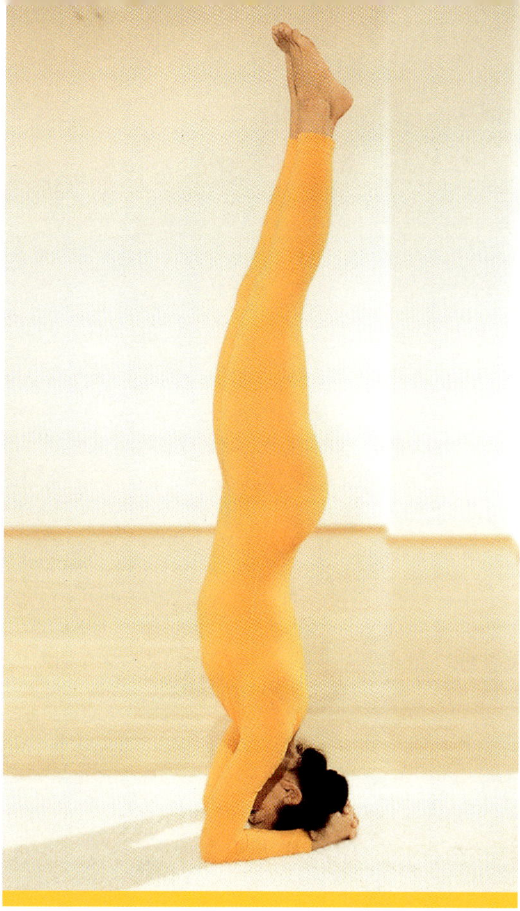

des Eisprungs ebenso wie für das Prämenstruelle Syndrom (das oft mit einen Gefühl starker innerer Anspannung und Fülle im Unterleib einhergeht) und für Schmerzen während der Blutung.

➤ *Manchen Frauen bekommen Umkehrhaltungen während ihrer Blutung gar nicht gut, weil sich zum Beispiel die Blutung verstärkt. Probieren Sie also aus, wie Ihr Körper reagiert und was ihm entspricht.*

➤ *Eine klare Gegenanzeige für Umkehrhaltungen während der Menstruation ist, wenn Sie an Endometriose leiden.*

TIPPS FÜRS ÜBEN

Der Kopfstand wird heute in vielen Schulen so geübt, dass der Kopf zwar Bodenkontakt hat, aber möglichst wenig Last trägt. Trägt er größere Teile der Körperlast, ist es nämlich fast nicht zu vermeiden, dass die Halswirbelsäule gestaucht wird. Da sie oft geschädigt und ohnehin eigentlich nicht geeignet ist, viel Gewicht zu tragen, sollen durch die Übungsschritte der Schultergürtel und die Arme so gekräftigt werden, dass sie die Halswirbelsäule entlasten können.

➤ Es gibt verschiedene Methoden, in den Kopfstand zu gelangen. Mit der folgenden Version können Sie ihn Schritt für Schritt erlernen. Kein Schritt darf übersprungen werden. Das gilt besonders für den zweiten, denn der dritte Schritt kann erst dann erfolgen, wenn Sie körperlich dazu in der Lage sind. Aber schon bei den ersten Schritten werden Sie von der Wirkung der Umkehrhaltung profitieren, egal wie weit Sie die Beine heben.

➤ *Gehen Sie auf Nummer Sicher:* Versuchen Sie bei jedem Übungsschritt, ob Sie noch den Kopf heben können, wenn Sie mit Unterarmen und Ellenbogen gegen den Boden drücken. So wird zum einen die Halswirbelsäule entlastet, und zum anderen verhindert dieser Druck, dass Sie nach hinten auf den Rücken fallen. Der Druck der Unterarme gegen den Boden bewirkt, dass Sie stattdessen mit den Füße aufkommen! Die Gefahr, auf den Rücken zu fallen, besteht vor allem dann, wenn der Rücken nicht gerade ist oder nicht gerade gehalten werden kann, sondern sich in den Raum rundet. Er befindet sich dann nicht in der Schwerkraftlinie. Das Gleichgewicht ist in einem solchen Fall nur sehr schwer zu halten, und es ist fast nicht möglich, den Nacken gedehnt zu lassen.

➤ Achten Sie darauf, dass Sie in jedem Übungsschritt ruhig weiteratmen können. Sollte Ihr Atem stocken oder Ihnen das Atmen schwerfallen, vermindern Sie die Anstregung.

➤ Benutzen Sie eine rutschfeste Unterlage für die Füße. Legen Sie sich eine rechteckig zusammengefaltete, flache Decke unter Kopf und Unterarme.

Beim Kopfstand ist es wichtig, dass sich der Körper genau in der Schwerkraftlinie befindet. Außerdem dürfen Kopf und Nacken nicht das ganze Körpergewicht tragen – mindestens 50 Prozent davon sollen auf den Unterarmen ruhen.

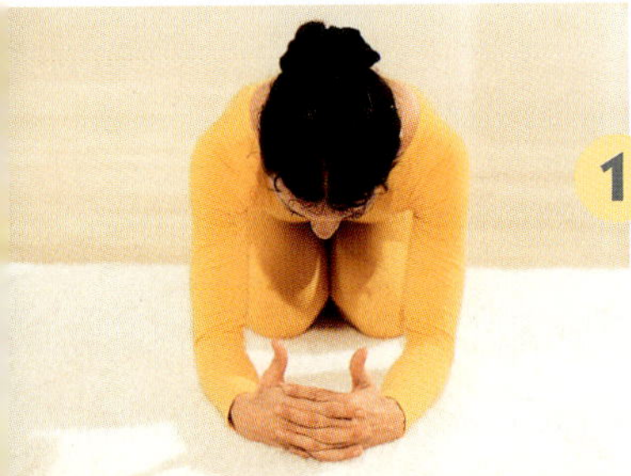

1

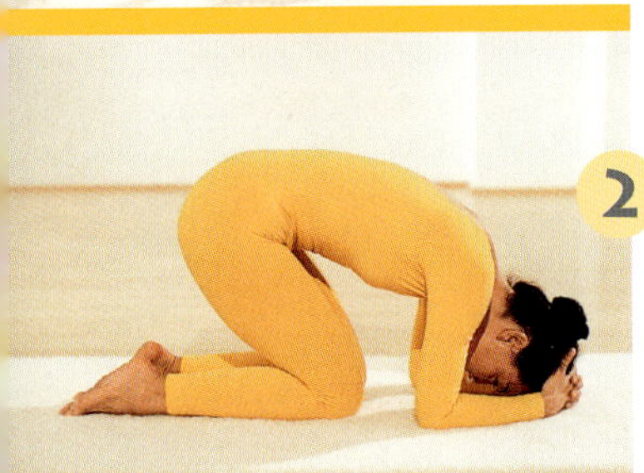

2

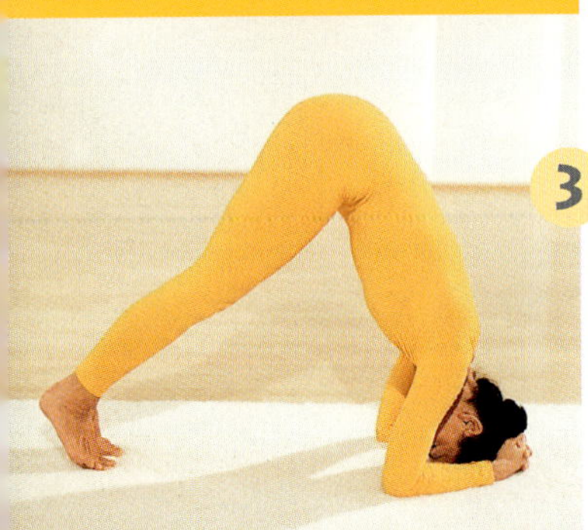

3

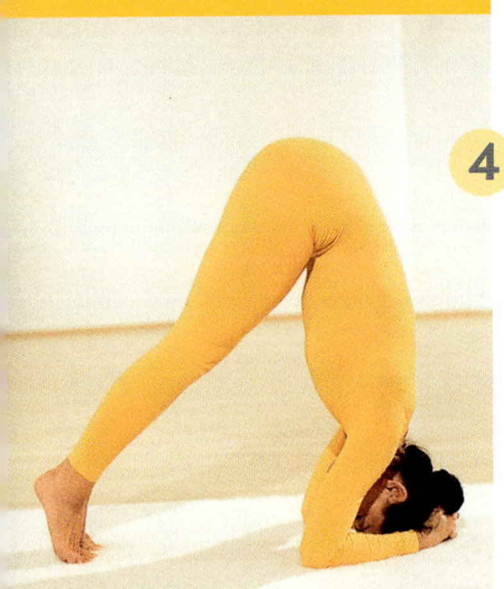

4

DIE ÜBUNGSSCHRITTE

ERSTER SCHRITT

1 ➜ Kommen Sie auf der zusammengefalteten Decke in den Unterarmstand. Falten Sie die Hände und strecken Sie die Daumen nach oben. ➜ Ziehen Sie die Ellenbogen so dicht zusammen, dass der Winkel zwischen den Unterarmen deutlich kleiner als 90° ist.

➜ Legen Sie den oberen Rand der Stirn (dort, wo üblicherweise der Haaransatz ist) an den oberen Rand der Hände (wo die Zeigefinger gefaltet sind).

2 ➜ Lassen Sie den Kopf so nach unten in die Schale der Hände gleiten, als wollten Sie Ihre Haare zurückstreichen. ➜ Die Hände und Daumen liegen jetzt stützend um den Hinterkopf und der Scheitelpunkt hat Bodenkontakt.

ZWEITER SCHRITT

3 ➜ Lösen Sie die Knie vom Boden, und strecken Sie die Beine so weit, wie der Rücken gerade bleiben kann. Diese Haltung ähnelt der Hundehaltung auf den Unterarmen.

➜ Um zu wissen, ob Sie den nächsten Schritt machen können, probieren Sie aus, ob es Ihnen gelingt, den Kopf etwas zu heben, wenn Sie kräftig mit den Unterarmen und Ellenbogen gegen den Boden drücken. Wenn ja, fahren Sie fort mit dem dritten Übungsschritt. Wenn nicht, üben Sie weiter den zweiten Übungsschritt.

DRITTER SCHRITT

4 ➜ Bewegen Sie die Füße in mehreren kleinen Trippelschritten auf den Kopf zu, bis der Rücken fast senkrecht über dem Dreieck Unterarme-Kopf steht und nur noch die Fußspitzen den Boden berühren. ➜ Strecken Sie die Wirbelsäule so intensiv wie möglich.

Verweilen Sie bei dieser Haltung, wenn es Ihnen nicht möglich sein sollte, die Wirbelsäule zu strecken, und der Rücken nach außen gewölbt (konvex) bleibt.

➜ Drücken Sie wieder kräftig mit den Unterarmen und Ellenbogen gegen den Boden und versuchen Sie, den Kopf zu heben. Spüren Sie, wie dieser Druck der Arme durch den Rumpf und die Beine geht, so dass die Zehen festeren Bodenkontakt bekommen. Wenn Sie den Kopf einigermaßen mühelos etwas vom Boden lösen konnten, fahren Sie fort mit dem vierten Übungsschritt.

VIERTER SCHRITT

5 ➜ Heben Sie langsam ein Bein nach dem anderen. Sie sollten weder Schwung nehmen noch sich vom Boden abstoßen, um die Beine zu heben, da Sie dadurch leicht das Gleichgewicht verlieren können. Üben Sie so lange, bis Ihre Bauch- und Rückenmuskeln stark genug sind. ➜ Ziehen Sie Ihre Beine angebeugt an den Bauch. Halten Sie die Wirbelsäule gestreckt.

➜ Drücken Sie wieder kräftig mit den Unterarmen und Ellenbogen gegen den Boden, und versuchen Sie, den Kopf zu heben. Wenn Sie den Kopf etwas vom Boden lösen konnten, fahren Sie fort mit dem fünften Übungsschritt. Wenn nicht, üben Sie weiter den vierten Schritt.

FÜNFTER/SECHSTER SCHRITT

6 ➜ Heben Sie langsam Ihre Oberschenkel in die Waagerechte und darüber hinaus bis in die Senkrechte. Die Beine bleiben angebeugt. Halten Sie Ihr Gleichgewicht.

➜ Drücken Sie wieder kräftig mit den Unterarmen und Ellenbogen gegen den Boden, und versuchen Sie, den Kopf zu heben. Wenn Sie den Kopf etwas vom Boden lösen konnten, fahren Sie fort mit dem 7. Übungsschritt. Wenn nicht, üben Sie weiter den 5. oder 6. Übungsschritt.

DAS ASANA

➜ Strecken Sie langsam die Unterschenkel in die Senkrechte. Dehnen Sie sich über die Fersen nach oben, so dass die Rückseite der Beine lang wird. ➜ Damit der untere Rücken lang und gerade sein kann, richten Sie das Becken auf, indem Sie die Muskeln des Beckenbodens kraftvoll kontrahieren. ➜ Achten Sie darauf, dass die Ellenbogen zusammengezogen bleiben, denn wenn Sie zu den Seiten ausweichen, verliert der Kopfstand an Stabilität. ➜ Entwickeln Sie ein Gefühl von Ruhe und Leichtigkeit. (Foto siehe Seite 87)

➜ Üben Sie weiterhin Druck mit den Unterarmen und Ellenbogen gegen den Boden aus, damit die Halswirbelsäule nicht gestaucht wird. Der Kopf trägt etwa $^1/_3$ des Gewichts, die Arme $^2/_3$. Wenn Sie den Druck der Unterarme verstärken, sollte sich der Scheitelpunkt geringfügig über den Boden heben lassen und der Körper einen Schub Richtung Vorderseite bekommen.

➜ Sollten Sie plötzlich merken, dass Sie Ihr Gleichgewicht nicht mehr halten können, dann drücken Sie ganz fest mit den Armen gegen den Boden, und senken Sie gleichzeitig ein Bein nach dem anderen zum Boden. So werden Sie immer sicher auf den Füßen landen.

➜ Um den Kopfstand zu verlassen, beugen Sie zuerst die Unterschenkel (Schritt 6) und dann die Oberschenkel. ➜ Ziehen Sie die Beine an den Bauch und stellen Sie einen Fuß nach dem anderen wieder auf.

7 ➜ Lassen Sie behutsam die Knie zum Boden kommen. ➜ Lösen Sie die Hände voneinander. Legen Sie die Handflächen aneinander und heben Sie die Daumenspitzen an die Nasenwurzel.

Verweilen Sie einige Atemzüge in dieser Ausgleichshaltung zur Entlastung der Halswirbelsäule.

VARIATION

➤ Es empfiehlt sich, ohne die Hilfe einer Wand zu üben. Eine Wand ist zwar zu Beginn sehr hilfreich fürs Gleichgewicht, macht aber auch abhängig.

MIT DEN FÜSSEN AN DER WAND

8 ➜ Gehen Sie ungefähr eine Beinlänge entfernt von einer Wand in die Ausgangshaltung (1. Schritt). ➜ Strecken Sie die Beine (2. Schritt). ➜ Üben Sie Druck mit den Unterarmen gegen den Boden aus, um den Kopf etwas zu entlasten. ➜ Wandern Sie mit den Füßen an der Wand empor, bis sich Ihre Beine in der Waagerechten befinden.

➜ Entweder verweilen Sie so, oder Sie heben langsam ein Bein nach dem anderen in die Senkrechte. Achten Sie darauf, nicht ins Hohlkreuz zu gehen.

➜ Um den Kopfstand zu verlassen, senken Sie ein Bein nach dem anderen zur Wand zurück. ➜ Wandern Sie an ihr hinunter, bis die Füße wieder auf dem Boden sind. ➜ Beugen Sie die Beine an und ruhen Sie eine Weile in der Ausgleichshaltung mit der Stirn auf den Daumenspitzen (siehe oben).

5
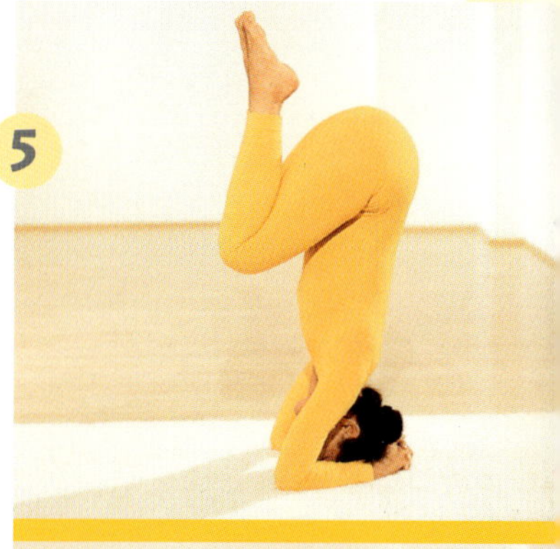

6
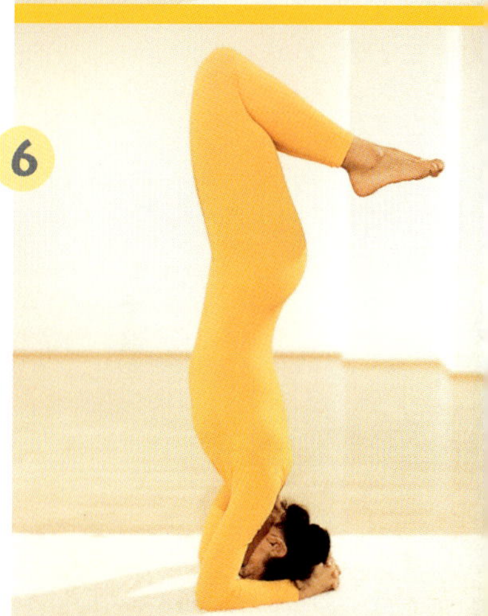

7
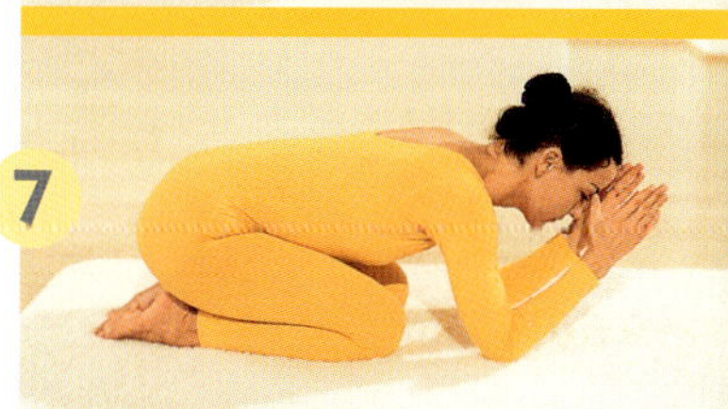

8
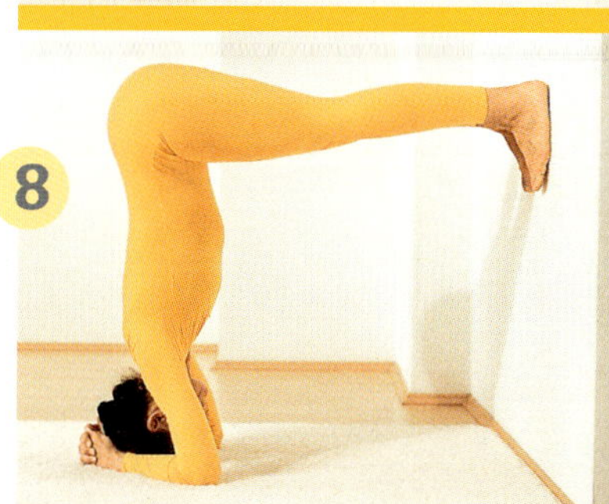

DIE DREIECKSHALTUNG

TRIKONASANA

TRIKON HEISST DREIECK. TRIKONASANAS SIND STANDHALTUNGEN, IN DENEN DIE GEGRÄTSCHTEN BEINE, RUMPF UND ARME MITEINANDER DREIECKE BILDEN.

WIRKUNG

- *Korrektur von Knick-Senkfüßen durch Kräftigung der Muskeln, die die Längsgewölbe der Füße halten*
- *Kräftigung der Bein- und Hüftmuskulatur*
- *Dehnung der Muskeln an der Rückseite der Beine*
- *Dehnung und dadurch Entlastung der unteren Wirbelsäule*
- *Anregung der Flankenatmung durch Dehnung der Flanken*
- *Kräftigung der Schulter- und Nackenmuskeln*
- *Schulung des Gleichgewichtssinns*
- *Anregung von Kreislauf und Stoffwechsel*

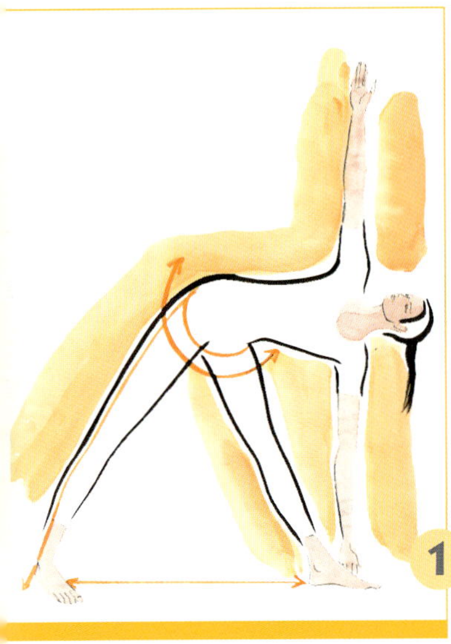

1

WANN IST VORSICHT GEBOTEN?

- *Wenn Sie akute Probleme im unteren Rücken haben (Hexenschuss, Bandscheibenvorfall);*
- *wenn Sie eine akute Ischiasreizung haben;*
- *wenn Sie Entzündungen im Bauchraum haben;*
- *kurz nach Operationen, damit sich die Narben nicht verziehen.*

DIE STRUKTUR DER HALTUNG

Die Beine sind weit gegrätscht, ein Fuß wird auswärts, der andere Fuß leicht einwärts gedreht. Die Beckenbodenmuskeln sind kontrahiert. Bei der gestreckten Dreieckshaltung bleiben beide Hüftseiten auf einer Höhe. Der Rumpf wird mit gestreckter Wirbelsäule gerade oder gedreht über das vordere Bein geneigt. Die Arme sind in Schulterhöhe ausgebreitet und weit in den Raum gedehnt.

➤ Sie brauchen eine rutschfeste Unterlage. Üben Sie barfuß, damit Ihre Füße nicht rutschen.

DAS ASANA

GESTRECKTE DREIECKSHALTUNG

UTTHITA TRIKONASANA

➜ Stellen Sie sich in eine weite Grätsche (etwa 1,20 Meter). Strecken Sie Ihre Beine, ohne Sie durchzudrücken. ➜ Kontrahieren Sie die Muskeln des Beckenbodens, so dass Ihr Becken sich aufrichtet. ➜ Heben Sie Ihren rechten vorderen Fuß und drehen Sie das Bein auf der Ferse um 90° nach außen. Drehen Sie Ihren linken Fuß um ca. 30° einwärts, indem Sie zuerst den Vorfuß heben und etwas einwärts drehen und dann die Ferse heben und etwas auswärts drehen. Richten Sie sich so aus, dass sich die Ferse des rechten Fußes und die Mitte des linken Fußes auf einer Linie befinden. ➜ Schmiegen Sie die Außenkante Ihrer linken Ferse fest an den Boden, so dass sich der innere Fußrand in der Mitte hebt. ➜ Drehen Sie den linken Oberschenkel und das Knie auswärts. ➜ Breiten Sie beide Arme seitlich in Schulterhöhe aus und dehnen Sie sie über die Fingerspitzen in den Raum hinein. *

1 ➜ Das Becken weist gerade nach vorn. ➜ Lassen Sie auf einer sichelförmigen Linie die rechte Hüfte nach links unten sinken, während die linke Hüfte hochkommt. ➜ Neigen Sie sich

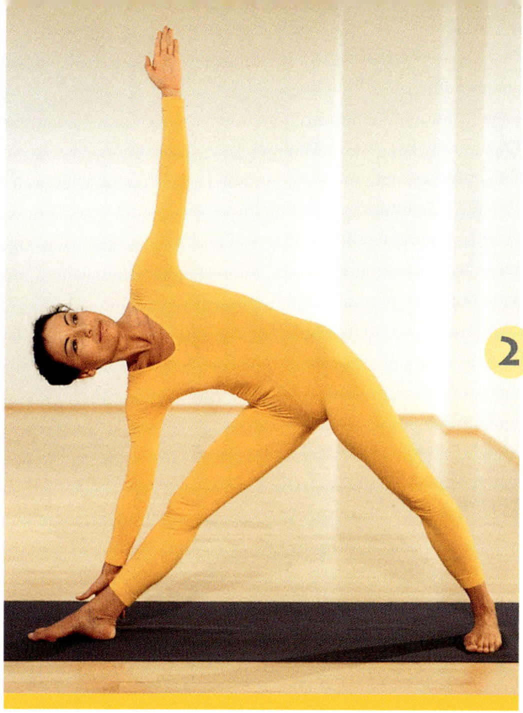

2

über Ihr rechtes Bein, und bleiben Sie lang in der rechten Flanke. Fassen Sie entweder Ihr Fußgelenk oder Ihr Schienbein oder stellen Sie die Hand außen neben dem Fuß auf den Boden. ➜ Achten Sie darauf, dass Sie das rechte Knie nicht überstrecken. Halten Sie es wie einen Stock, indem Sie etwas die Kniescheibe hochziehen. ➜ Überprüfen Sie, ob der linke Fuß noch im 30°-Winkel steht und sein Innenrand noch gehoben ist!

2 ➜ Drehen Sie das Brustbein nach oben, nehmen Sie Ihren linken Arm weit nach hinten und schauen Sie Richtung linke Hand. Drehen Sie Ihren Kopf nur so weit, wie es angenehm im Nacken ist. ➜ Wachsen Sie mit jedem Einatem aus der Wirbelsäule heraus, und lassen Sie Ihren Rumpf mit jedem Ausatem etwas mehr sinken.

➜ Um die Haltung zu verlassen, dehnen Sie sich über Ihren linken Arm weit nach oben und kommen mit dem Gefühl in den Stand, dass jemand Sie am Arm nach oben zieht. ➜ Lassen Sie die Arme in Schulterhöhe seitlich gehoben.

Drehen Sie dann den linken Fuß auswärts und den rechten Fuß einwärts, und wiederholen Sie die Haltung über das linke Bein gebeugt.

GEDREHTE DREIECKSHALTUNG
PARIVRITTA TRIKONASANA

3 ➜ Gehen Sie in die Haltung bis * (Seite 90). ➜ Drehen Sie sich nach rechts, indem Sie Ihre rechte Hüfte nach hinten ziehen und die linke nach vorn schieben. ➜ Atmen Sie ein und dehnen Sie sich aus Ihrer Wirbelsäule heraus. ➜ Beugen Sie ausatmend den Rumpf aus den Hüftgelenken nach vorn und drehen Sie ihn weiter nach rechts, bis Sie Ihre linke Hand außen neben dem rechten Knöchel auf den Boden stützen können oder sie an die Unterschenkelaußenseite legen.

➜ Führen Sie den linken Arm weit nach hinten, so dass der Rumpf sich nach rechts hinten bewegt (also zur Mitte) und Ihr Bauch und Brustkorb immer weiter aufwärts gedreht werden. ➜ Dehnen Sie sich aus der linken Hüfte heraus, und drücken Sie weiter mit der linken Ferse zum Boden. ➜ Drehen Sie Ihren Kopf vorsichtig nach oben, aber nur so weit, wie es Ihnen im Nacken angenehm ist. ➜ Wachsen Sie mit jedem Einatem aus der Wirbelsäule heraus, und lassen Sie Ihren Rumpf mit jedem Ausatem etwas mehr sinken.

➜ Verlassen Sie die Haltung, wie bei der gestreckten Dreieckshaltung beschrieben.

3

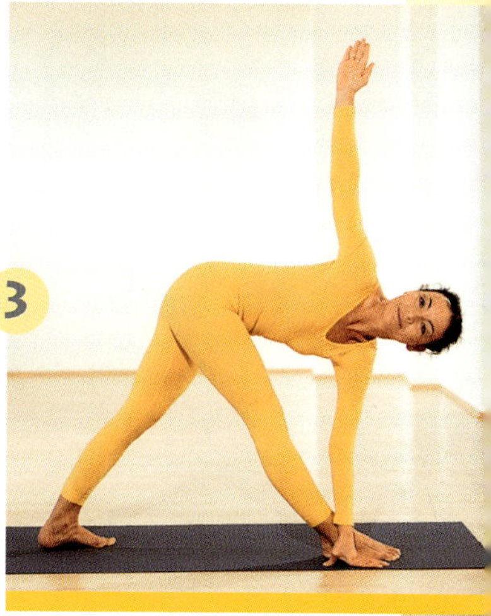

VARIATIONEN

➤ Stützen Sie sich bei der gestreckten Dreieckshaltung mit dem unteren Arm auf einem Hocker neben dem Bein ab, über das Sie sich beugen.

➤ Bei der gedrehten Dreieckshaltung stellen Sie sich mit dem auswärts zu drehenden Bein neben einen Tisch. Sie drehen sich ihm entgegen und können Unterarm und Hand abstützen. Lassen Sie sich Zeit, bis Sie die Hände am Boden abstützen!

DIE BAUMHALTUNG

VRIKSHASANA

Die Haltung ist einem Baum nachempfunden, der mit seinen Wurzeln tief in der Erde verankert ist. Auf dieser soliden Basis kann er hoch in den Himmel hinaufwachsen und eine ausladende Krone entwickeln. Das Bild des Baumes soll uns bewusst machen, dass wir für unsere Aufrichtung immer dieser Verwurzelung in unserer Basis bedürfen, um zu Stabilität und Gleichgewicht zu finden.

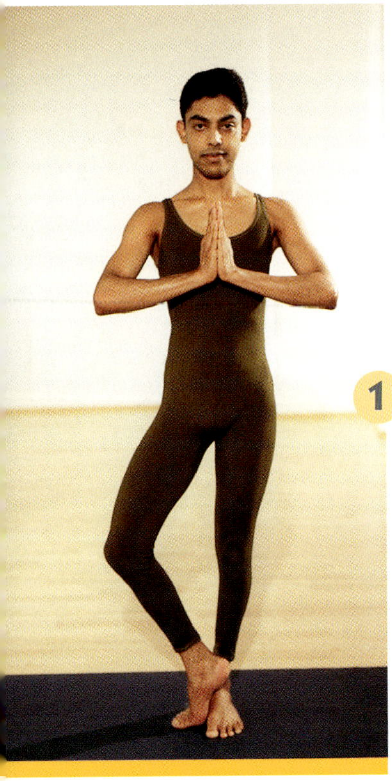

1

WIRKUNG

- *Stärkung der Muskeln der Füße und Beine*
- *verstärkte Durchblutung der Beine*
- *Stärkung des Gleichgewichtssinns*
- *Beruhigung des Geistes – durch die Konzentration, die Sie brauchen, um Ihr Gleichgewicht zu wahren*
- *Stärkung der Ausdauer und Standfestigkeit*

WANN IST VORSICHT GEBOTEN?

➤ *Wenn Sie schwache oder geschädigte Sprunggelenke oder Knie haben; in diesem Fall sollten die Standhaltungen zuerst nur kurz gehalten werden, jedoch mit dem Ziel, die Übungsdauer nach und nach zu verlängern;*

➤ *wenn Sie angeborene oder degenerative Hüftgelenksdeformationen haben, die es Ihnen unmöglich machen, das angebeugte Bein zur Seite zu führen;*

➤ *wenn Sie einen sehr niedrigen oder instabilen Blutdruck haben oder wenn Ihnen schnell schwindlig wird.*

DIE STRUKTUR DER HALTUNG

Das Standbein bleibt gestreckt, damit Sie das Gleichgewicht in den Fußgelenken und nicht im Kniegelenk ausbalancieren. In allen drei Varianten wird das Spielbein in der Hüfte weit nach außen gedreht. Der Beckenboden wird kontrahiert, damit der untere Rücken lang bleiben kann.

TIPPS FÜRS ÜBEN

➤ Es ist wichtiger, das Gleichgewicht zu halten, als das Bein hoch zu heben. Wenn Sie also merken, dass Sie mit dem Gleichgewicht Mühe haben, kehren Sie zur nächst einfacheren Variante zurück.

➤ Damit der Fuß nicht rutscht, drücken Sie ihn nicht nur gegen die Innenseite des Oberschenkels oder Knies, sondern geben gleichzeitig mit Ihrem Standbein Gegendruck. Dadurch wird außerdem das Standbein stabilisiert.

DIE VORBEREITUNG

FÜSSE ÜBER KREUZ

1 ➜ Verlagern Sie im Stand das Gewicht auf das linke Bein. ➜ Verwurzeln Sie sich über Ihren linken Fuß im Boden. Drücken Sie kraftvoll mit ihm gegen den Boden, und wachsen Sie aus Ihrer linken Seite heraus nach oben. ➜ Heben Sie den rechten Fuß. Drehen Sie das rechte Bein im Hüftgelenk nach außen. Stellen Sie den Fuß mit der Spitze auswärts weisend auf den linken Fußrücken. ➜ Legen Sie die Hände vor der Brust aneinander. ➜ Fixieren Sie mit dem Blick einen Punkt ungefähr einen Meter vor Ihnen auf dem Boden.

Verweilen Sie so ruhig atmend, bis Ihr Standbein zu ermüden beginnt. ➜ Sollten Sie das Gleichgewicht verlieren, bringen Sie die Zehen

2

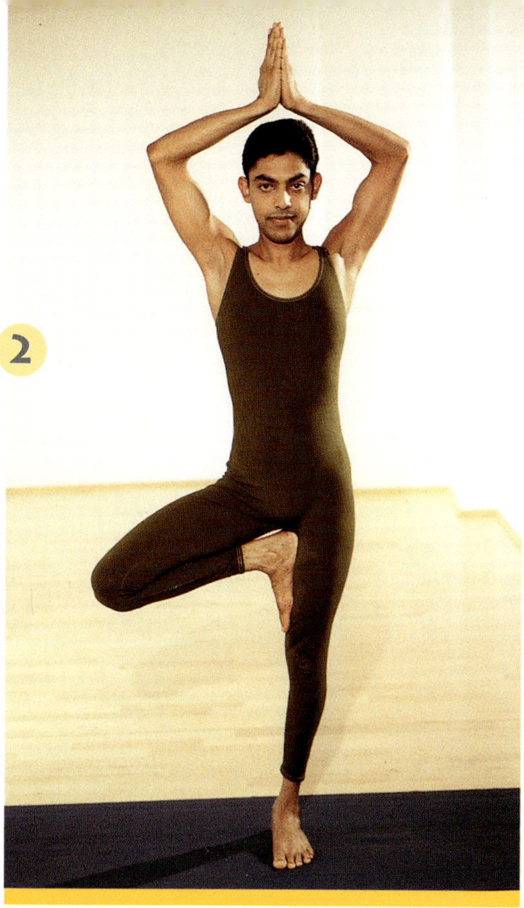

Ihres rechten Fußes zum Boden und stützen sich mit ihnen ab.

Spüren Sie einen Moment im Stand nach. Dann wiederholen Sie die Gleichgewichtshaltung mit Ihrem rechten Bein als Standbein.

DAS ASANA

2 ➜ Verlagern Sie im Stand das Gewicht auf das linke Bein. Verwurzeln Sie sich über Ihren linken Fuß mit dem Boden. Drücken Sie mit ihm kraftvoll dagegen, und wachsen Sie aus Ihrer linken Seite heraus nach oben. ➜ Heben Sie den rechten Fuß. Drehen Sie das rechte Bein im Hüftgelenk nach außen. Legen Sie den Fuß so hoch wie möglich an die Innenseite des linken Oberschenkels, idealerweise mit der Ferse am Damm. Drücken Sie mit dem Fuß gegen den Oberschenkel und mit dem Oberschenkel gegen den Fuß, um der Haltung Stabilität zu verleihen. Führen Sie Ihr rechtes Knie so weit wie möglich zur Seite. ➜ Richten Sie das Becken auf, indem Sie die Muskeln des Beckenbodens anspannen. Verlängern Sie sich im unteren Rücken. ➜ Heben Sie die Arme in die Senkrechte. Legen Sie die Handflächen aneinander. ➜ Fixieren Sie mit dem Blick einen Punkt ungefähr einen Meter vor Ihnen auf dem Boden.

Verweilen Sie ruhig atmend, bis Ihr Standbein zu ermüden beginnt. Spüren Sie einen Moment im Stand nach, und lassen Sie Ihre Arme sinken.

Dann wiederholen Sie die Gleichgewichtshaltung mit dem rechten Bein als Standbein.

VARIATIONEN

FUSS AM KNIE

3 ➜ Wenn es Ihnen schwerfällt, das seitlich angebeugte Bein so hoch zu heben, dann legen Sie die Fußsohle an die Innenseite des Knies Ihres Standbeins. Damit der Fuß nicht rutscht, drücken Sie mit der Fußsohle gegen das Knie und geben gleichzeitig mit dem Knie Gegendruck.

ARMHALTUNGEN

Wie wir unsere Arme halten, wirkt sich auf den Fluss der Lebensenergie aus.

➤ Werden die Arme seitlich gehalten, so fließt die Energie nicht nur in der Vertikalen (Stamm), sondern auch in der Horizontalen (Zweige, Blätterdach) durch den Körper.

➤ Werden sie gehoben oder werden die Hände vor der Brust zusammengelegt, dann fließt die Energie ausschließlich in der Vertikalen. Der Körper ist dann wie eine Antenne, die Erde und Himmel miteinander verbindet.

3

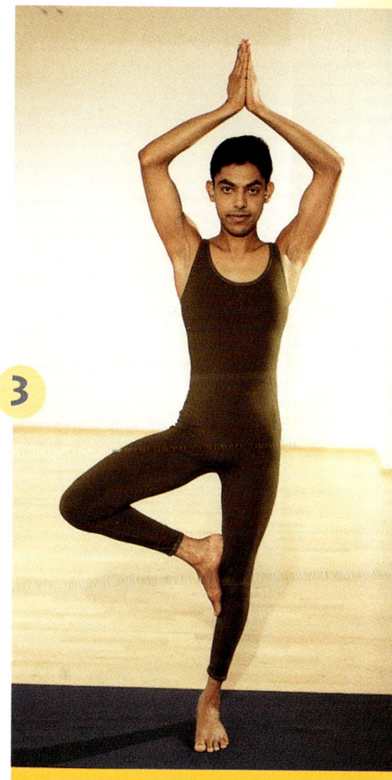

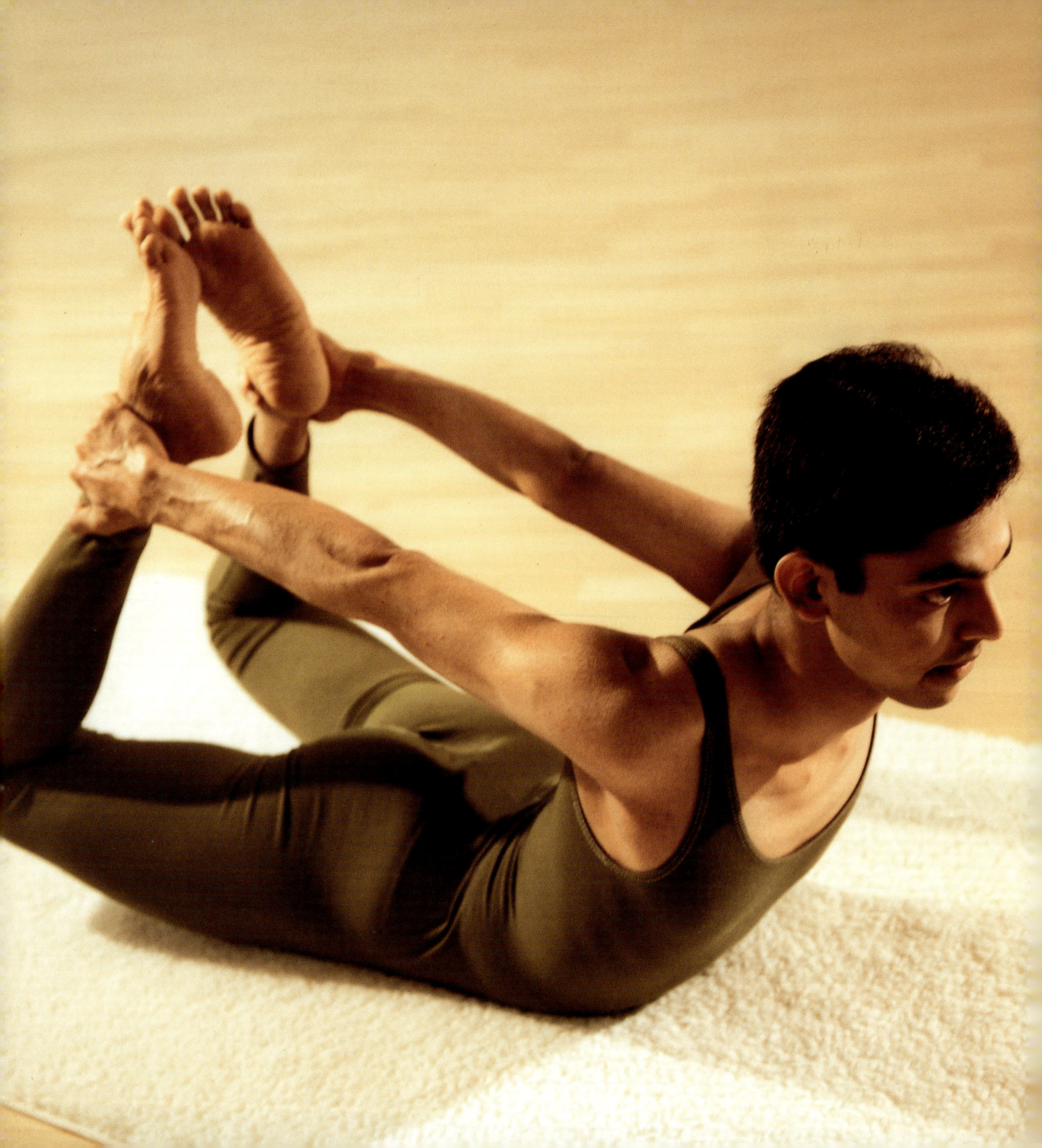

Asanas, die weiterführen

Asanas sollen gleichermassen die Qualitäten Stabilität (sthira) und Leichtigkeit (sukha) haben.

Patañjalis Yoga-Sutras II, 46

Es heißt, dass es so viele Asanas gibt, wie es Menschen gibt. So kann jeder Mensch die Haltungen finden, die zu ihm passen, die ihn stärken und unterstützen. Die hier vorgestellten Asanas wurden nach folgenden Kriterien ausgewählt: Sie sind für alle Menschen mit normaler Beweglichkeit durchführbar; sie sprechen die Bereiche im Körper an, die aufgrund unserer Lebensweise besonders leicht aus dem Gleichgewicht geraten; und sie sind so vielschichtig, dass man sich über die Jahre hinweg immer wieder neu in ihnen entdecken kann.

Asanas sind »Werkzeuge«. Wenn wir sie achtsam »anwenden«, werden sie bewirken, dass wir uns wohler, gesünder und kräftiger fühlen, dass wir durchlässig werden für das Strömen der Lebensenergie und dass wir uns an unserem Körper erfreuen.

DER HUND MIT DEM GESICHT NACH UNTEN
ADHO MUKHA SHVANASANA

DIESE HALTUNG ÄHNELT DER KÖRPERHALTUNG EINES HUNDES, DER SICH VON DEN VORDERPFOTEN BIS ZUR SCHWANZSPITZE GENÜSSLICH DEHNT.

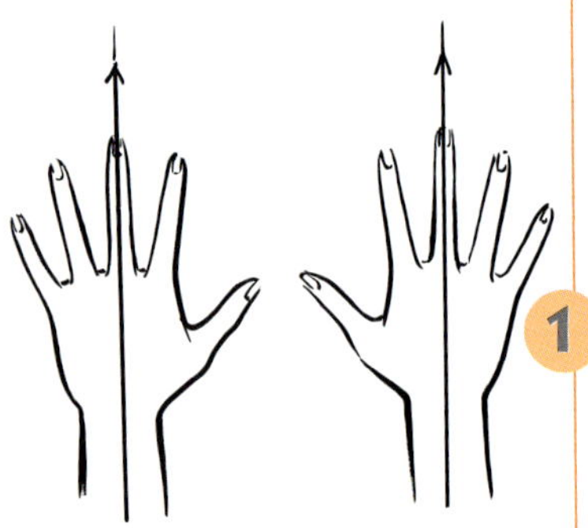

WIRKUNG

- *Durch die Streckung der Brustwirbelsäule und die Dehnung der Achselhöhlen erfolgt eine Korrektur des Rundrückens*
- *Kräftigung der Arme und der Schultern*
- *Die Weitung des Brustkorbs verbessert die Atemkapazität*
- *Entstauchung und Entlastung der Lendenwirbelsäule*
- *Dehnung der Rückseite der Beine*
- *Verbesserung der Wahrnehmung der Rückseite des Körpers*

WANN IST VORSICHT GEBOTEN?

- *Wenn Sie Umkehrhaltungen vermeiden sollten (siehe Kopfstand, Seite 86);*
- *wenn Sie entzündliche oder stark degenerative Prozesse in den Hand-, Ellenbogen- oder Schultergelenken haben. Sie können dann jedoch auf den Hund im Unterarmstand ausweichen, wenn nur die unteren Gelenke betroffen sind, zum Beispiel bei einer Sehnenscheidenentzündung;*
- *stark übergewichtige Menschen sollten Varianten des Hundes wählen, bei denen der Rumpf in der Horizontalen bleibt;*
- *in der Regel bei fortgeschrittener Schwangerschaft; es gibt allerdings auch Frauen, die in diesem Zustand den Hund als eine ihrer liebsten Entspannungshaltungen für die Wirbelsäule empfinden – also selbst ausprobieren!*

DIE STRUKTUR DER HALTUNG

1 Die Handwurzeln drücken fest gegen den Boden. Die Handteller sind leicht nach oben gezogen, die Finger gespreizt. Die Mittelfinger weisen parallel gerade nach vorn.

Die Arme bleiben ganz gestreckt (wie zwei Stöcke!) und werden aus den Gelenken heraus nach oben gedrückt.

Den Kopf wird so gehalten, dass sich die Ohren zwischen den Oberarmen befinden. Die Schultern werden von den Ohren weggeschoben und in die Breite gespannt.

Die Sitzbeine streben nach oben-hinten. Die Füße stehen parallel und die Außenkanten der Fersen streben bodenwärts, damit sich die Fersenbeine aufrichten können.

Wichtig

In dieser Haltung sollen vor allem der Schultergürtel und die Wirbelsäule angesprochen werden. Um das zu erreichen, ist es für die meisten Menschen nötig, die Beine mehr oder weniger anzubeugen und die Fersen etwas anzuheben. Solange sich die Muskeln an der Rückseite der Beine nicht genügend dehnen können, verhindern sie die Aufrichtung des Beckens in der Haltung, wodurch der Rücken sich nicht streckt, sondern rundet.

➤ Ein Tipp: Benutzen Sie eine rutschfeste Unterlage oder üben Sie mit den Fersen an der Wand. Ziehen Sie die Socken aus, damit der Fuß nicht in den Socken rutscht.

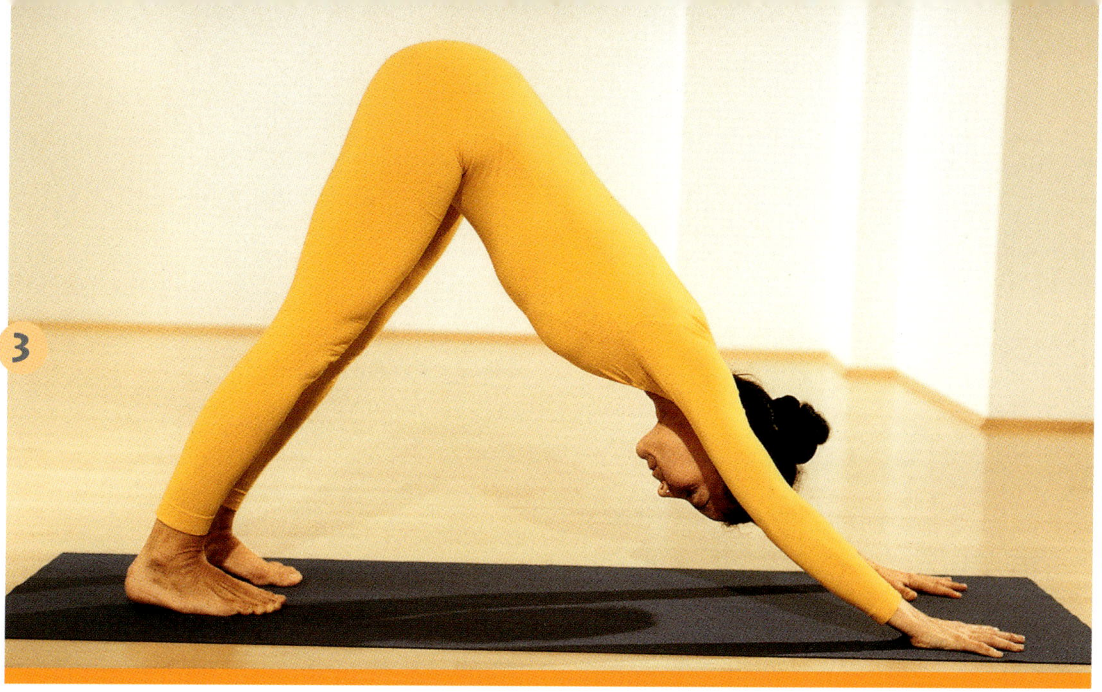

DAS ASANA

➜ Im Vierfüßlerstand stellen Sie die Knie unter die Hüftgelenke und die Handgelenke unter die Schultergelenke. Die Arme und die Oberschenkel stehen parallel zueinander und senkrecht. ➜ Spreizen Sie die Finger und richten Sie die Mittelfinger gerade nach vorn aus. Schmiegen Sie die Handwurzeln und Daumenballen fest an den Boden und heben Sie die Handteller etwas nach oben. ➜ Drehen Sie die Ellenbogenbeugen nach vorn und stabilisieren Sie damit Ihre »Armsäulen«.

2 ➜ Stellen Sie die Zehen auf. ➜ Lassen Sie die Wirbelsäule in eine leichte Rückbeuge sinken. ➜ Heben Sie etwas den Kopf und lassen Sie den Nacken dabei lang.

3 ➜ Drücken Sie nun kräftig mit den Handwurzeln und Daumenballen gegen den Boden, verlagern Sie das Gewicht von den Knien auf die Fußballen, und schieben Sie den Rumpf bei angebeugten Beinen nach hinten und oben, bis der Unterbauch die Oberschenkel berührt. Der Kontakt zwischen Bauch und Oberschenkeln garantiert, dass der Rücken sich streckt. ➜ Heben Sie die Fersen, bis Sie hoch auf den Zehen stehen, und lassen Sie sie dann mit den Außenkanten langsam so weit wie möglich bodenwärts sinken. ➜ Streben Sie mit dem Gesäß weit nach oben und hinten. ➜ Lassen Sie die Arme ganz gestreckt, und drücken Sie sich mit den Händen kräftig vom Boden weg nach hinten und oben. Achten Sie immer wieder darauf, dass sich Ihre Arme nicht durchbiegen, weil Sie sonst Ihre Ellenbogengelenke überlasten. ➜ Halten Sie den Kopf in der Verlängerung der Wirbelsäule, so dass die Ohren sich zwischen den Oberarmen befinden! Achtung: Der Kopf hat die Tendenz zu hängen, wodurch der obere Rücken sich rundet, anstatt sich zu strecken! ➜ Lassen Sie möglichst viel Abstand zwischen Ohren und Schultern entstehen. ➜ Strecken Sie die Beine so weit wie möglich durch, ohne den Kontakt Unterbauch-Oberschenkel zu verlieren.

Verweilen Sie in der Haltung und atmen Sie ruhig und tief weiter. ➜ Heben Sie mit jedem Ausatem den Brustkorb Richtung Kinn, und streben Sie mit jedem Einatem wieder über die Sitzbeine nach hinten und oben.

➜ Um die Haltung zu verlassen, senken Sie langsam die Knie zum Boden und legen die

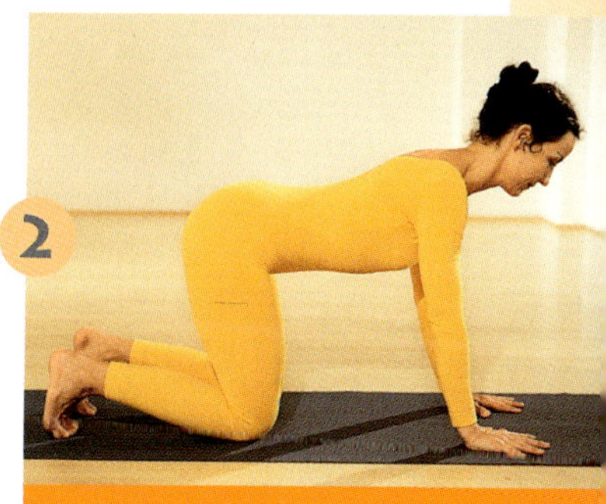

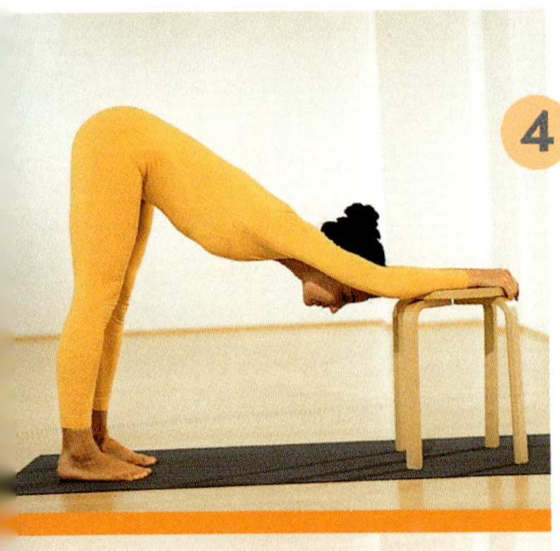

4

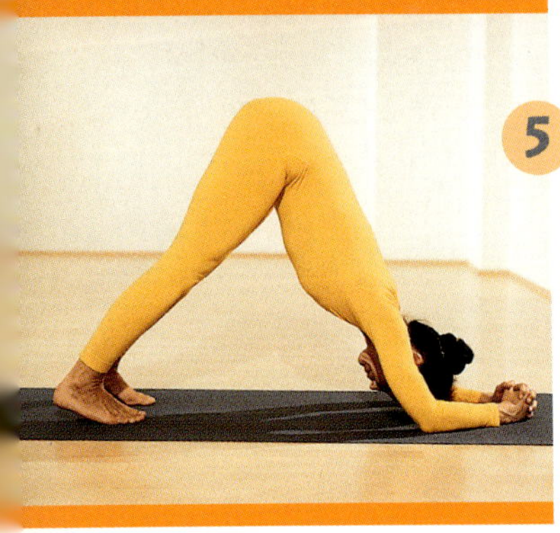

5

Fußrücken auf. ➜ Spüren Sie in einem aufrechten Sitz Ihrer Wahl nach.

VARIATIONEN

Bei der folgenden Variante befindet sich der Kopf in Höhe des Herzens beziehungsweise nur geringfügig tiefer als dieses – somit ist sie keine Umkehrhaltung mehr (und deshalb auch bei erhöhtem Blutdruck durchführbar). Doch auch sie erlaubt, wie die oben beschriebene Haltung, eine gute bis intensive Streckung der Wirbelsäule und eine intensive Dehnung der Achselhöhlen.

DER HUND MIT DEN PFOTEN AUF DEM STUHL

4 ➜ Stellen Sie einen soliden Stuhl mit der Lehne zur Wand, so dass er nicht wegrutschen kann. ➜ Beugen Sie sich vor, legen Sie die Unterarme an die Außenseiten der Sitzfläche und fassen Sie den Übergang vom Sitz zur Lehne. ➜ Machen Sie erst mit dem einen, dann mit dem anderen Bein einen großen Schritt nach hinten, und stellen Sie die Füße hüftgelenkbreit parallel zueinander. Drücken Sie die Außenseiten der Fersen bodenwärts. ➜ Strecken Sie Ihre Arme und schieben Sie sich aus den Gelenken der Arme heraus nach hinten und oben. ➜ Lassen Sie die Achselhöhlen sinken, und streben Sie über die Sitzbeine weit nach oben. ➜ Versuchen Sie bei dieser Variante, die Beine so weit wie möglich zu strecken, und entspannen Sie ausatmend gezielt in die Dehnung an der Rückseite der Beine.

➜ Um die Haltung aufzulösen, machen Sie mit einem Bein einen großen Schritt nach vorn und richten sich langsam wieder auf.

DER HUND IM UNTERARMSTAND

Wenn Sie Ihre Handgelenke nicht belasten können, dann können Sie in den Unterarmstand ausweichen. Aber Achtung: Bei dieser Version ist es schwieriger, die Wirbelsäule durchzubiegen!

Sollten Sie die Hundehaltung auf den Händen nur anstrengend für die Handgelenke finden, bleiben Sie trotzdem bei dieser oben beschriebenen Form und erleben Sie, wie mit fortgesetztem Üben Ihre Hände und Arme kräftiger werden und Sie nach einiger Zeit länger und müheloser in dieser Haltung verweilen können.

5 ➜ Im Unterarmstand stellen Sie die Knie unter die Hüftgelenke und die Ellenbogen unter die Schultergelenke. Die Oberschenkel und Oberarme stehen senkrecht. Die Unterarme sind parallel. ➜ Stellen Sie die Zehen auf und verlagern Sie das Gewicht auf die Fußballen. ➜ Drücken Sie kräftig mit den Außenseiten der Unterarme gegen den Boden und schieben Sie den Rumpf nach oben und hinten. ➜ Beugen Sie die Beine so weit, dass der Unterbauch die Oberschenkel berührt und sich der Rücken durchbiegen kann. ➜ Strecken Sie vorsichtig die Beine, damit die Wirbelsäule gestreckt bleibt. ➜ Lassen Sie die Außenseiten der Fersen bodenwärts streben.

➜ Dehnen Sie sich mit jedem Einatem über die Sitzbeine nach oben-hinten, und heben Sie das Brustbein Richtung Kinn. ➜ Lassen Sie mit jedem Ausatem die Achselhöhlen etwas weiter sinken.

➜ Um die Haltung zu verlassen, führen Sie behutsam die Knie zum Boden und legen die Fußrücken auf. ➜ Spüren Sie in einem aufrechten Sitz Ihrer Wahl nach.

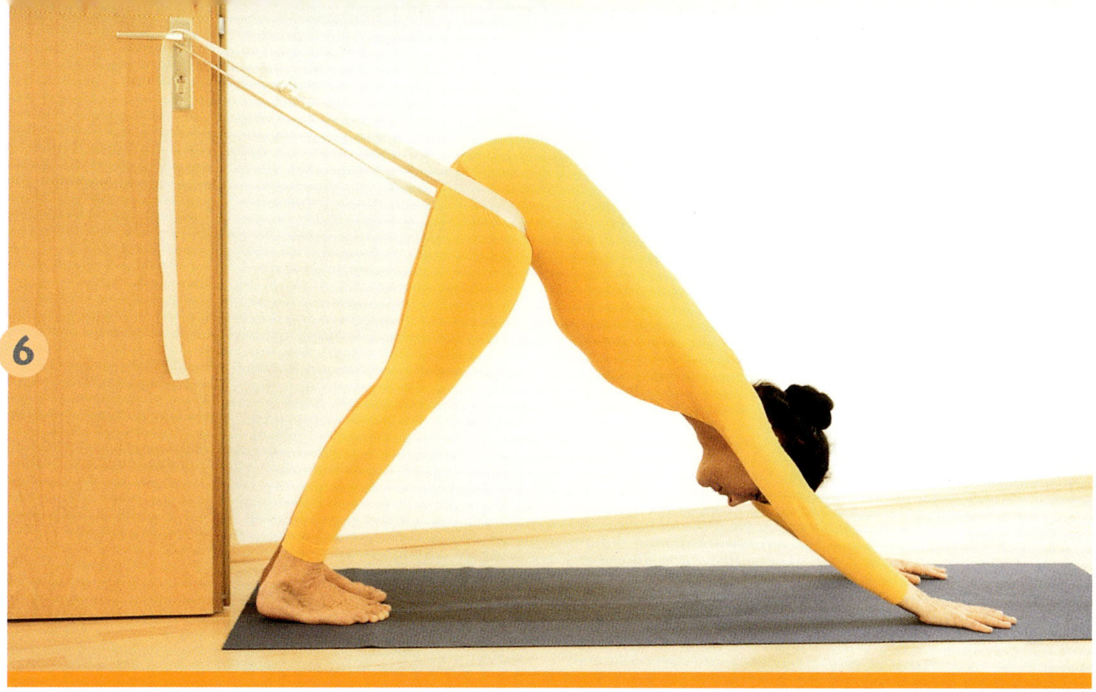

6

HUND, MIT DEM GURT AN DER TÜR HÄNGEND

Diese Variante der Hund-Haltung entstaucht und entlastet besonders intensiv die untere Wirbelsäule. Sie hilft bei Rückenschmerzen, die nach längerem Stehen, Laufen oder anderen ungewöhnlichen Belastungen auftreten. In dieser Variante trägt der Gurt das Körpergewicht, so dass die Arme und Hände entlastet sind.

Die frei aushängende Wirbelsäule wird das ihr gewohnte Muster seitlicher Abweichungen und/oder Verdrehungen (Skoliose) in dieser Haltung deutlich zeigen. Indem Sie Ihre Hände asymmetrisch aufstellen, können Sie diese Abweichungen ausgleichen. Lassen Sie sich von einem Partner sagen, wann Ihre Körperachse gerade wirkt, und üben Sie dann eine Weile ausgleichend, indem Sie sich besonders über die verkürzte Seite dehnen.

Sie brauchen eine Tür mit einer soliden Klinke und einen weichen, breiten und haltbaren Gurt (optimal ist ein Tragegurt für Möbel). Er wird entweder fest verknotet oder mit einer Schnalle verschlossen. Wie lang der Gurt für Sie sein muss, damit er Sie hält und Ihre Hände zum Boden kommen, hängt von Ihrer Größe und Ihren Proportionen ab. Er sollte aber mindestens 2 Meter lang sein. Probieren Sie es einfach aus.

➜ Legen Sie den Gurt um beide Klinken oder Knäufe einer geöffneten Tür, deren Türblatt rechtwinklig ins Zimmer steht. ➜ Stellen Sie sich mit dem Rücken zur Tür in die weite Schlaufe des Gurts, und legen Sie ihn etwa in Höhe der Leisten an die Oberschenkel. ➜ Halten Sie den Gurt, und lassen Sie sich vorsichtig nach vorn sinken, bis er Ihr Gewicht trägt.

6 ➜ Machen Sie einige kleine Schritte rückwärts, bis sich die Fersen etwa auf Höhe der Türkante befinden. ➜ Stellen Sie die Füße parallel und drücken Sie die Außenkanten der Fersen bodenwärts. ➜ Legen Sie die Hände so weit vor sich auf den Boden, dass die Arme gestreckt sind und die Achselhöhlen gedehnt werden.

Lassen Sie sich eine Weile im Gurt aushängen, und versuchen Sie, mit jedem Ausatem den Rumpf weiter sinken zu lassen.

➜ Um die Haltung zu verlassen, machen Sie mit einem Bein einen großen Schritt nach vorn und richten sich dann langsam auf. ➜ Spüren Sie noch in der Schlinge stehend eine Weile nach.

Denken Sie an einen Hund, der sich genüsslich dehnt. Sehen Sie vor Ihrem geistigen Auge am besten einen Setter oder Windhund, der sein Rückgrat vom Kopf bis zur Schwanzspitze durchbiegt und sich dabei mit den Vorderpfoten kräftig vom Boden wegschiebt.

DIE BRETTHALTUNGEN

CATURANGA DANDASANA

DER SANKSKRITNAME BEDEUTET »STOCKHALTUNG AUF VIER GLIEDMASSEN«. IM WESTEN SAGT MAN BRETTHALTUNG, DA DER GANZE KÖRPER VON KOPF BIS FUSS STEIF WIE EIN BRETT BLEIBEN SOLL. JE NACH VARIANTE WEIST DIE VORDERSEITE DES KÖRPERS NACH OBEN ODER UNTEN. ALLE BRETTHALTUNGEN SIND AUSSERORDENTLICH KRAFTVOLL UND KRÄFTIGEND.

1

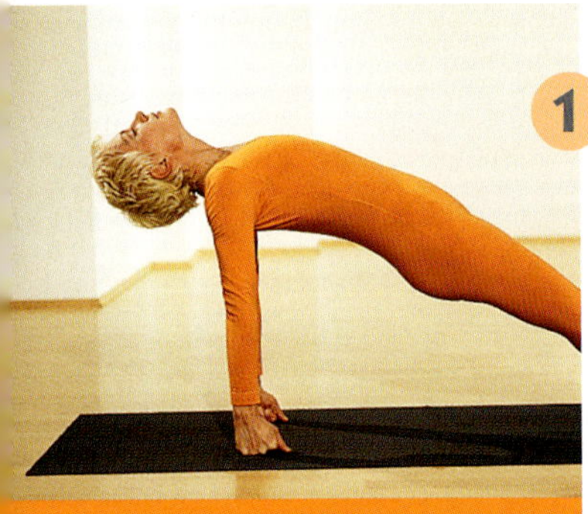

2

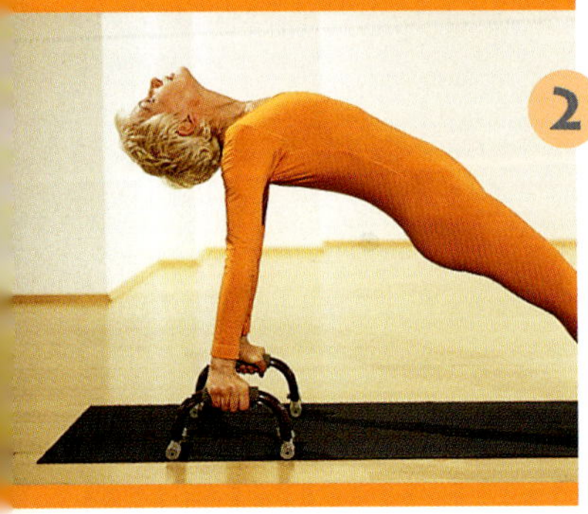

WIRKUNG

- *Kräftigung der gesamtem Haltemuskulatur des Rumpfes, insbesondere der Muskeln, die den Schultergürtel stabilisieren*
- *Kräftigung der Arme*
- *Dehnung der Innenseiten der Unterarme*
- *Anregung des Kreislaufs*
- *Vertiefung der Atmung*
- *Stärkung von Kraft und Durchhaltevermögen*

WANN IST VORSICHT GEBOTEN?

➤ *Wenn Sie einen erst kürzlich verheilten Bruch im Arm oder Handgelenk hatten;*
➤ *wenn Sie eine Sehnenscheidenentzündung haben, können Sie mit Liegestützhilfen üben (siehe Tipps);*
➤ *wenn Sie erst kürzlich eine schwere Erkrankung überstanden haben und noch sehr geschwächt sind.*

DIE STRUKTUR DER HALTUNGEN

In allen Varianten wird der Körper von Kopf bis Fuß steif wie ein Brett gehalten, so dass zwischen Schultern und Füßen eine schiefe Ebene entsteht.

Damit das Becken nicht in der Mitte durchsinkt, sollten Sie während der ganzen Übung die Beckenbodenmuskeln kraftvoll anspannen.

Um Arm- und Schultergelenke zu entlasten, drücken Sie fest mit den Händen gegen den Boden. Der Widerstand des Bodens wird Ihnen helfen, aus den Gelenken »hinauszuwachsen«.

TIPPS FÜRS ÜBEN

➤ Bei den Bretthaltungen mit der Körpervorderseite nach oben werden Sie die Handhaltung entsprechend der Länge Ihrer Arme variieren müssen.
➜ Wenn Ihre Arme normal bis lang sind (beim Kleiderkauf passen die Ärmel oder sind oft zu kurz), dann stellen Sie die Handflächen auf, so dass die Fingerspitzen fußwärts weisen.

1 ➜ Sind Ihre Arme eher kurz (also die Ärmel eher zu lang), dann stellen Sie sich auf die Fingergrundglieder: Machen Sie eine Faust, lassen Sie den Daumen draußen, und stellen Sie die Fäuste so auf, dass die Daumen nach vorn weisen.

Variieren Sie diese Handhaltungen nicht, da sich sonst die Arme verdrehen und Ihre Schultern in eine Fehlstellung kommen.

2 ➤ Sollten Sie weder die Handflächen noch die Fäuste belasten können, dann helfen Sie sich mit Liegestützhilfen (im Sportfachhandel erhältlich). So können Sie Ihre Handgelenke und Hände entlasten und trotzdem von den vielfachen Wirkungen der Bretthaltungen profitieren.

➤ Wenn Sie Ihre Muskulatur trainieren wollen, üben Sie dynamisch, indem Sie die Haltung im Atemrhythmus einnehmen und verlassen. Wenn Sie Kraft und Ausdauer stärken wollen, üben Sie statisch – oder Sie beginnen dynamisch und verweilen dann einige Atemzüge in der Haltung.

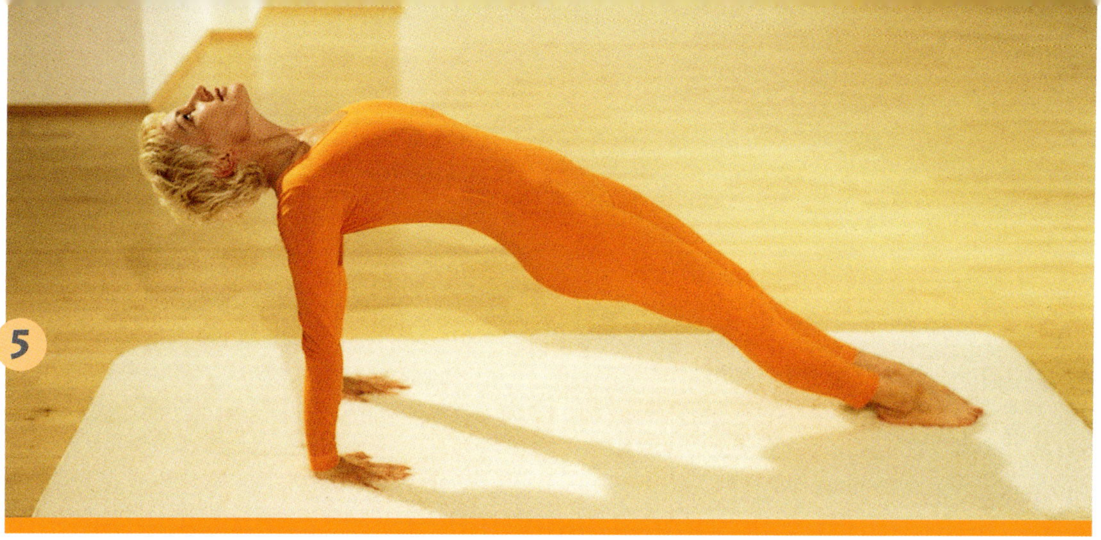

5

DIE VORBEREITUNG

TISCHHALTUNG

BRETTHALTUNG MIT ANGEBEUGTEN BEINEN

3 ➜ Setzen Sie sich auf eine rutschfeste Unterlage, und stellen Sie Ihre Füße hüftgelenkbreit und parallel etwa 40 cm vor dem Becken auf. ➜ Stellen Sie die Hände oder Fäuste schultergelenkbreit neben dem Becken auf. Drücken Sie mit ihnen kräftig gegen den Boden, bis sich das Brustbein hebt. Beugen Sie eventuell Ihre Arme etwas, damit die Schultern nicht hochgeschoben werden.

4 ➜ Spannen Sie die Muskeln des Beckenbodens an, und heben Sie einatmend Ihr Becken nach vorn und oben, bis die Vorderseite Ihres Körpers flach wie eine Tischfläche ist. ➜ Finden Sie eine Kopfhaltung, die angenehm für den Nacken ist: Sie können Hals und Kopf entweder in Verlängerung der Linie des Körpers halten oder das Kinn zum Brustbein führen. ➜ Achten Sie darauf, dass Ihre Fußsohlen im Bodenkontakt und die Oberschenkel parallel zueinander bleiben.

Um stabil in der Haltung zu verweilen, drücken Sie sich ständig weiter mit den Händen vom Boden weg und halten den Beckenboden angespannt. Atmen Sie ruhig und tief weiter.

➜ Um die Haltung zu verlassen, führen Sie ausatmend langsam Ihr Becken nach hinten und unten, ohne mit dem Brustkorb zwischen den Schultern einzusinken. ➜ Sobald Sie wieder sitzen, legen Sie beide Hände gefaltet um ein Knie und lassen sich nach hinten sinken, bis Ihr ganzer Rumpf an dieser Armschlinge hängt. Dadurch werden alle Gelenke der Arme gedehnt und entlastet. ➜ Rollen Sie sich sehr langsam Wirbel für Wirbel zum Boden ab.

➜ Legen Sie in der Rückenlage die Arme neben den Körper und genießen Sie, wie breit, schwer und entspannt Ihre Schultern aufliegen.

DAS ASANA

BRETTHALTUNG

MIT DER VORDERSEITE DES KÖRPERS NACH OBEN

➜ Kommen Sie auf einer rutschfesten Unterlage in den Langsitz. ➜ Halten Sie Beine und Füße hüftgelenkbreit voneinander entfernt und parallel zueinander. ➜ Stellen Sie die Hände oder Fäuste schultergelenkbreit neben dem Becken auf. Drücken Sie mit ihnen kräftig gegen den Boden, bis das Brustbein sich hebt. Beugen Sie eventuell etwas Ihre Arme, damit die Schultern nicht zu den Ohren hochgeschoben werden.

5 ➜ Spannen Sie die Muskeln des Beckenbodens an, und heben Sie einatmend den Körper, bis er sich von den Schultern bis zu den

3

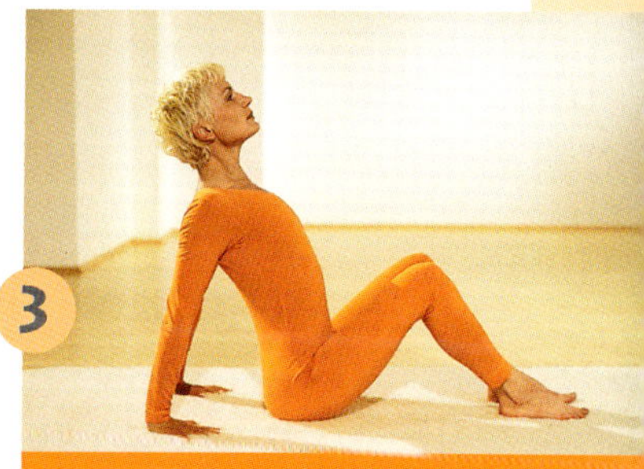

4

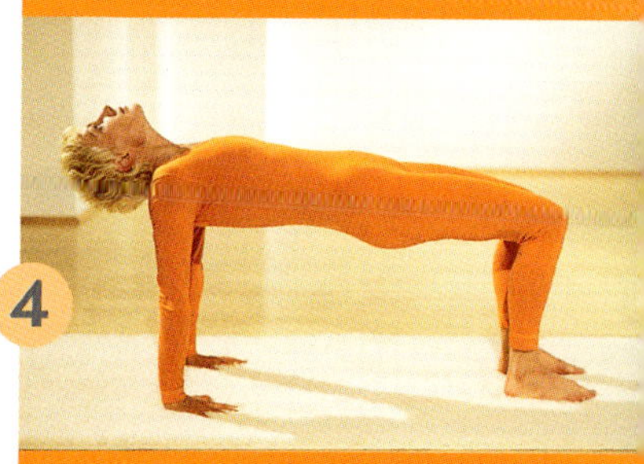

Fußrücken in einem weiten Bogen über dem Boden spannt. ➜ Nehmen Sie den Kopf in die Verlängerung des Körpers. ➜ Bringen Sie Ihre Fußsohlen so weit wie möglich Richtung Boden. Streben Sie vor allem mit den Großzehenballen nach unten. (Foto Seite 101)

Drücken Sie sich ständig mit den Händen vom Boden weg, und halten Sie den Beckenboden angespannt. Atmen Sie ruhig und tief weiter.

➜ Um die Haltung zu verlassen, führen Sie ausatmend langsam Ihr Becken nach hinten und unten, ohne mit dem Brustkorb zwischen den Schultern einzusinken. ➜ Sobald das Becken den Boden berührt, legen Sie beide Hände gefaltet um ein Knie und lassen sich nach hinten sinken, bis Ihr ganzer Rumpf an dieser Armschlinge hängt. ➜ Rollen Sie sich sehr langsam Wirbel für Wirbel zum Boden ab.

➜ Legen Sie in der Rückenlage die Arme neben den Körper und beobachten Sie, wie Sie sich jetzt in den Schultern, dem oberen Rücken und dem Brustraum erfahren.

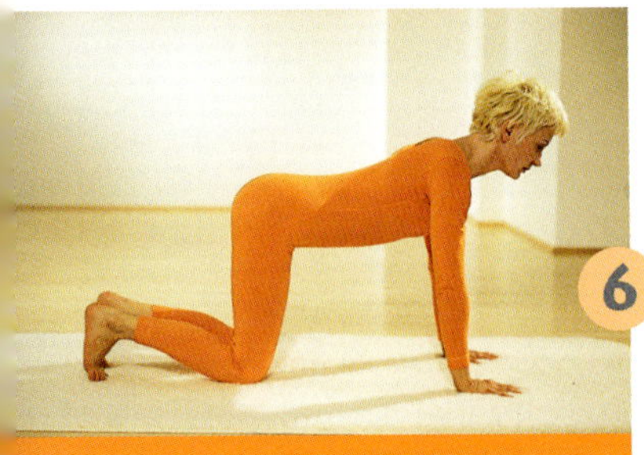

6

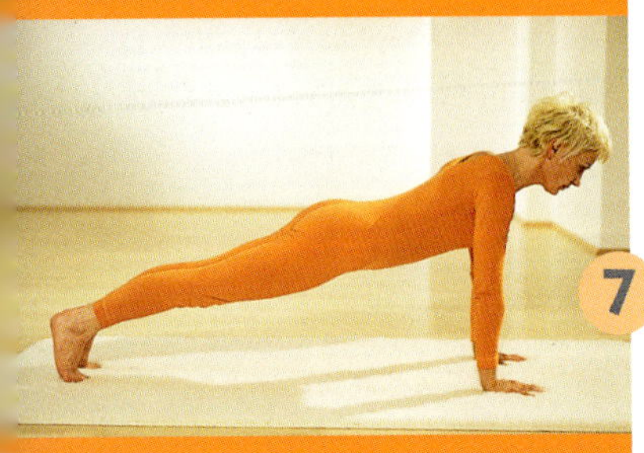

7

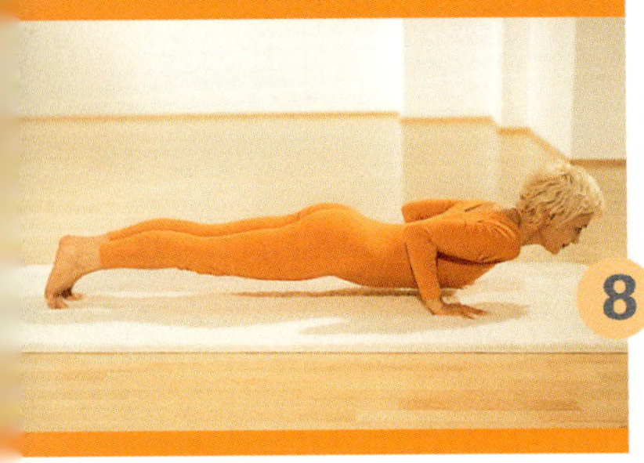

8

BRETTHALTUNG

MIT DER VORDERSEITE DES KÖRPERS NACH UNTEN

6 ➜ Kommen Sie auf einer rutschfesten Unterlage in den Vierfüßlerstand. ➜ Spreizen Sie die Finger und halten Sie die Mittelfinger parallel zueinander. Drehen Sie die Ellenbogenbeugen nach vorn, um Ihre Arme zu stabilisieren.

7 ➜ Spannen Sie die Muskeln des Beckenbodens an, strecken Sie ein Bein nach dem anderen nach hinten, und stellen Sie die Zehen auf. Dadurch kommen Sie in die Bretthaltung. ➜ Achten Sie darauf, dass Ihr Becken weder durchhängt, noch nach oben von der schiefen Ebene zwischen Hinterhaupt und Fersen abweicht. ➜ Dehnen Sie sich über die Fersen nach hinten und unten, und streben Sie mit dem Scheitelpunkt nach vorn und oben.

Um stabil in der Haltung zu verweilen, drücken Sie sich ständig mit den Händen vom Boden weg und halten den Beckenboden angespannt. Atmen Sie ruhig und tief weiter.

➜ Um die Haltung zu verlassen, senken Sie ein Knie nach dem anderen langsam zum Boden. ➜ Kommen Sie in einen aufrechten Sitz Ihrer Wahl und beobachten Sie, wie Sie sich jetzt in Ihrem Schultergürtel, im oberen Rücken und im Brustraum wahrnehmen.

VARIATIONEN

➤ Um noch intensiver zu üben, können Sie in den Bretthaltungen, in denen die Vorderseite des Körpers nach oben weist, ein Bein gestreckt heben.

➤ In der Bretthaltungen, in denen die Vorderseite des Körpers nach unten weist, können Sie alternativ einen Arm, ein Bein oder Arm und Bein in der Diagonalen heben.

8 Eine weitere sehr kraftvolle Variante für den Schultergürtel: Beugen Sie aus dieser Haltung die Arme an und lassen Sie dabei die Ellenbogen ganz dicht am Körper. So können Sie Ihren Körper so weit absenken, dass sich die ganze Vorderseite nur wenige Zentimeter waagerecht über dem Boden befindet, und ihn langsam wieder hochstemmen. Die Hände bleiben die ganze Zeit über nach vorn ausgerichtet und die Ellenbogen dicht am Körper (das unterscheidet die Übung vom klassischen Liegestütz).

DIE HELDENHALTUNG
VIRABHADRASANA

DIE HELDEN- ODER KRIEGERHALTUNG IST EINE KRAFTVOLLE STANDHALTUNG IM AUSSTELLSCHRITT.

WIRKUNG

- *Kräftigung der Füße und Beine und Entwicklung von Standfestigkeit*
- *Dehnung der Muskeln, die die Hüften beugen; sind sie verkürzt, verhindern sie die Aufrichtung des Beckens*

Bei den Varianten mit aufgerichtetem Oberkörper außerdem:

- *Kräftigung der rumpfaufrichtenden Muskulatur*
- *Dehnung der Rippenknorpel in ihrer Verbindung zum Brustbein*
- *Erweiterung des Atemraums und dadurch des Atemvolumens*
- *Erfahrung eines Gefühls von Kraft, Klarheit, Hingabe und Schönheit*

WANN IST VORSICHT GEBOTEN?

Es gibt keine eindeutigen Gegenanzeigen für die Heldenhaltung. Aber wir sollten in diesem kraftvollen Asana besonders achtsam mit uns umgehen:

- *Menschen mit empfindlichem Rücken sollten zuerst nur die Varianten mit vorgeneigtem Oberkörper üben und trainieren, den Beckenboden auch in dem großen Ausstellschritt kontrahiert zu halten.*
- *Menschen mit empfindlichen Knien sollten ausprobieren, ob ihre Knie sich im Bodenkontakt oder vom Boden gehoben wohler fühlen. Im Bodenkontakt wird das hintere Knie relativ stark druckbelastet; schaffen Sie Abhilfe, indem Sie ein Kissen oder eine zusammengefaltete Decke unterlegen.*

Wenn das Knie jedoch instabil ist, weil die umgebende Muskulatur schwach ist oder seine Bänder überdehnt sind, ist es sinnvoll, das hintere Knie zu heben und das Bein vollkommen zu strecken – wie einen Stock. Das kräftigt die Muskeln rund um das Knie und lässt es ohne Druckbelastung. Meist lohnt es sich, die Anstrengung der Haltung mit gehobenem Knie auf sich zu nehmen, weil langfristig die Ursachen behoben werden, derentwegen das Knie so empfindlich geworden ist.

- *Menschen, die sich unwohl fühlen, wenn sie weit im Brustraum werden sollen, sollten die Varianten mit gehobenem Oberkörper und Armen nur behutsam und kurz üben und sehr genau nach innen spüren. Wenn Unwohlsein oder Angst auftreten, ist es sinnvoll, nicht dagegen anzukämpfen, sondern vielmehr mit diesem Gefühl zu »verhandeln« und die eigenen Grenzen zu respektieren.*

DIE STRUKTUR DER HALTUNG

Je nach Variante sind entweder alle Zehen des hinteren Fußes aufgestellt, so dass das Fersenbein gerade steht, oder die Außenseite der Ferse wird fest an den Boden geschmiegt, wodurch sich der innere Fußrand im Längsgewölbe hebt.

Die Heldenhaltung ist asymmetrisch, es steht also abwechselnd das rechte oder linke Bein vorn.

Das hintere Bein ist weit nach hinten gedehnt. In den Varianten mit gehobenem Knie ist es ganz gestreckt, um das Knie zu entlasten.

Beide Hüften befinden sich – bezogen auf die senkrechte Körperachse – auf einer Höhe. Die Leiste des hinteren Beines sinkt bodenwärts, wo-

Der Weg des Yoga ist der Weg des Helden. Der Held bricht auf, um seine innere Ordnung und sein wahres Wesen zu finden. Er muss sich auf seinem Weg mit vielen Widerständen auseinandersetzen, aber er gibt nie auf. Dafür braucht er Mut, Vertrauen und Kraft – die er durch den Yoga gewinnt.

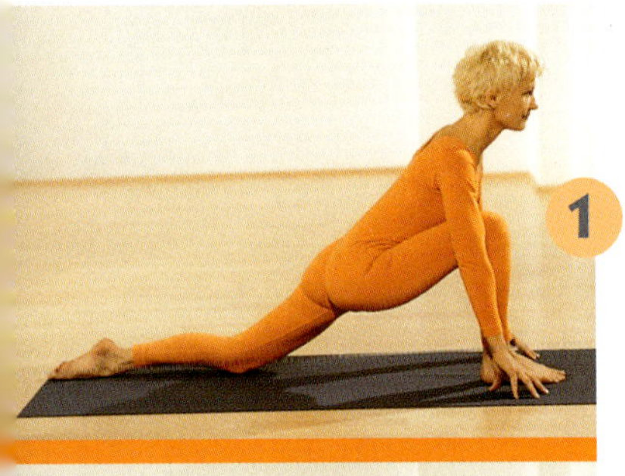

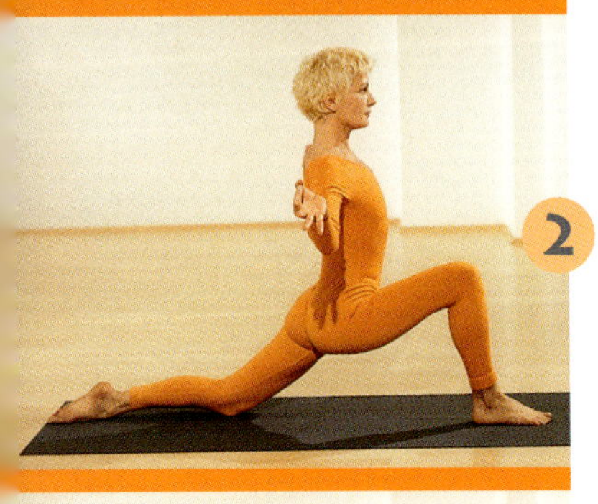

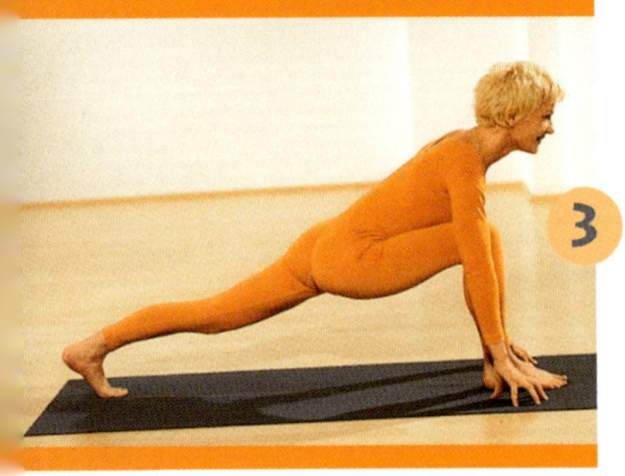

durch die Muskeln gedehnt werden, die die Leiste verkürzen. Um das Becken möglichst aufgerichtet zu halten, bleiben die Beckenbodenmuskeln während der gesamten Übung intensiv kontrahiert.

Die Wirbelsäule beschreibt in ihrer Gesamtheit einen harmonisch geschwungenen C-Bogen. Der Brustraum ist weit und das Brustbein strebt nach vorn und oben, die Schultern dagegen nach hinten, unten und außen.

Der Nacken ist lang und folgt der lang gezogenen Kurve des C-Bogens. Der Kopf ist aufgerichtet und der Blick geht nach vorn.

TIPPS FÜRS ÜBEN

➤ Die verschiedenen Varianten der Heldenhaltung sind so beschrieben, dass Sie sie nacheinander bei zunehmendem Schwierigkeitsgrad üben können. Egal ob Sie sie aufeinander aufbauend oder jede Variante für sich üben – gehen Sie jeweils nach einer Seite in eine Ausgleichshaltung: Machen Sie einige Atemzüge lang den »Hund mit dem Gesicht nach unten« (Seite 96).

➤ Vermeiden Sie bei den Varianten mit dem gestreckten hinteren Bein unbedingt, am Ende des Haltens einfach nur das Knie zum Boden sinken zu lassen, da dadurch die ganze Beinsäule destabilisiert und das Knie unvorteilhaft belastet wird.

DIE VORBEREITUNG

MIT DEM KNIE AM BODEN UND VORGENEIGTEM OBERKÖRPER

BEI SEHR EMPFINDLICHEM RÜCKEN

1 ➜ Kommen Sie in den Kniestand. ➜ Stellen Sie das rechte Bein weit nach vorn. Lassen Sie das Becken nach vorn und unten sinken, bis der rechte Unterschenkel senkrecht steht. ➜ Legen Sie den Bauch lang auf den rechten Oberschenkel, und stellen Sie die Hände seitlich neben dem rechten Fuß auf. ➜ Lassen Sie die linke Leiste immer weiter bodenwärts sinken, bis Sie ein deutliches Dehnen spüren.

Verweilen Sie so und versuchen Sie, mit jedem Ausatem Ihre linke Hüfte weiter zu dehnen.

MIT DEM KNIE AM BODEN UND AUFGERICHTETEM OBERKÖRPER

2 ➜ Beginnen Sie mit der Haltung 1. ➜ Legen Sie beide Hände dicht beim Knie auf den Oberschenkel, und richten Sie sich vorsichtig auf. ➜ Kontrahieren Sie die Muskeln des Beckenbodens, damit der untere Rücken nicht ins Hohlkreuz geht und das Becken sich aufrichten kann. ➜ Schieben Sie Ihr rechtes Bein etwas nach hinten und Ihr linkes etwas vor. Dadurch dreht sich das Becken zur Mitte zurück. ➜ Nehmen Sie die Schultern nach hinten, unten und außen, und heben Sie das Brustbein, so dass ein Gefühl von Weite im Brustraum entsteht.

MIT GEHOBENEM KNIE UND VORGENEIGTEM OBERKÖRPER

BEI SEHR EMPFINDLICHEM RÜCKEN

3 ➜ Beginnen Sie wieder mit der Haltung 1. ➜ Stellen Sie die Zehen des hinteren Fußes auf, so dass Sie den Großzehen- und den Kleinzehenballen gleichmäßig stark belasten. ➜ Heben Sie vorsichtig das Knie vom Boden. ➜ Dehnen Sie sich über die linke Ferse nach hinten und unten, bis das linke Bein ganz gestreckt ist. Das ist wichtig, um das Knie zu schonen. ➜ Streben Sie mit dem rechten Knie nach vorn und unten, so dass

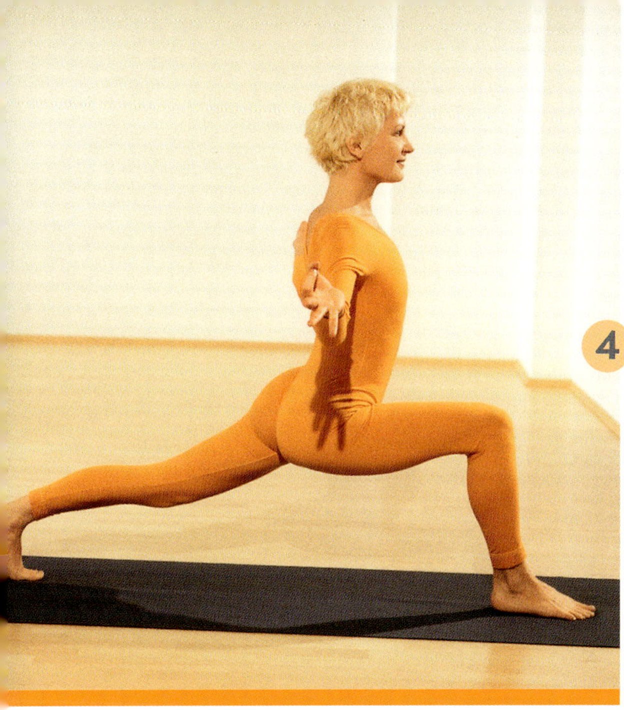

zwischen dem rechten Knie und der linken Ferse ein weiter Dehnungsbogen entsteht. ➜ Legen Sie eventuell beide Hände auf den rechten Fußrücken, so dass Sie Ihr Gleichgewicht auf beiden Füßen balancieren. ➜ Lassen Sie die linke Leiste immer weiter bodenwärts sinken, bis Sie ein deutliches Dehnen spüren.

Verweilen Sie in der Haltung und versuchen Sie, mit jedem Ausatem Ihre linke Hüfte weiter zu dehnen. ➜ Kontrollieren Sie immer wieder, ob das hintere Bein noch gestreckt ist!

DAS ASANA

MIT GEHOBENEM KNIE UND AUFGERICHTETEM OBERKÖRPER

4 ➜ Beginnen Sie mit der Haltung 3. ➜ Legen Sie dann beide Hände auf den vorderen Oberschenkel. ➜ Kontrahieren Sie kraftvoll den Beckenboden, und richten Sie Ihren Oberkörper behutsam auf. Spüren Sie in Ihren unteren Rücken hinein, damit Sie den Grad der Aufrichtung genau auf seine Belastbarkeit abstimmen können. ➜ Schieben Sie Ihr rechtes Bein etwas nach hinten und Ihr linkes etwas vor. Dadurch dreht sich das Becken zur Mitte zurück. ➜ Nehmen Sie die Schultern nach hinten, unten und außen, und heben Sie das Brustbein, so dass ein Gefühl von Weite im Brustraum entsteht. ➜ Lassen Sie die Hände entweder auf dem rechten Knie liegen oder breiten Sie sie seitlich aus. ➜ Lassen Sie die linke Leiste immer weiter bodenwärts sinken, bis Sie ein deutliches Dehnen verspüren.

Verweilen Sie in der Haltung und versuchen Sie, mit jedem Ausatem Ihre linke Hüfte weiter zu dehnen. ➜ Kontrollieren Sie immer wieder, ob das hintere Bein noch gestreckt ist.

MIT GEHOBENEM KNIE UND ERHOBENEN ARMEN

5 ➜ Führen Sie beide Arme parallel zueinander über vorn nach oben. ➜ Kontrahieren Sie den Beckenboden noch mehr, um den Lendenbereich zu entlasten. ➜ Lassen Sie ein Gefühl von Weite im Herzraum entstehen, und verweilen Sie ruhig und tief atmend in dieser Haltung.

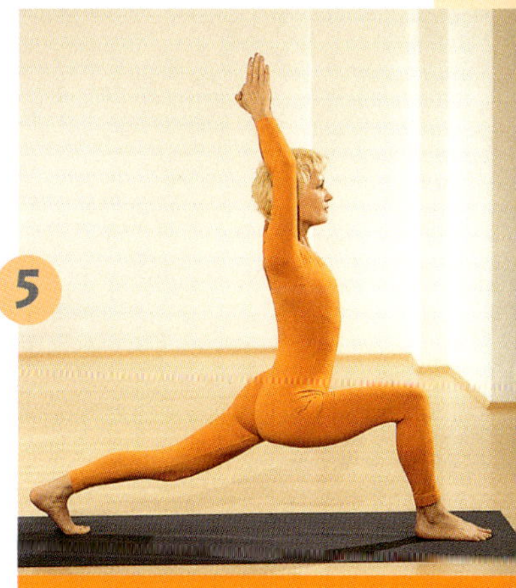

VARIATIONEN

Die folgenden zwei Varianten gehen vom Grätschstand aus. In ihnen wird der hintere Fuß etwas einwärts gedreht und die Ferse bleibt am Boden. Dadurch wird ein deutliches Dehnen an der Rückseite des hinteren Beines spürbar.

➤ Aufgrund der wesentlich anspruchsvolleren Beinstellung sind diese Varianten schwierig, wenn Sie sich kürzlich einen Knöchel verstaucht und damit die Bänder überdehnt haben.

➤ Die Varianten stellen außerdem größere Anforderungen an die tiefe Beckenmuskulatur, die die

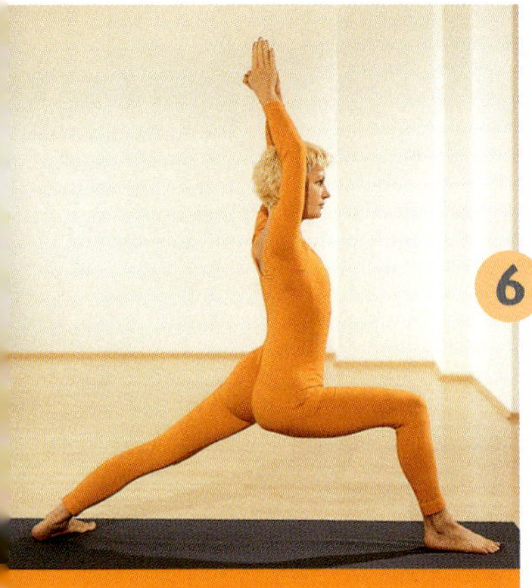

6

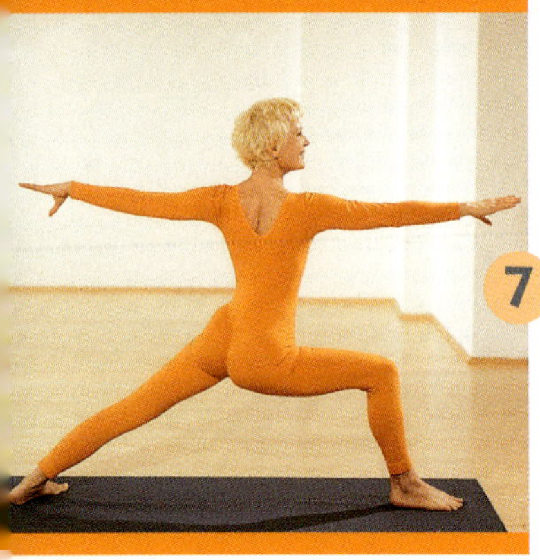

7

Beine auswärts dreht. Sie sollte bereits gekräftigt worden sein, damit beide Beine möglichst weit auswärts rotiert werden können. Gelingt das nicht, sind diese Varianten sehr anstrengend und unter Umständen sogar schädigend für die Knie.

DER KRIEGER

➜ Kommen Sie in den Grätschstand und stellen Sie die Füße parallel und 1,20 bis 1,50 Meter auseinander (je nach Körpergröße und Länge der Beine). ➜ Stützen Sie sich mit den Händen in der Taille ab. ➜ Drehen Sie Ihren rechten Fuß um 90° nach außen und Ihren linken Fuß ungefähr 45° nach innen. Schmiegen Sie die Außenkante Ihrer linken Ferse fest an den Boden, so dass sich an der Innenkante das Fußgewölbe hebt. ➜ Kontrahieren Sie kraftvoll die Muskeln des Beckenbodens und richten Sie Ihr Becken so weit wie möglich auf. Versuchen Sie durch diese Aktivierung des Beckenbodens, das hintere, linke Bein möglichst weit auswärts zu rotieren. Strecken Sie dieses Bein ganz durch, um das Knie zu schützen. ➜ Drehen Sie Ihren Rumpf nach rechts, so dass er zum rechten Bein weist.

6 ➜ Beugen Sie ausatmend das rechte Bein an. Das Knie soll dabei über den Fußrücken kommen und nicht nach innen ausweichen. ➜ Heben Sie einatmend Ihre Arme über vorn nach oben und legen Sie die Handflächen aneinander. ➜ Entspannen Sie die Schultern, heben Sie Ihr Brustbein nach vorn und oben, und schauen Sie weit nach vorn.

Verweilen Sie mehrere tiefe Atemzüge lang in dieser Haltung.

➜ Um sie zu verlassen, führen Sie ausatmend die Arme über die Seiten nach unten. ➜ Strecken Sie das rechte Bein. ➜ Drehen Sie Ihre Füße zurück, so dass sie parallel stehen und Ihr Rumpf zur Mitte weist. ➜ Drehen Sie dann den linken Fuß um 90° auswärts und den rechten um ungefähr 45° einwärts, und bauen Sie die Haltung Schritt für Schritt zur anderen Seite auf.

DER BOGENSCHÜTZE

7 ➜ Beginnen Sie mit der ersten Variante. ➜ Dehnen Sie dann Ihre Arme bis über die Fingerspitzen hinaus, und senken Sie sie auf Schulterhöhe. ➜ Entspannen Sie Ihre Schultern und wachsen Sie mit dem Hals und dem Kopf aus dem Schultergürtel heraus. ➜ Streben Sie mit dem linken Arm nach hinten und mit dem rechten weit nach vorn, so dass der Brustraum sich noch mehr weitet. Stellen Sie sich vor, einen großen Bogen zu spannen. ➜ Drehen Sie Ihren Kopf nach rechts und schauen Sie weit über die Fingerspitzen der rechten Hand hinweg in den Raum. ➜ Achten Sie darauf, dass beide Arme und Schultern auf einer Höhe bleiben (oft hängt der hintere Arm etwas nach unten). ➜ Vergewissern Sie sich immer wieder, dass Ihr hinterer Fuß einwärts gedreht bleibt, und drücken Sie weiter kraftvoll mit der Außenkante der linken Ferse gegen den Boden.

Verweilen Sie mehrere tiefe Atemzüge in dieser Haltung.

➜ Um sie zu verlassen, strecken Sie das rechte Bein. ➜ Die Arme bleiben ausgespannt in der Waagerechten. ➜ Drehen Sie Ihre Füße zurück, so dass sie parallel stehen und Ihr Rumpf zur Mitte weist. ➜ Drehen Sie dann den linken Fuß um 90° auswärts und den rechten um ungefähr 45° einwärts, und bauen Sie die Haltung Schritt für Schritt zur anderen Seite auf.

Die Flankendehnungen

Parshva uttanasana, Parshvottanasana, Utthita parshva konasana

Parshva heisst Flanke, ut nach oben, tan dehnen, utthita gestreckt. Flankendehnungen sind Standhaltungen in einem grossen Ausstellschritt, der Rumpf wird über das vordere Bein gebeugt. Er kann dabei gerade gehalten oder gedreht werden und das vordere Bein kann gestreckt oder gebeugt sein.

Wirkung

- *Intensive Dehnung der Muskulatur an der Rückseite der Beine*
- *Dehnung der Gesäßmuskeln*
- *Dehnung des unteren Rückens*
- *Dehnung der Flanken, besonders intensiv bei Parshva konasana*
- *Kräftigung der Fußmuskulatur (Korrektur von Fehlstellungen, insbesondere bei Knick- und/oder Senkfüßen)*
- *Kräftigung der Beinmuskulatur (Korrektur von muskulären Ungleichgewichten, insbesondere X- und O-Beinen)*
- *Kräftigung der rumpfaufrichtenden Muskulatur*
- *Verbesserung der Körperkoordination und des Gleichgewichtssinns*
- *intensive Anregung von Atmung und Kreislauf*
- *Bei Parshva uttanasana: intensive Dehnung der Brustmuskulatur und dadurch Verbesserung der Haltung*

Wann ist Vorsicht geboten?

- *Wenn Sie eine Reizung des Ischiasnervs haben;*
- *wenn Sie aktuelle Rückenprobleme haben (Hexenschuss, Bandscheibenprobleme);*
- *wenn Sie chronische Rückenprobleme haben, üben Sie nur die Varianten, bei denen Sie den Rumpf parallel zum Boden halten oder sich auf einem Holzklotz oder Stuhl abstützen;*
- *wenn Sie sich kürzlich einen Knöchel verstaucht haben (da Sie dann mit dem hinteren Fuß nicht in die Innendrehung gehen können);*
- *wenn Sie erst kürzlich eine Krankheit überstanden haben und sich noch sehr schwach fühlen.*

Die Struktur der Haltungen

Ausgangshaltung ist eine weite Grätsche, in der die Füße parallel zueinander stehen. Die Haltung wird nach links und nach rechts gedreht ausgeführt. Der hintere Fuß ist um etwa 30° einwärts gedreht und strebt über die Außenseite der Ferse zum Boden. Das hintere Bein ist ganz gestreckt und aus der Hüfte heraus auswärts gedreht, so dass das Knie nach vorn weist. Der Fuß des vorderen Beines wird um 90° auswärts gedreht. Er schmiegt sich mit dem Großzehenballen, dem Kleinzehenballen und der Außenseite der Ferse an den Boden.

Das Knie des vorderen Beins weist gerade nach vorn. Wird das vordere Bein gebeugt, dann befindet sich das Knie genau über dem Fußrücken.

Bevor der Rumpf geneigt wird, wird er intensiv nach oben gedehnt. Die Wirbelsäule bleibt ganz gestreckt. Der Brustkorb ist gehoben und an der Vorderseite oder Flanke gedehnt. Der Nacken ist lang, in der Verlängerung der Wirbelsäule.

- Benutzen Sie eine rutschfeste Unterlage!

Flankendehnungen sind kraftvolle Standhaltungen. Wenn man sie nicht regelmäßig übt, bleiben sie anstrengend und fordernd. Üben Sie sie jedoch mindestens einmal pro Woche, dann schenken sie Kraft und Ausdauer, stärken das Standvermögen und das Selbstvertrauen!

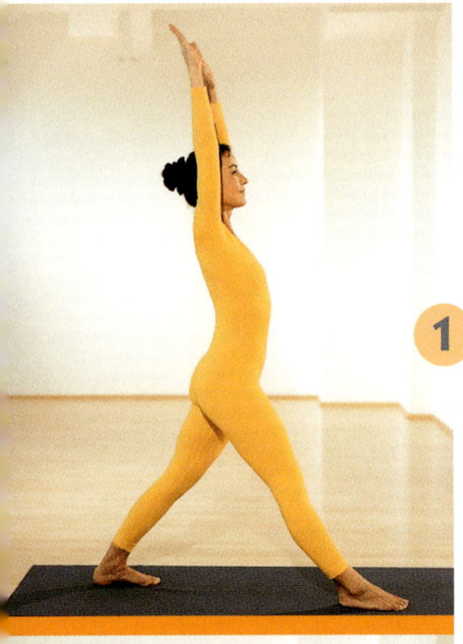
1

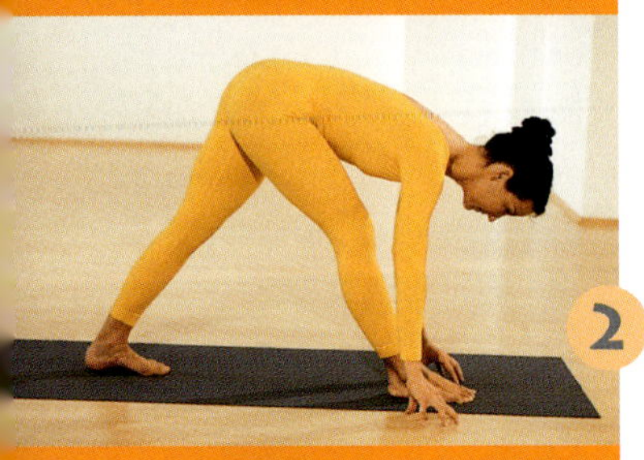
2

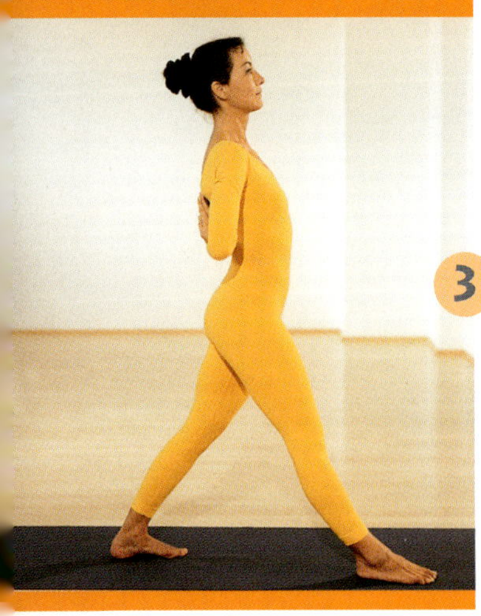
3

DIE ASANAS

RUMPFBEUGE MIT ANGEBEUG-TEM VORDEREN BEIN

PARSHVA UTTANASANA

➜ Kommen Sie so weit in die Grätsche, dass Ihre Füße etwa 1 bis 1,25 Meter voneinander entfernt stehen. ➜ Drehen Sie den rechten Fuß um 90° nach außen und den linken Fuß um 30 bis 45° nach innen. ➜ Strecken Sie beide Beine, besonders aber das linke. ➜ Drehen Sie den Rumpf zum rechten Bein. Schieben Sie Ihre linke Hüfte etwas nach vorn und die rechte etwas nach hinten, bis sich beide Hüftgelenke auf einer Höhe befinden. ➜ Kontrahieren Sie die Muskeln des Beckenbodens, um das Becken aufzurichten.

1 ➜ Heben Sie einatmend Ihre Arme über vorn nach oben. Beugen Sie sie eventuell leicht an, damit Sie sie weit nach hinten führen können und Ihr Brustkorb gedehnt wird. ➜ Achten Sie auf die Aufrichtung des Beckens.

2 ➜ Neigen Sie sich ausatmend über das vordere Bein und beugen Sie es dabei leicht an. ➜ Lassen Sie Ihr hinteres Bein ganz gestreckt. Streben Sie mit der Außenkante der Ferse zum Boden. ➜ Dehnen Sie sich einatmend über das Brustbein nach vorn und unten.

Verweilen Sie so einige Atemzüge lang.

➜ Drücken Sie mit dem rechten Fußballen fest gegen den Boden, und richten Sie sich mit gestrecktem Rücken wieder auf. ➜ Lassen Sie ausatmend die Arme seitlich sinken. ➜ Drehen Sie die Füße parallel zueinander, stellen Sie sie nebeneinander, und spüren Sie einige Atemzüge nach.

➜ Machen Sie die Rumpfbeuge anschließend über das linke Bein.

DEHNEN DER FLANKE

PARSHVOTTANASANA

3 ➜ Kommen Sie in die gleiche Ausgangsstellung wie zuvor. ➜ Legen Sie die Handflächen mit den Fingern nach oben im Rücken aneinander. ➜ Schieben Sie die Hände nach oben zwischen die Schulterblätter. Schmiegen Sie die Handwurzeln aneinander, und drücken Sie mit den Kleinfingerkanten gegen den Rücken, so dass die Ellenbogen nach hinten gehen. ➜ Wachsen Sie gleichmäßig aus beiden Körperseiten heraus nach oben. ➜ Heben Sie einatmend das Brustbein, und schauen Sie nach oben. ➜ Halten Sie die Muskeln des Beckenbodens dabei fest kontrahiert.

4 ➜ Beugen Sie sich ausatmend mit geradem Rücken über das vordere gestreckte Bein.

Verweilen Sie so einige Atemzüge lang. ➜ Halten Sie die Ferse des linken Fußes fest an den Boden geschmiegt. ➜ Atmen Sie tief und ruhig weiter. ➜ Heben Sie mit jedem Einatem das Brustbein und die Ellenbogen. ➜ Lassen Sie ausatmend den Rumpf weiter sinken, und dehnen Sie sich über die Rückseite des rechten Beines nach oben.

➜ Richten Sie einatmend den Rumpf mit geradem Rücken auf. ➜ Drehen Sie Ihren linken Fuß um 90° nach außen und den rechten um 30° nach innen. ➜ Wenden Sie den Rumpf nach links, und wiederholen Sie die Haltung über das linke Bein gebeugt. ➜ Spüren Sie im aufrechten Stand nach.

TIPPS FÜRS ÜBEN

➤ Wenn Sie die Handflächen im Rücken nicht aneinanderlegen können oder wenn Sie an einer Sehnenscheidenentzündung leiden, umfangen Sie die Ellenbogen im Rücken mit den Händen.

5

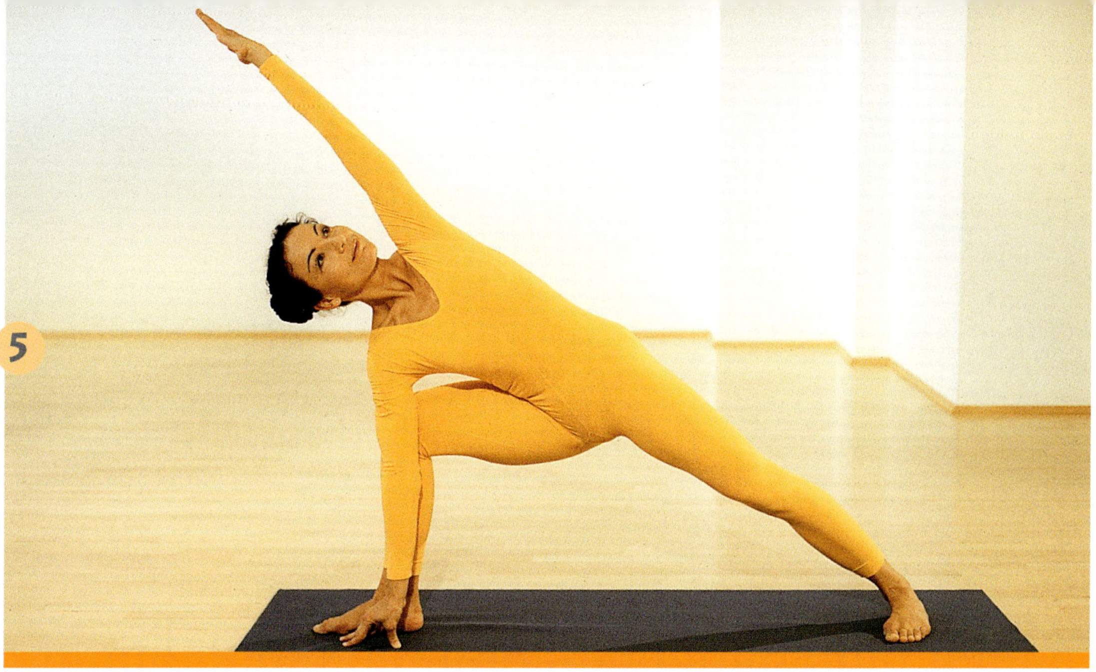

GESTRECKTE FLANKENDEHNUNG
UTTHITA PARSHVA KONASANA

➜ Kommen Sie in die Grätsche, die Füße 1,25 bis 1,40 Meer voneinander entfernt. ➜ Drehen Sie den rechten Fuß um 90° nach außen, den linken etwas nach innen. ➜ Kontrahieren Sie die Muskulatur des Beckenbodens, um das Becken aufzurichten und den unteren Rücken zu dehnen.

➜ Heben Sie einatmend beide Arme seitlich in Schulterhöhe. Wachsen Sie aus beiden Körperseiten heraus nach oben. ➜ Beugen Sie ausatmend das rechte Bein so weit an, dass der Oberschenkel sich parallel zum Boden befindet. Achten Sie darauf, dass das Knie dabei in einer Linie mit der Mitte des Fußrückens bleibt. ➜ Schmiegen Sie die Außenkante des linken Fußes fest an den Boden. ➜ Dehnen Sie sich einatmend aus der rechten Flanke heraus nach oben.

5 ➜ Neigen Sie ausatmend Ihren Rumpf nach rechts, und stellen Sie die rechte Hand an die Innenseite des rechten Fußes. ➜ Lassen Sie den linken Arm sinken, bis er in einer Linie mit dem Rumpf ist. Drehen Sie die Handfläche nach unten.

Verweilen Sie so einige Atemzüge lang. ➜ Dehnen Sie sich mit jedem Einatem weit über die Fingerspitzen der linken Hand und damit aus der linken Flanke heraus. ➜ Lassen Sie mit jedem Ausatem die rechte Hüfte sinken, und bessern Sie gegebenenfalls die Bein- und Fußhaltung etwas nach. ➜ Drehen Sie eventuell den Kopf etwas nach links und schauen Sie nach oben.

➜ Um die Haltung zu verlassen, richten Sie sich gedehnt über die linke Seite einatmend auf. ➜ Drehen Sie Ihren linken Fuß um 90° nach außen und den rechten um 30° nach innen. ➜ Neigen Sie den Rumpf nach links, und wiederholen Sie die Haltung über das linke Bein gebeugt. ➜ Spüren Sie im aufrechten Stand nach.

TIPPS FÜRS ÜBEN

6 ➤ Falls Sie mit der Hand nicht zum Boden kommen, stellen Sie ein hohes Sitzkissen, einen Holzklotz oder einen Stuhl an die Innenseite des rechten Fußes, um die Hand oder den Unterarm abstützen zu können.

➤ Sie können sich auch mit dem rechten Unterarm auf den rechten Oberschenkel stützen.

Wesentlich ist, dass der Arm einen Großteil des Rumpfgewichts trägt und so ungünstige Druckbelastungen der Bandscheiben verhindert werden.

4

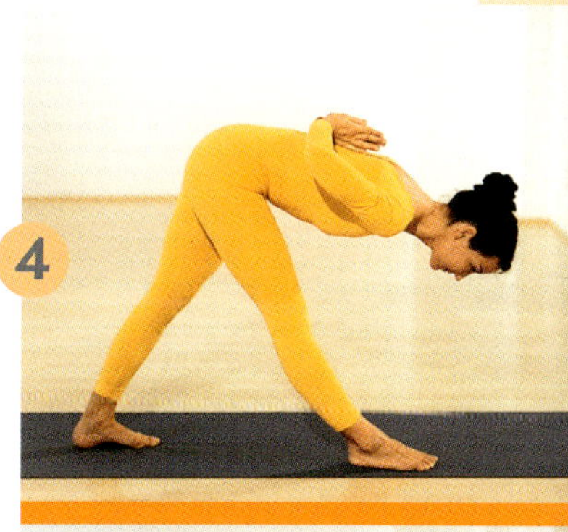

6

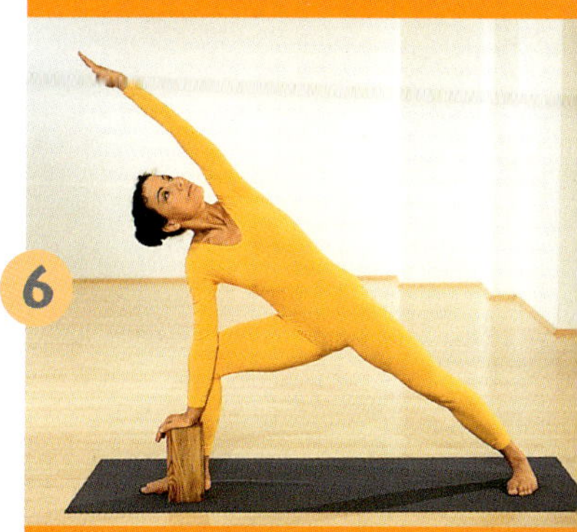

DAS KAMEL
USHTRASANA

Die Kamelhaltung ist eine Rückbeuge aus dem Kniestand. Der Name bezieht sich darauf, dass Kamele, wenn sie sich hinlegen oder erheben, zuerst den Kopf zurücklegen und den Brustkorb wölben, so wie es in dieser Haltung geschieht.

Die Kamelhaltung wirkt vor allem auf den Herzraum – es wird uns »weit ums Herz«.

WIRKUNG

➤ *Intensive Dehnung der gesamten Vorderseite des Körpers*
➤ *Kräftigung der Rückenmuskulatur*
➤ *insbesondere Dehnung des Brustkorbs*
➤ *Dehnung der Leisten*
➤ *Anregung der Brustatmung*
➤ *Anregung des Kreislaufs*

WANN IST VORSICHT GEBOTEN?

➤ *Wenn Sie aktuelle Probleme mit der Wirbelsäule haben (Hexenschuss, Bandscheibenschäden);*
➤ *wenn Sie chronische Wirbelsäulenprobleme haben, üben Sie nur die vorbereitenden Haltungen;*
➤ *wenn Sie erst kürzlich operiert worden sind;*
➤ *wenn Sie eine Schilddrüsenüberfunktion haben.*

Besonders achtsam und vorsichtig sollten Sie sein,

➤ *wenn Ihr Brustkorb bereits sehr groß ist (Asthma, Emphysem),*
➤ *bei Herzenge (Angina pectoris) oder wenn Ihnen unwohl wird, wenn Sie sich im Herzraum dehnen,*
➤ *nach Brustkrebsoperationen, damit die Narben nicht zu stark gedehnt werden.*

DIE STRUKTUR DER HALTUNG

Das wesentliche Merkmal der Haltung ist die Dehnung der Vorderseite des Körpers. Sie brauchen dafür Kraft in der Muskulatur des Beckenbodens, um das Becken genügend aufrichten zu können, wenn Sie sich aus dem Kniestand nach hinten beugen. Auch die Brustmuskeln müssen sehr dehnbar sein.

TIPPS FÜRS ÜBEN

➤ Üben Sie auf einer zusammengefalteten Decke auf einer rutschfesten Unterlage.
➤ Da die Aufrichtung des Beckens so wichtig für die Entlastung des unteren Rückens ist, werde ich Varianten anbieten, die das erleichtern.
➤ Damit der untere Rücken lang bleiben kann, sollten Sie darauf achten, dass der Bauch nicht über die Linie der Beine und Hüften nach vorn kommt. Um ein Gefühl dafür zu bekommen, wie weit der Bauch nach vorn ausweichen will, ist es hilfreich, zuerst dicht vor einer Wand zu üben.
➤ In der Kamelhaltung sollen die Hände die Fersen umfassen. Damit sie dorthin gelangen, müssen Sie in eine intensive Rückbeuge gehen. Deswegen werden eine Reihe alternativer Haltungen angeboten, die aufeinander aufbauen. Beginnen Sie mit der Variante mit dem Stuhl an der Wand. Üben Sie dann die Kamelhaltung mit den Händen am Becken, bevor Sie sich langsam zu den Fersen vortasten, und zwar erst mit aufgestellten Zehen.
➤ Üben Sie zuerst solange die dynamischen Varianten, bis sie Ihnen mühelos möglich sind, und dann erst verweilen Sie in der Haltung. Dehnen Sie die Zeit des Verweilen in dem Asana langsam aus. Machen Sie unbedingt hinterher die Ausgleichshaltung!

DIE VORBEREITUNG

DYNAMISCHES DEHNEN DER VORDERSEITE DES KÖRPERS

➜ Kommen Sie in den Fersensitz. Setzen Sie sich bei Bedarf auf ein Kissen. ➜ Stellen Sie die Hände mit den Fingerkuppen hinter dem Becken auf, schulterbreit voneinander entfernt. Die Daumen weisen nach vorn, die anderen Finger nach hinten.

1 ➜ Kontrahieren Sie am Ende eines Ausatems kraftvoll die Muskeln des Beckenbodens, bis das Becken sich von allein zu heben beginnt. ➜ Drücken Sie mit den Fingerkuppen gegen den Boden. ➜ Heben Sie einatmend das Becken weiter nach vorn und oben. Achten Sie darauf, dass Ihr unterer Rücken lang bleibt. ➜ Streben Sie mit dem Brustbein zum Kinn. Der Nacken bleibt in der Verlängerung der Wirbelsäule.

➜ Führen Sie ausatmend das Becken langsam zurück zu den Fersen, und entspannen Sie den Beckenboden. ➜ Nehmen Sie einen Zwischenatem.

Wiederholen Sie diesen Ablauf einige Male im Rhythmus Ihres Atems. ➜ Spüren Sie im Fersensitz nach.

KAMELHALTUNG MIT DEM STUHL VOR DER WAND

Die vorbereitende Übung hilft Ihnen zu lernen, in der Kamelhaltung nicht einfach den Bauch nach vorn zu schieben. Das wäre zwar leichter, würde aber den unteren Rücken stauchen. Der Kontakt Ihrer Körpervorderseite mit der Wand zeigt Ihnen, wann der Bauch vorkommt, während die Leisten noch angebeugt und damit »geschlossen« bleiben. Der Stuhl hinter Ihnen ermöglicht Ihnen eine leichte und stabile Rückbeuge, in der Sie Ihren Brustraum wundervoll weiten können, ohne Ihren unteren Rücken zu gefährden.

Wenn Ihr Rücken empfindlich ist oder wenn Ihnen intensive Rückbeugen unangenehm sind, üben Sie ausschließich diese Variation.

➤ Sie brauchen einen Hocker oder Stuhl auf einer rutschfesten Unterlage.

➜ Setzen Sie sich dicht vor eine Wand auf die Fersen, so dass Sie sie mit den Knien berühren. ➜ Stellen Sie den Hocker oder Stuhl dicht hinter sich. Umfassen Sie mit den Händen die Sitzfläche von den Seiten.

2 ➜ Kontrahieren Sie am Ende eines Ausatems kraftvoll die Muskeln des Beckenbodens, bis das Becken sich von allein zu heben beginnt. ➜ Heben Sie einatmend das Becken weiter nach vorn und oben, bis die Oberschenkel, die Leisten und der Bauch die Wand berühren. ➜ Streben Sie mit dem Brustbein zum Kinn. Der Nacken bleibt in der Verlängerung der Wirbelsäule.

Verweilen Sie so einige Atemzüge. ➜ Halten Sie während der ganzen Zeit den Beckenboden kontrahiert.

3 ➜ Setzen Sie sich ausatmend langsam auf die Fersen. ➜ Rutschen Sie etwas von der Wand weg. ➜ Lassen Sie den Rumpf auf die Oberschenkel sinken, und legen Sie die Stirn auf den Boden, auf die Unterarme oder auf die übereinandergestellten Fäuste. ➜ Verweilen Sie in dieser Ausgleichshaltung (Embryohaltung). Atmen Sie ruhig und tief in Ihren unteren Rücken.

Spüren Sie anschließend in einem aufrechten Sitz Ihrer Wahl nach.

1

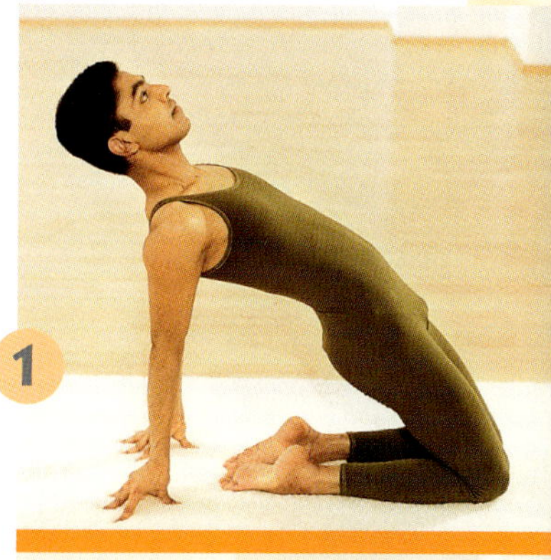

2

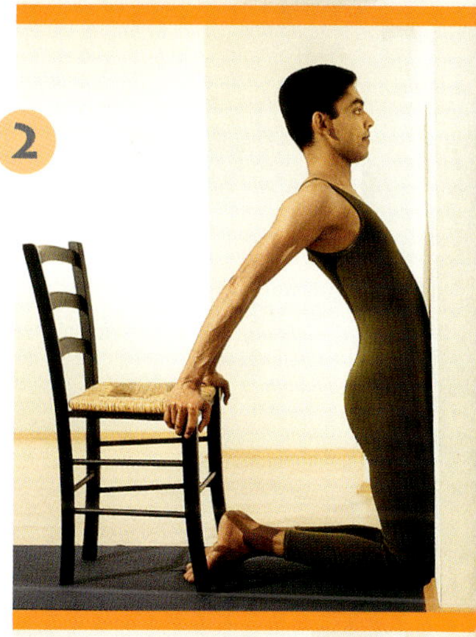

3

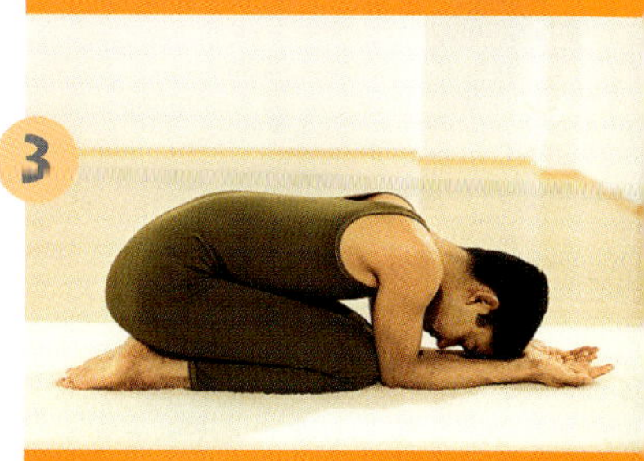

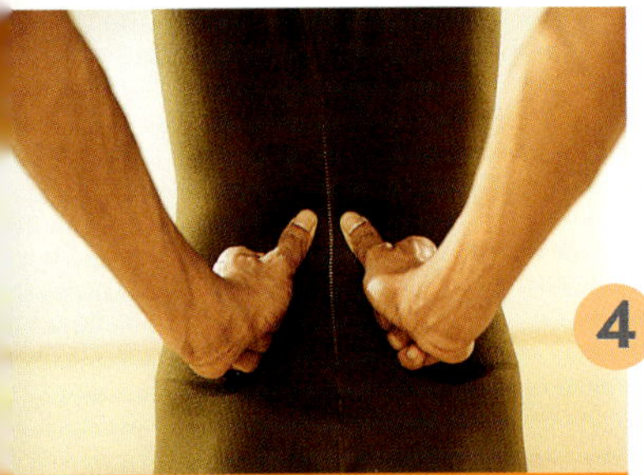

4

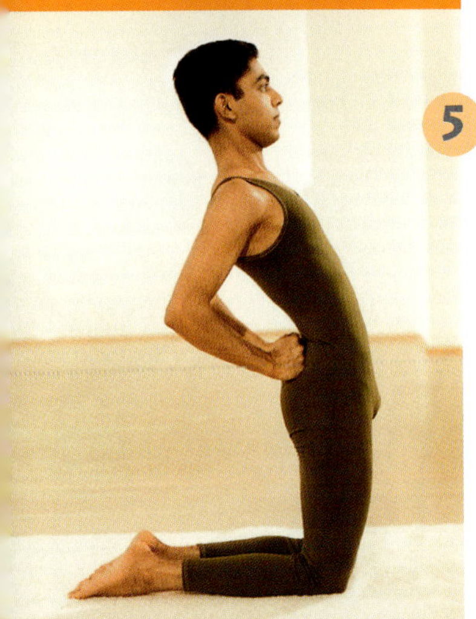

5

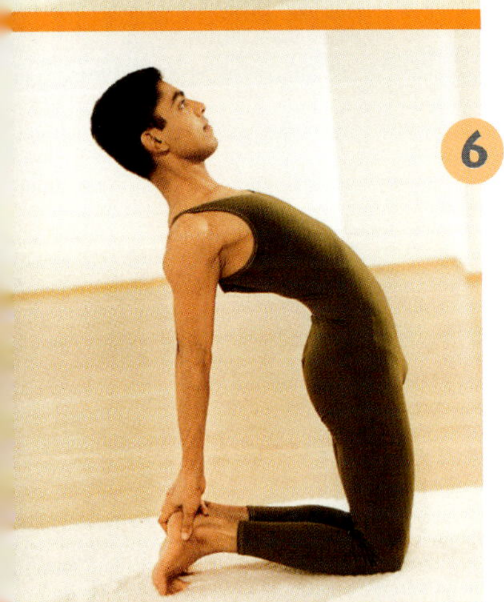

6

DAS ASANA

DIE KAMELHALTUNG I

4 ➜ Kommen Sie in den Kniestand. Die Knie sind hüftgelenkbreit und die Oberschenkel parallel. ➜ Ballen Sie die Hände zu Fäusten, ohne die Daumen einzuschließen. Stellen Sie die Fäuste mit den Fingergrundgliedern rechts und links neben das Kreuzbein, so dass die Daumen nach oben weisen.

5 ➜ Kontrahieren Sie kraftvoll die Muskeln des Beckenbodens. ➜ Schieben Sie die Leisten nach vorn. ➜ Heben Sie das Brustbein und neigen Sie Ihren Oberkörper leicht nach hinten.

Verweilen Sie so einige Atemzüge lang. ➜ Halten Sie die ganze Zeit den Beckenboden kontrahiert, um die Leisten zu dehnen.

➜ Richten Sie den Rumpf behutsam wieder auf. ➜ Setzen Sie sich ausatmend langsam auf die Fersen. ➜ Lassen Sie den Rumpf auf die Oberschenkel sinken, und legen Sie die Stirn auf den Boden, die Unterarme oder den Fäusteturm. ➜ Verweilen Sie in dieser Ausgleichshaltung. Atmen Sie ruhig und tief in Ihren unteren Rücken.

DIE KAMELHALTUNG II

➜ Kommen Sie in den Kniestand. Die Knie sind hüftgelenkbreit und die Oberschenkel parallel. Stellen Sie die Zehen auf. Stützen Sie sich mit den Händen am Becken ab. ➜ Kontrahieren Sie kraftvoll die Muskeln des Beckenbodens. ➜ Schieben Sie die Leisten nach vorn.

6 ➜ Umfassen Sie erst mit der rechten Hand die rechte Ferse, dann mit der linken die linke Ferse. ➜ Drücken Sie kräftig mit den Händen gegen die Fersen und spannen Sie die gesamte

7

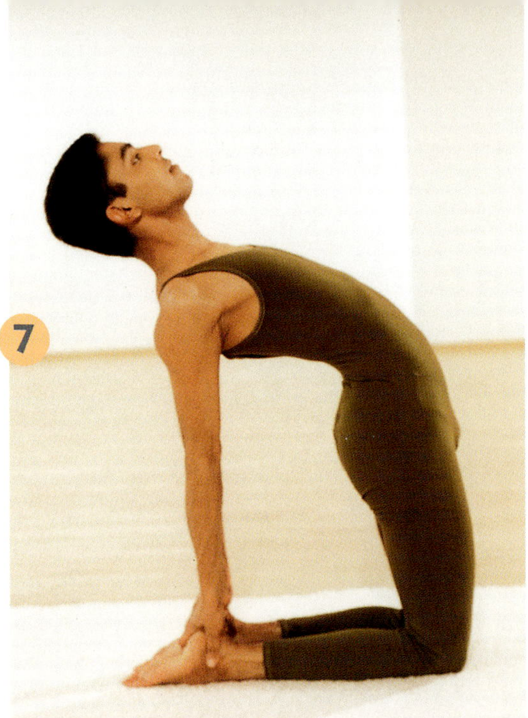

Vorderseite in der Länge – nicht nach vorn – auf. ➜ Der Nacken befindet sich in der Verlängerung der Wirbelsäule. Der Blick geht nach schräg oben.

Verweilen Sie so einige Atemzüge lang.

➜ Um die Haltung zu verlassen, lassen Sie zuerst das Becken etwas Richtung Fersen sinken. ➜ Dann richten Sie sich auf in den Kniestand. ➜ Setzen Sie sich ausatmend langsam auf die Fersen. ➜ Lassen Sie den Rumpf auf die Oberschenkel sinken und legen Sie die Stirn auf den Boden, die Unterarme oder den Fäusteturm. ➜ Verweilen Sie in dieser Ausgleichshaltung. Atmen Sie ruhig und tief in Ihren unteren Rücken.

DIE KAMELHALTUNG III

7 Wie Kamelhaltung II, aber mit aufliegenden Fußrücken. ➜ Drücken Sie in dieser Haltung kräftig mit den Schienbeinen und Knien gegen den Boden, damit Ihre Vorderseite sich ganz »aufspannen« kann. Halten Sie den Beckenboden kontrahiert, um den unteren Rücken zu schützen.

➜ Verweilen Sie anschließend mindestens sechs Atemzüge lang in der Ausgleichshaltung.

SHIVAS TANZHALTUNG
NATARAJASANA

SHIVAS TANZHALTUNG IST EINE GLEICHGEWICHTSHALTUNG AUF EINEM BEIN. ES HEISST, DASS ES DIESER GOTT WAR, DER DEN MENSCHEN DEN KLASSISCHEN INDISCHEN TANZ (BHARATA NATYAM) OFFENBARTE, INDEM ER SIE 108 TANZSCHRITTE, ARMHALTUNGEN, GESTEN UND VIELES MEHR LEHRTE. DIE ELEMENTE DES TANZES WERDEN BIS HEUTE UNVERÄNDERT EINGESETZT, UM LEGENDEN, GÖTTERSAGEN UND GESCHICHTEN ZU ERZÄHLEN. DIE HIER VORGESTELLTEN HALTUNGEN BASIEREN AUF TANZPOSEN, DIE FÜR DEN YOGA ABGEWANDELT WURDEN.

WIRKUNG

- *Stärkung der Muskeln der Füße und Beine*
- *Stärkung der rumpfaufrichtenden Muskulatur*
- *Verbesserung des Gleichgewichtssinns*
- *Verbesserung der Konzentrationsfähigkeit, da die ganze Aufmerksamkeit auf einen Punkt gerichtet werden muss, um das Gleichgewicht über längere Zeit halten zu können*
- *Anregung des Kreislaufs (erwärmend)*

WANN IST VORSICHT GEBOTEN?

➤ *Wenn Sie instabil in den Fußgelenken sind, weil Sie zum Beispiel mit dem Fuß umgeknickt sind. Wenn Sie wieder etwas mehr Halt haben oder eine Bandage tragen, sollten Sie sich bei der dritten Variante von Shivas Tanzhaltung an der Wand oder an einem Möbel festhalten, um die Bänder der Fußgelenke nicht zu strapazieren. Die Unterschenkelmuskulatur zur Unterstützung dieser Bänder hingegen wird gerade in dieser Variante besonders gestärkt.*

➤ *Wenn Sie unter (Dreh-)Schwindel leiden.*

DIE STRUKTUR DER HALTUNG

Das Standbein bleibt ganz gerade, ohne durchgedrückt zu werden. Vermeiden Sie »Säbelbeine«. Vielmehr soll Ihr Bein wie eine Säule stehen, damit das Gleichgewicht nicht im empfindlichen Kniegelenk, sondern in den vielen kleinen Gelenken in Fußwurzel und Mittelfuß ausbalanciert werden kann.

Das Becken ist aufgerichtet, damit der untere Rücken lang bleiben kann. Es wird durch eine leichte, aber andauernde Kontraktion der Muskeln des Beckenbodens gehalten. Das gilt besonders für die zweite Variante, bei der ein Bein nach hinten gehoben wird.

➤ Ein Tipp: Sie sollten auf festem Boden stehen, weil Sie darauf das Gleichgewicht besser halten können. Wenn Sie sonst auf einer dicken Yogamatte oder Decke üben, stellen Sie sich daneben.

DIE VORBEREITUNG
DAS GLEICHGEWICHT STÄRKEN

1 ➜ Verlagern Sie im Stand Ihr Gewicht auf das linke Bein. ➜ Dehnen Sie sich aus der linken Seite heraus, indem Sie sich kraftvoll mit dem Fuß vom Boden wegdrücken. ➜ Heben Sie ausatmend das gebeugte rechte Bein. Umfassen Sie Ihr Knie mit gefalteten Händen. ➜ Führen Sie am Ende der Ausatmung Stirn und Knie zusammen.

1

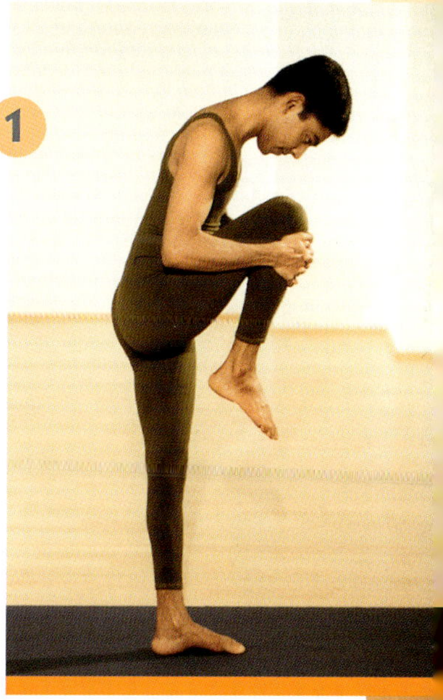

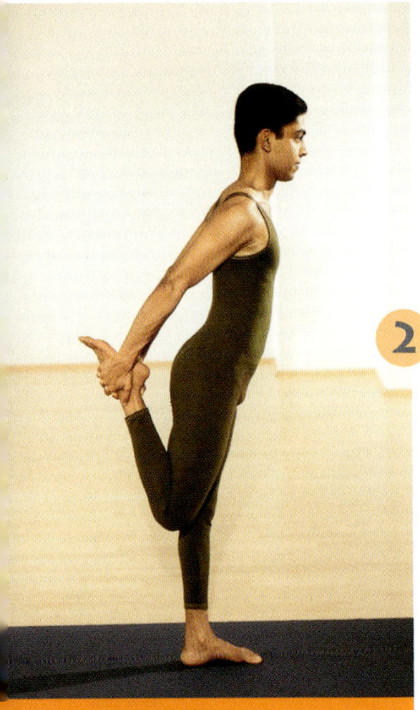

2

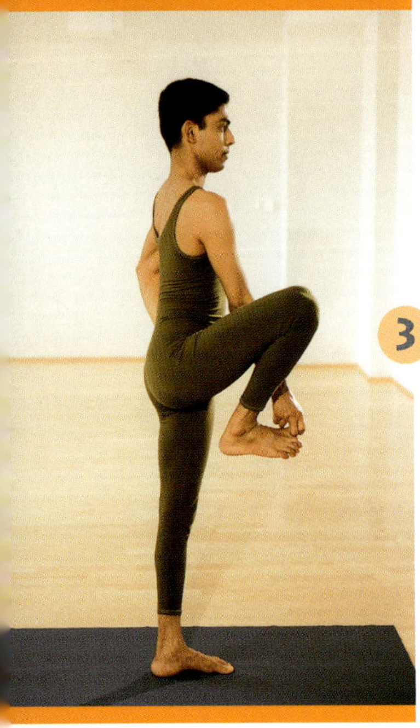

3

2 → Führen Sie in der Atemleere das rechte Bein nach hinten und halten Sie es dabei am Fuß oder Knöchel. → Umfassen Sie den rechten Fuß mit beiden Händen am Fußrücken. → Richten Sie Ihr Becken auf, indem Sie die Muskeln des Beckenbodens kraftvoll kontrahieren. → Heben Sie einatmend den Brustkorb. → Ziehen Sie Ihre Schultern nach hinten, unten und außen. → Halten Sie beide Knie ungefähr auf einer Höhe.

→ Führen Sie in der Atemfülle Ihr Bein wieder nach vorn. → Bewegen Sie ausatmend Knie und Stirn aufeinander zu.

Wiederholen Sie diesen Ablauf 3- bis 4-mal, bevor Sie Ihren rechten Fuß langsam zum Boden zurückstellen.

→ Vergleichen Sie im Stand die Wahrnehmungen in beiden Beinen und Körperseiten. → Dann verlagern Sie Ihr Gewicht auf das rechte Bein und wiederholen die Gleichgewichtsübung mit dem rechten Bein als Standbein.

DAS ASANA

SHIVAS TANZHALTUNG I

3 → Verlagern Sie im Stand Ihr Gewicht auf das linke Bein. → Dehnen Sie sich aus der linken Seite heraus, indem Sie sich kraftvoll mit dem Fuß vom Boden wegdrücken. → Richten Sie Ihr Becken auf, indem Sie die Muskeln des Beckenbodens kraftvoll kontrahieren. → Legen Sie die linke Hand an Ihre Hüfte. → Heben Sie Ihr rechtes Bein angebeugt und umfassen Sie mit Zeige- und Mittelfinger der rechten Hand den rechten großen Zeh.

4 → Strecken Sie behutsam das rechte Bein so weit, wie Sie gleichzeitig das Gleichgewicht

4

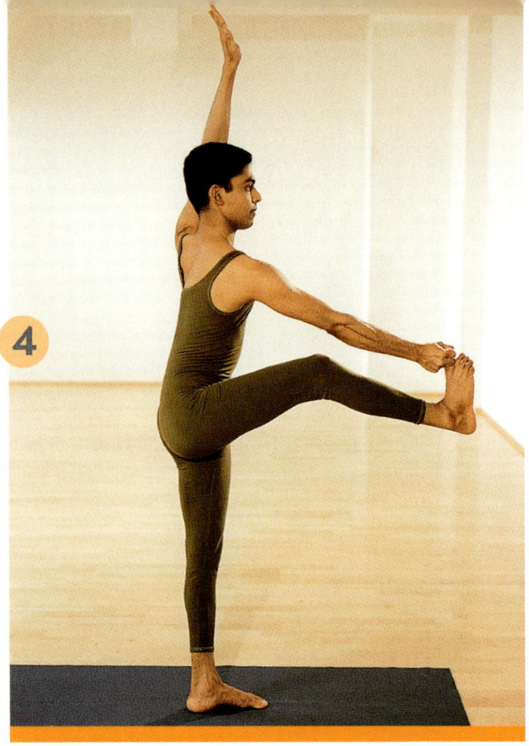

halten und die rechte Schulter nach hinten und unten sinken lassen können. → Heben Sie den linken Arm in die Senkrechte. → Fixieren Sie Ihren Blick auf einen Punkt ungefähr einen Meter vor Ihnen auf dem Boden.

Verweilen Sie einige Atemzüge in der Haltung.

→ Stellen Sie dann den rechten Fuß zurück. → Vergleichen Sie im Stand die Wahrnehmungen in den beiden Körperseiten. → Verlagern Sie Ihr Gewicht nach rechts, und wiederholen Sie die Haltung mit dem rechten Bein als Standbein. → Spüren Sie im Stand nach.

SHIVAS TANZHALTUNG II

5 → Verlagern Sie im Stand Ihr Gewicht auf das linke Bein. → Dehnen Sie sich aus der linken Seite heraus, indem Sie sich kraftvoll mit dem Fuß vom Boden wegdrücken. → Richten Sie Ihr Becken auf, indem Sie die Muskeln des Beckenbodens kraftvoll kontrahieren. → Legen Sie die linke Hand an die Hüfte. → Heben Sie Ihr rechtes Bein angebeugt nach hinten und umfassen Sie den Fußrücken mit der rechten Hand.

5

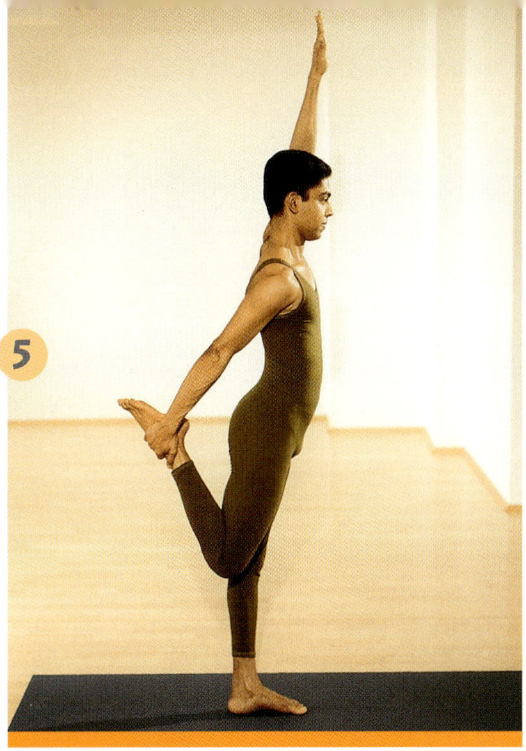

→ Führen Sie Ihren Fuß so weit wie möglich nach hinten. Halten Sie beide Knie etwa auf einer Höhe. → Damit das Becken nicht nach vorn kippt, halten Sie die Muskeln des Beckenbodens angespannt. → Heben Sie Ihren linken Arm in die Senkrechte. → Fixieren Sie Ihren Blick auf einen Punkt ungefähr einen Meter vor Ihnen auf dem Boden.

Verweilen Sie einige Atemzüge in der Haltung.

→ Stellen Sie dann den rechten Fuß zurück. → Vergleichen Sie im Stand die Wahrnehmungen in den beiden Körperseiten. → Verlagern Sie Ihr Gewicht nach rechts, und wiederholen Sie die Haltung nun mit dem rechten Bein als Standbein. → Spüren Sie im Stand nach.

SHIVAS TANZHALTUNG III

→ Drehen Sie im Stand Ihre Füße auswärts, so dass sie einen rechten Winkel bilden. → Verlagern Sie das Gewicht auf das linke Bein. Beugen Sie es an, so dass sich die Knie in der Lotrechten über den Fußrücken oder Zehen befinden. → Richten Sie Ihr Becken auf, indem Sie kraftvoll die Muskeln des Beckenbodens kontrahieren.

6 → Heben Sie das rechte Bein angebeugt, bis der Oberschenkel parallel zum Boden ist und der rechte Innenknöchel nach oben weist. → Legen Sie Daumen- und Zeigefingerkuppen jeder Hand zusammen. Heben Sie die Arme seitlich etwas über Schulterhöhe. → Lassen Sie Ihre Schultern nach hinten, unten und außen sinken.

Verweilen Sie einige Atemzüge in der Haltung.

→ Dann strecken Sie das Standbein und setzen Sie den rechten Fuß auf. → Vergleichen Sie die Wahrnehmungen in den beiden Körperseiten. → Verlagern Sie Ihr Gewicht nach rechts und wiederholen Sie die Haltung mit dem rechten Bein als Standbein. → Spüren Sie im Stand nach.

6

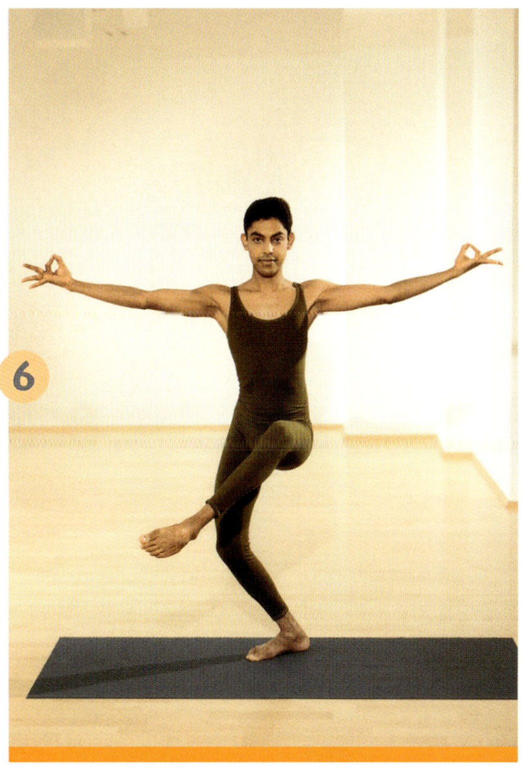

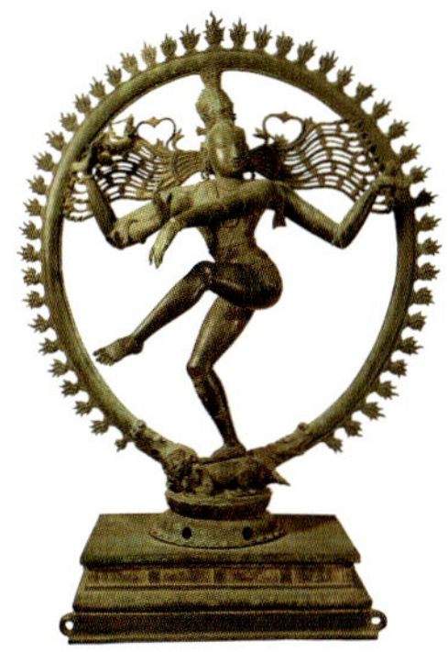

Shiva Nataraja tanzt auf Aspasmara, dem Dämon der Unachtsamkeit, inmitten einer Feueraureole einen kosmischen Tandava-Tanz.

DIE STANDWAAGE

UTTHITA SATYESHIKASANA

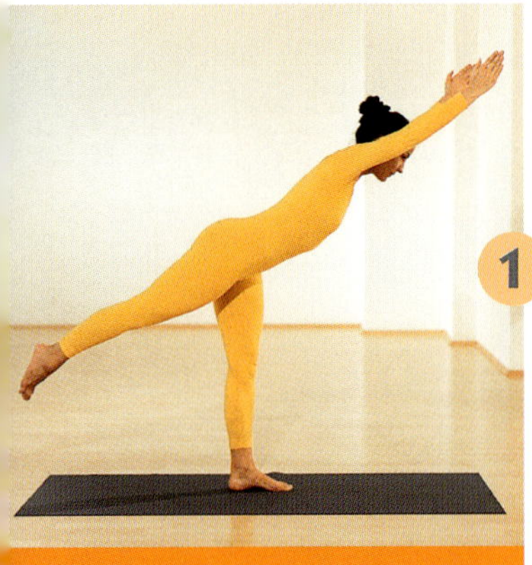

1

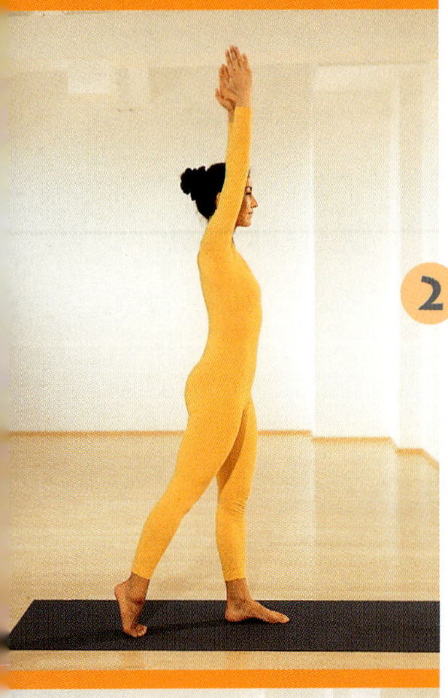

2

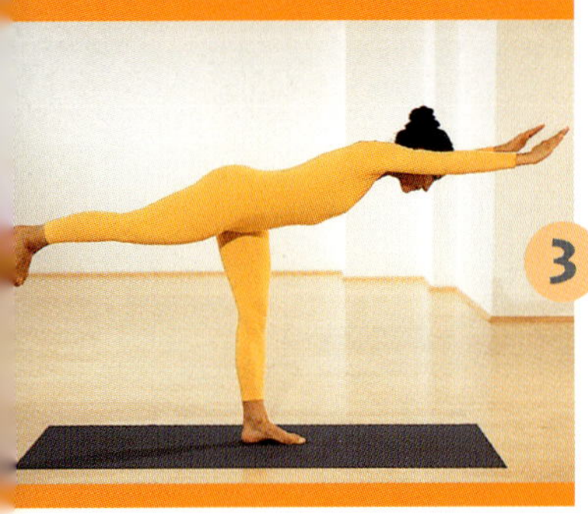

3

In der Standwaage, einer Gleichgewichtshaltung, sind Rumpf und ein Bein in der Horizontalen und halten sich die Waage. Das Asana ist Ausgangstellung für eine Reihe weiterer Gleichgewichtshaltungen.

WIRKUNG

- *Stärkung der gesamten Muskulatur, die den Körper stabilisiert, besonders der rumpfaufrichtenden Muskulatur*
- *Kräftigung der Beine*
- *Anregung von Kreislauf und Atmung*
- *Beruhigung des Geistes*
- *Verbesserung des Gleichgewichtssinns*

WANN IST VORSICHT GEBOTEN?

- *Wenn Sie aufgrund einer schweren Krankheit (wie einer Infektion) noch sehr geschwächt sind;*
- *wenn Sie häufiger unter Schwindel leiden;*
- *wenn Sie unter stark erhöhtem Blutdruck leiden.*

DIE STRUKTUR DER HALTUNG

Das Standbein bleibt ganz gestreckt, damit das Gleichgewicht im Fuß und nicht im Knie ausbalanciert werden kann. Das Spielbein und der Rumpf befinden sich in der Waagerechten. Es ist wichtig, dass sich beide Hüften auf einer Höhe befinden, auch wenn dadurch das Gleichgewicht schwieriger zu halten ist. Üben Sie vor einem Spiegel oder lassen Sie sich von einem Partner/einer Partnerin korrigieren, da Ihr Körpergefühl eine Weile brauchen wird, sich daran zu gewöhnen, die Hüfte des Spielbeins nicht mehr zu heben. Der Blick geht zum Boden, so dass der Nacken lang bleibt. Die Augen fixieren einen Punkt, wodurch der Geist und damit das Gleichgewicht stabilisiert werden. Die Haltung der Arme ist variabel.

TIPPS FÜRS ÜBEN

1 ➤ Wenn Sie Rumpf und Bein nicht bis ganz in die Waagerechte bringen können, dann bleiben Sie gedehnt in der Schräge, so dass Arme, Rumpf und Spielbein auf einer Linie sind.

➤ Auf festem Boden können Sie das Gleichgewicht leichter halten als auf einer weichen Matte.

DIE VORBEREITUNG

BEWEGUNGSABLAUF MIT STANDWAAGE

2 ➜ Stellen Sie die Füße hüftgelenkbreit und parallel. ➜ Verlagern Sie Ihr Gewicht auf das linke Bein, ohne mit der Hüfte zur Seite auszuweichen. ➜ Kontrahieren Sie die Muskeln des Beckenbodens. ➜ Heben Sie einatmend die Arme über vorn nach oben.

3 ➜ Neigen Sie ausatmend den Rumpf (wie ein Brett) aus den Hüftgelenken nach vorn. ➜ Heben Sie Ihr gedehntes rechtes Bein im gleichen Maß, wie Sie Ihren Rumpf absenken, bis sich beide in der Waagerechten (oder Schrägen) befinden. ➜ Lassen Sie Ihre rechte Hüfte etwas sinken.

➜ Kehren Sie einatmend langsam zurück in den Stand. Achten Sie darauf, dass die Füße parallel und auf einer Höhe stehen. ➜ Senken Sie ausatmend die Arme über vorn oder die Seiten nach unten. ➜ Entspannen Sie den Beckenboden. ➜ Nehmen Sie einen Zwischenatem.

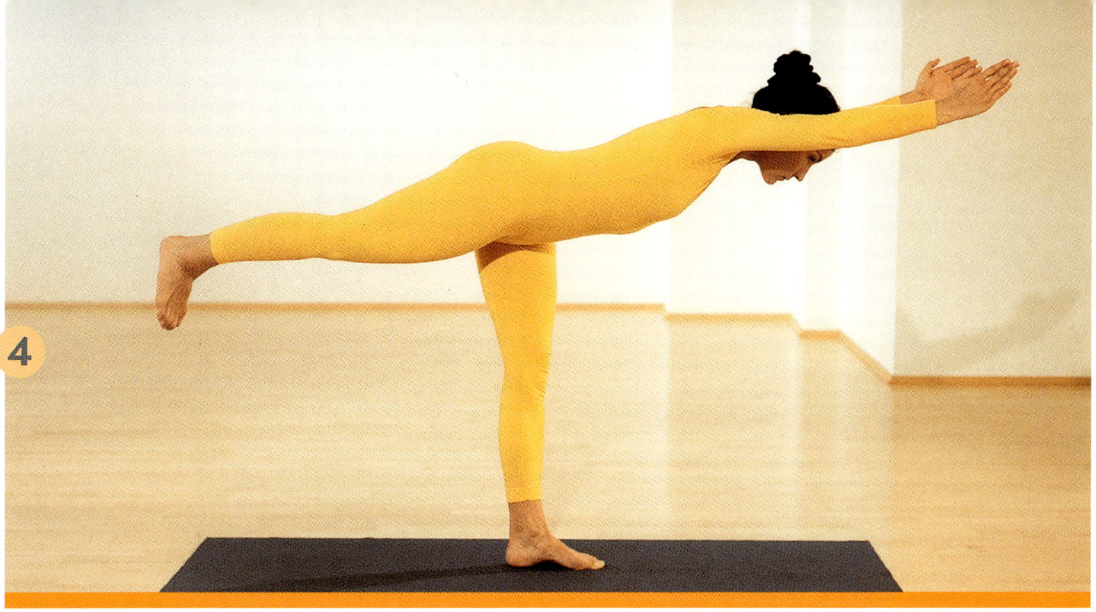

4

Wiederholen Sie diesen Ablauf einige Male im Rhythmus Ihres Atems. ➜ Nach einigen Durchläufen verweilen Sie erst einen Atemzug in der Standwaage, dann zwei Atemzüge, und so weiter.

DAS ASANA

➜ Stellen Sie die Füße hüftgelenkbreit parallel. Verlagern Sie Ihr Gewicht auf das linke Bein, ohne die Hüfte zur Seite zu schieben. ➜ Kontrahieren Sie die Beckenbodenmuskeln. ➜ Heben Sie einatmend die Arme über vorn nach oben.

4 ➜ Neigen Sie ausatmend den Rumpf (wie ein Brett) aus den Hüftgelenken nach vorn. ➜ Heben Sie Ihr gedehntes rechtes Bein im gleichen Maß, wie Sie Ihren Rumpf absenken, bis beide in der Waagerechten (oder Schrägen) sind. ➜ Lassen Sie die rechte Hüfte etwas sinken. ➜ Halten Sie Ihr Standbein ganz gestreckt.

Atmen Sie ruhig weiter. ➜ Dehnen Sie sich mit jedem Einatem und heben Sie die Schultern und Arme etwas. ➜ Korrigieren Sie bei jedem Ausatem die Stellung der Hüften und des Standbeins nach.

➜ Wenn Sie merken, dass Ihr Standbein zu ermüden beginnt, richten Sie sich einatmend auf in den Stand. ➜ Lassen Sie ausatmend die Arme sinken. ➜ Verweilen Sie einen Moment im Stand. ➜ Wiederholen Sie die Haltung mit dem rechten Bein als Standbein. ➜ Spüren Sie im Stand nach.

VARIATION

STANDWAAGE MIT RUMPFBEUGE
EKA PADA UTTANASANA

5 ➜ Kommen Sie in die Standwaage mit dem linken Bein als Standbein. ➜ Dehnen Sie sich einatmend in die Horizontale. ➜ Lassen Sie ausatmend die Arme sinken. ➜ Stellen Sie die Hände mit den Fingerkuppen seitlich neben dem linken Fuß auf. ➜ Lassen Sie den Rumpf mit geradem Rücken in die Vorbeuge sinken. Heben Sie gleichzeitig das rechte Bein so weit wie möglich in die Senkrechte. Streben Sie so weit wie möglich mit der Stirn zum linken Knie. ➜ Achten Sie darauf, dass Sie Ihre rechte Hüfte nicht ausdrehen.

➜ Können Sie Ihr Gleichgewicht gut halten, legen Sie beide Hände auf den linken Fußrücken.

➜ Strecken Sie beide Arme nach vorn und unten. ➜ Strecken Sie Ihren Rücken. ➜ Heben Sie Rumpf und Arme in dem Maße, wie Sie Ihr rechtes Bein sinken lassen. Richten Sie sich auf. ➜ Verweilen Sie einige Atemzüge lang im Stand. ➜ Wiederholen Sie die Haltung mit dem rechten Bein als Standbein. ➜ Spüren Sie im Stand nach.

5

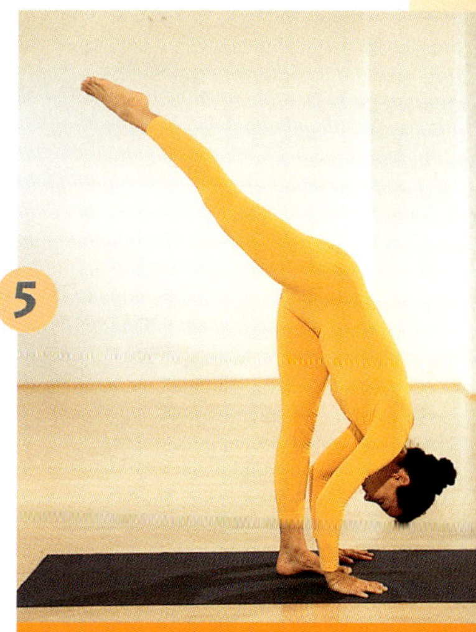

DAS BOOT

NAVASANA

NAVA BEDEUTET IM SANSKRIT BOOT. IN DIESER HALTUNG BILDET DER KÖRPER EIN BOOT NACH, INDEM OBERKÖRPER UND GESTRECKTE BEINE ANGEHOBEN SIND UND DAS GEWICHT AUF DEM BECKEN RUHT.

WIRKUNG

- *Kräftigung der Hals- und Bauchmuskulatur*
- *Kräftigung der Hüftbeuger und der Muskeln an der Vorderseite der Beine*
- *Anregung der Verdauung*
- *allgemeine Anregung (Blutdruck/Atmung) und Erwärmung*

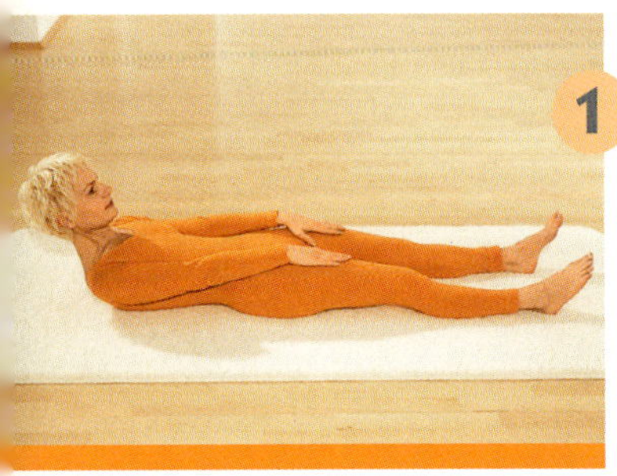
1

WANN IST VORSICHT GEBOTEN?

- *Bei akuten Entzündungen im Bauchraum;*
- *wenn Sie Brüche (Hernien) in der Bauchdecke oder den Leisten haben;*
- *wenn Sie im fortgeschrittenen Stadium schwanger sind (Bruchgefahr der Bauchdecke);*
- *bei akuten Beschwerden im unteren Rücken;*
- *wenn Sie nach schweren Erkrankungen noch sehr geschwächt sind.*

DIE STRUKTUR DER HALTUNG

Es gibt viele Varianten der Bootshaltung, die sich in der Arm- und Beinhaltung unterscheiden.

Vor allem der Hüftbeuger (Darmbein-Lenden-Muskel oder Iliopsoas) ist sehr gefordert, denn er verbindet den Lendenbereich mit den Oberschenkeln und hält hauptsächlich die Beine. Wenn er schwach und/oder verkürzt ist, wird er den unteren Rücken ins Hohlkreuz ziehen. In den hier ausgewählten Varianten wird der untere Rücken geschützt und kann lang bleiben.

Der Kopf wird in der Verlängerung der Wirbelsäule gehalten – eine große Anforderung für die Hals- und Nackenmuskulatur. Wenn Sie merken, dass sich Ihr Nacken anspannt, legen Sie die gefalteten Hände unter Ihren Hinterkopf und lassen den Kopf in der Schale der Hände ruhen. Versuchen Sie trotzdem immer wieder, den Kopf frei zu halten und im Hals und Nacken zu entspannen, damit die Muskulatur allmählich gekräftigt wird.

Wenn Ihre Bauchdecke schnell anfängt zu zittern, dann machen Sie in der Haltung kleine Bewegungen (etwa 1 cm vor und zurück), in denen Sie die unteren Rippen und das Becken einander nähern und wieder entfernen.

DIE VORBEREITUNG

DEN KOPF HEBEN UND HALTEN

➜ Kommen Sie in die Rückenlage, die Beine parallel zueinander. ➜ Legen Sie die Fingerspitzen auf Ihr Brustbein. Drücken Sie das Brustbein nach innen und unten. ➜ Heben Sie gleichzeitig Kopf und Schultergürtel. Erspüren Sie, wo Ihr Brustkorb am Boden aufliegt, und drücken Sie kräftig mit dieser Stelle gegen den Boden, so dass Sie sich gegen den Widerstand des Bodens aufrichten können. ➜ Wenn Sie sich im Lendenbereich angestrengt fühlen, spannen Sie zusätzlich die Muskeln des Beckenbodens an.

1 ➜ Legen Sie Ihre Hände entspannt auf die Oberschenkel und schauen Sie weit über die Fußspitzen hinweg.

Atmen Sie ruhig und tief weiter, während Sie so verweilen.

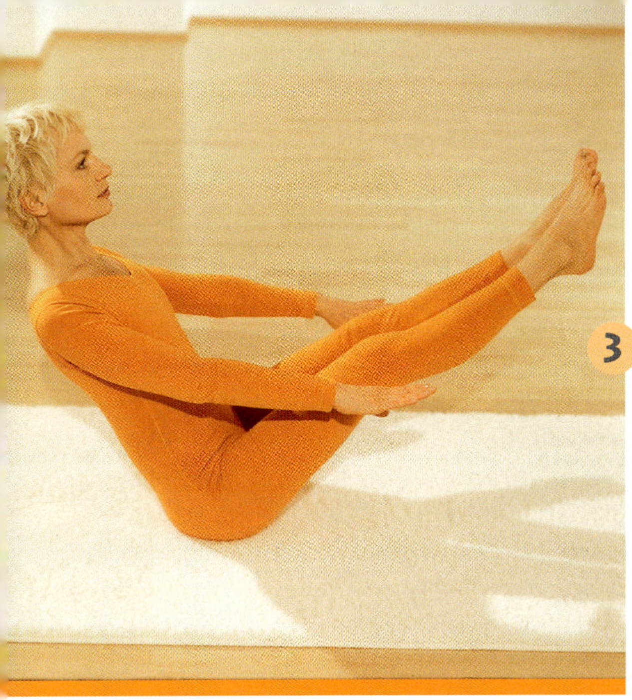

3

➜ Um die Haltung zu verlassen, legen Sie die Hände gefaltet um den Kopf und geben ihn in der Schale der Hände behutsam zurück zum Boden. ➜ Spüren Sie im Bauchraum nach.

DAS HALBE BOOT
ARDHA NAVASANA

2 ➜ Stellen Sie in der Rückenlage die Füße auf. Ziehen Sie ein Bein nach dem anderen an den Bauch. ➜ Legen Sie die Hände gefaltet unter den Kopf und heben Sie ihn und den Schultergürtel vom Boden. ➜ Strecken Sie Ihr linkes Bein nach vorn und oben aus. Halten Sie gleichzeitig Ihr rechtes Bein fest an den Bauch gezogen. Dadurch verhindern Sie, dass Ihr Becken kippt und Sie ins Hohlkreuz gezogen werden. ➜ Lösen Sie eventuell die Hände vom Kopf und strecken Sie Ihre Arme seitlich neben dem Körper aus.

Atmen Sie ruhig und tief weiter.

➜ Um die Haltung zu verlassen, legen Sie die Hände gefaltet um den Kopf und geben ihn in der Schale der Hände behutsam zurück zum Boden. ➜ Wiederholen Sie die Haltung mit dem linken Bein am Bauch und dem rechten Bein nach vorn und oben gestreckt. Spüren Sie anschließend im Bauchraum nach.

DAS ASANA

➜ Kommen Sie in einen Sitz mit aufgestellten Beinen. ➜ Ziehen Sie Ihre Gesäßhälften nach hinten und außen, bis Sie deutlich den Kontakt Ihrer Sitzknochen zum Boden spüren. ➜ Schieben Sie die Hände von außen in die Kniekehlen. Richten Sie Ihren Brustkorb und Rücken mit der Kraft der Arme auf. ➜ Kontrahieren Sie die Muskeln des Beckenbodens.

3 ➜ Lassen Sie Ihren Rumpf etwas nach hinten sinken, ohne dass der Rücken sich rundet, und heben Sie die Beine gestreckt, bis Rumpf und Beine einen Winkel von etwa 90° bilden. ➜ Strecken Sie die Arme seitlich neben dem Körper aus.

Verweilen Sie so, indem Sie ständig mit dem Brustbein weiter nach vorn und oben streben, damit sich Ihr Rücken nicht rundet und Sie Ihr Gleichgewicht halten können.

➜ Um die Haltung zu verlassen, beugen Sie die Beine an und stellen Sie die Füße ab. ➜ Kommen Sie langsam in die Rückenlage, lassen Sie die Beine aufgestellt, und spüren Sie im Bauchraum nach.

➜ Bevor Sie die Beine ausgleiten lassen, ist es gut für den Rücken, wenn Sie für einige Atemzüge in die Schulterbrücke (Seite 81) gehen.

VARIATION

Wenn die Bootshaltung so zu schwierig für Sie ist:

➤ Beugen Sie die Beine an, so dass sich die Unterschenkel parallel zum Boden befinden, oder lassen Sie die Hände in den Kniekehlen und halten Sie Ihren Rumpf mit der Kraft der Arme aufgerichtet.

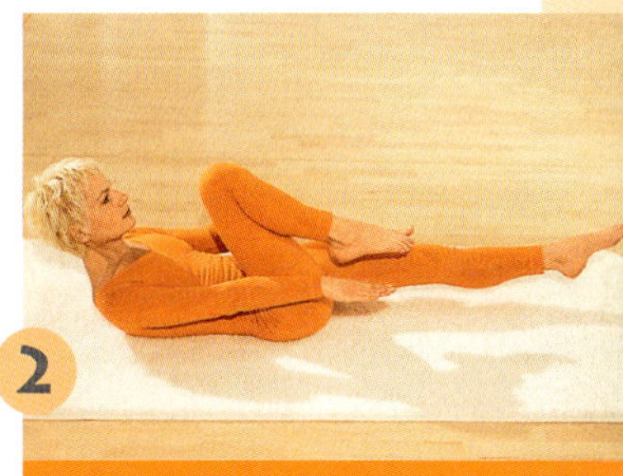

2

DIE HEUSCHRECKE
SHALABHASANA

DIE HEUSCHRECKE IST EINE RÜCKBEUGE IN DER BAUCHLAGE. MIT DEN GESTRECKT GEHOBENEN BEINEN ERINNERT SIE AN DIE NACH HINTEN-OBEN WEISENDEN OBERSCHENKEL DER HEUSCHRECKE. JE NACH ÜBUNGSTRADITION KANN AUCH ZUGLEICH DER OBERKÖRPER GEHOBEN WERDEN.

WIRKUNG

- *Kräftigung der tiefen, rumpfaufrichtenden Muskulatur an der gesamten Wirbelsäule; werden nur die Beine gehoben, wird vor allem der untere Rücken gekräftigt*
- *Kräftigung der Gesäßmuskulatur*
- *Kräftigung der Muskulatur an der Rückseite der Beine*
- *Dehnung der Leisten*
- *Dehnung und Weite im Brustraum*

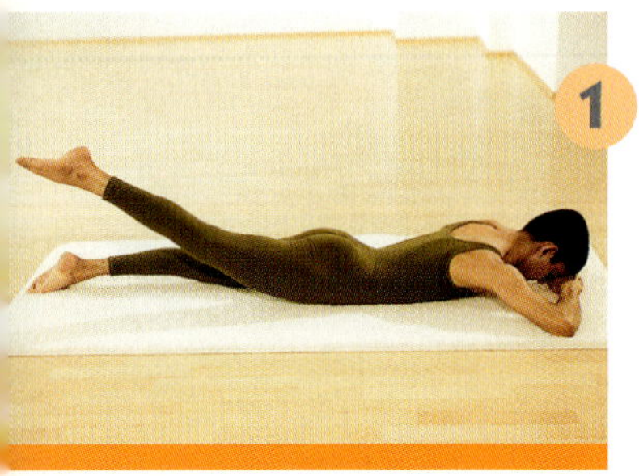

WANN IST VORSICHT GEBOTEN?

- *Bei akuten Beschwerden im unteren Rücken;*
- *bei akuten Entzündungen im Bauchraum;*
- *kurz nach Operationen an der Vorderseite des Körpers, damit sich die Narben nicht verziehen;*
- *wenn Sie schwanger sind und die Bauchlage nicht mehr einnehmen können.*

DIE STRUKTUR DER HALTUNG

Die Beine werden gestreckt gehoben und weit aus den Hüftgelenken hinausgedehnt.

Damit das Becken aufgerichtet bleibt und der Lendenbereich nicht gestaucht wird, werden die Muskeln des Beckenbodens kraftvoll kontrahiert. Je nach Variante bleiben die Leisten an den Boden geschmiegt oder werden gedehnt gehoben.

Die Schultern und der Nacken bleiben entspannt. Wenn Sie noch nicht so geübt sind, sollten Sie Kopf und Oberkörper ebenfalls heben, da Sie sonst versuchen werden, das Anheben der Beine durch eine Anspannung von Schultern und Nacken zu unterstützen (was nicht funktioniert!).

DIE VORBEREITUNG
DIE HALBE HEUSCHRECKE
ARDHA SHALABHASANA

➜ In der Bauchlage legen Sie Ihre Hände übereinander und die Stirn auf die Handrücken. ➜ Kontrahieren Sie den Beckenboden, so dass sich Ihre Leisten fest an den Boden schmiegen. ➜ Legen Sie Ihre Beine dicht aneinander.

1 ➜ Dehnen Sie Ihr rechtes Bein weit aus dem Hüftgelenk heraus und heben Sie es gestreckt. ➜ Achten Sie darauf, dass Sie die rechte Hüfte nicht vom Boden wegdrehen, sondern parallel zum Boden lassen, auch wenn sie sich von ihm löst. ➜ Entspannen Sie Ihren Nacken. Lassen Sie die Schultern entspannt in die Breite sinken.

Halten Sie das Bein etwa sechs Atemzüge lang gedehnt gehoben. ➜ Dann legen Sie es langsam ab und entspannen den Beckenboden. ➜ Lassen Sie einige tiefe Atemzüge in den unteren Rücken und unter die Rückseite der Taille strömen.

➜ Kontrahieren Sie die Muskeln des Beckenbodens wieder. ➜ Dehnen und heben Sie nun das linke Bein.

Bleiben Sie etwa sechs Atemzüge lang in der Haltung, und legen Sie das Bein dann langsam

3

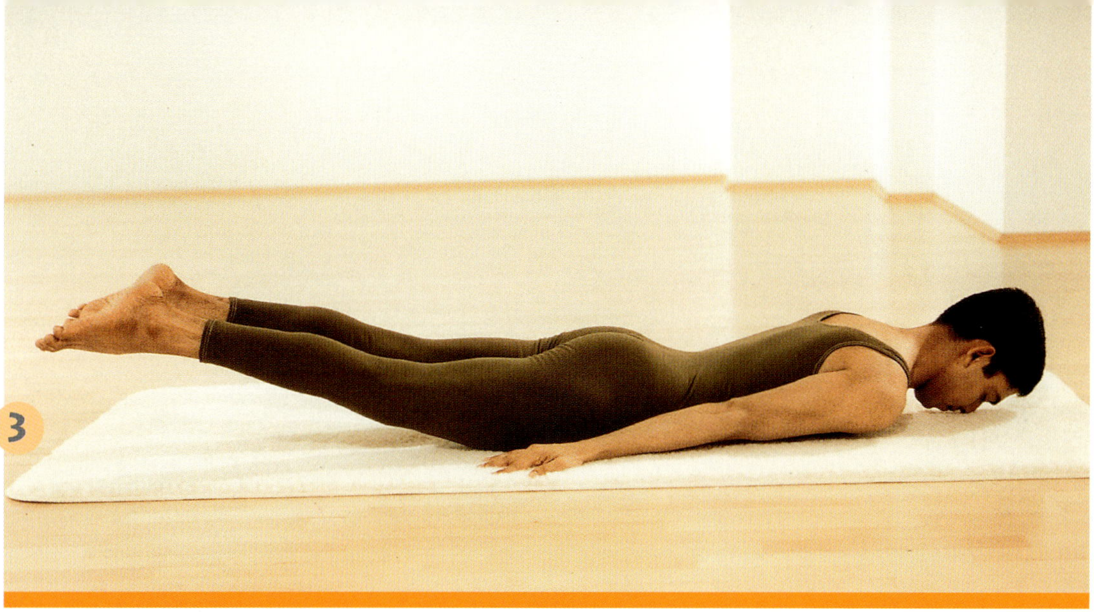

und noch immer gedehnt zum Boden zurück. ➜ Empfangen Sie die Atembewegung im unteren Rücken und an der Rückseite der Taille.

MIT ERHOBENEM ARM

2 ➜ Kommen Sie in die halbe Heuschrecke. ➜ Heben Sie mit dem rechten Bein zugleich den linken Arm (oder umgekehrt), den Oberkörper und Kopf. ➜ Dehnen Sie sich über diesen Arm weit nach vorn und oben, während Sie sich mit dem rechten Unterarm vom Boden wegdrücken. ➜ Achten Sie darauf, dass Ihr Nacken lang bleibt und der Blick nach unten und vorn geht.

DAS ASANA

3 ➜ Kommen Sie in die Bauchlage und legen Sie Ihre Stirn auf den Boden. ➜ Strecken Sie die Arme neben dem Körper aus, die Handflächen nach unten gewandt. ➜ Kontrahieren Sie kraftvoll die Muskeln des Beckenbodens, so dass sich das Becken aufrichtet und der untere Rücken verlängert. ➜ Dehnen Sie beide Beine weit aus den Hüftgelenken heraus. ➜ Drücken Sie fest mit den Handflächen gegen den Boden, und heben Sie einatmend die Beine. Achten Sie darauf, dass sie vollkommen gestreckt bleiben.

Verweilen Sie ruhig atmend etwa sechs Atemzüge lang in dieser Haltung. ➜ Bleiben Sie entspannt im Nacken und in den Schultern.

➜ Legen Sie Ihre Beine gedehnt behutsam zu Boden. ➜ Empfangen Sie die Atembewegung im unteren Rücken und an der Rückseite der Taille.

VARIATIONEN

4 ➤ Heben Sie gleichzeitig mit den Beinen Oberkörper, Kopf und Arme, die Handflächen nach oben gedreht. ➜ Achten Sie darauf, dass der Nacken lang bleibt. ➜ Streben Sie mit den Schultern nach hinten-unten-außen, ohne die Schulterblätter zusammenzuziehen. ➜ Heben Sie mit jedem Einatem das Brustbein nach vorn-oben.

➤ Strecken Sie in der Ausgangshaltung Ihre Arme nach vorn aus, schulterbreit und parallel zueinander. ➜ Heben Sie gleichzeitig mit den Beinen den Oberkörper, den Kopf und die Arme.

AUSGLEICHSHALTUNG

➤ Entspannen Sie nach dem Üben der Heuschrecke in der Embryohaltung (Seite 111, 3). Sie dehnt nach dieser Rückbeuge angenehm den unteren Rücken. Atmen Sie in der Embryohaltung unter die Lendenwirbelsäule und das Kreuzbein.

2

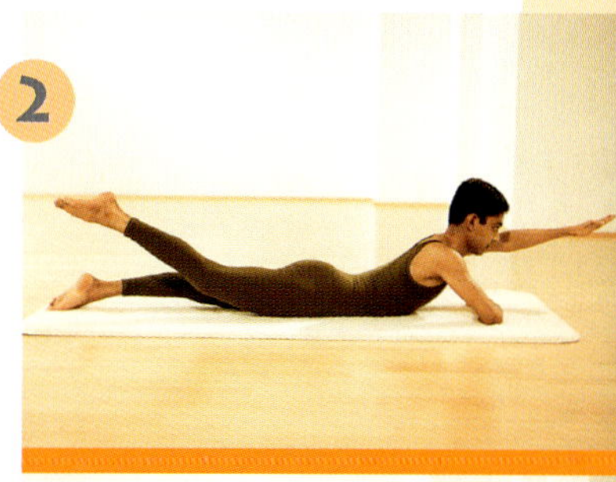

4

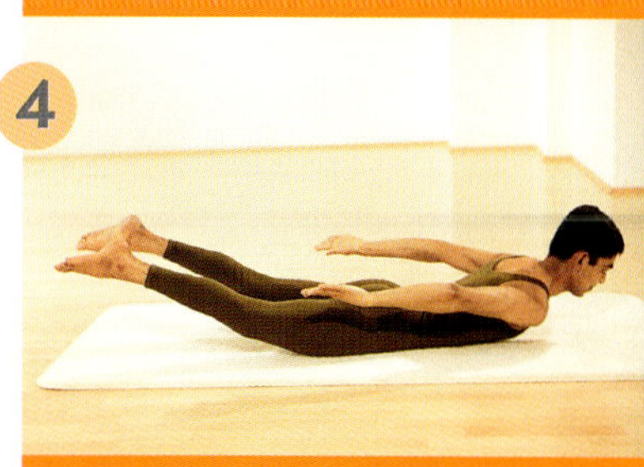

DER FISCH

MATSYASANA

Die Haltung des Fisches ist eine Rückbeuge in der Rückenlage, durch die der Brustraum weit gedehnt wird. Sie vereint in sich gleichermassen Kraft und Hingabe. Ausgangshaltung für das Asana ist normalerweise der Lotossitz, der in der Rückenlage wie ein Fischschwanz aussieht. Da die meisten Europäer mit dieser Beinhaltung grosse Mühe haben, wurde hier eine weniger »klassische« Fisch-Variante gewählt, bei der die Beine ausgestreckt bleiben.

WIRKUNG

- *Kräftigung der tiefen Halsmuskulatur*
- *Kräftigung und intensive Durchblutung der Schultermuskulatur*
- *Dehnung der Vorderseite des Rumpfes, insbesondere des Brustkorbs, dadurch Vertiefung der Atmung*
- *Weitwerden des Herzraums*

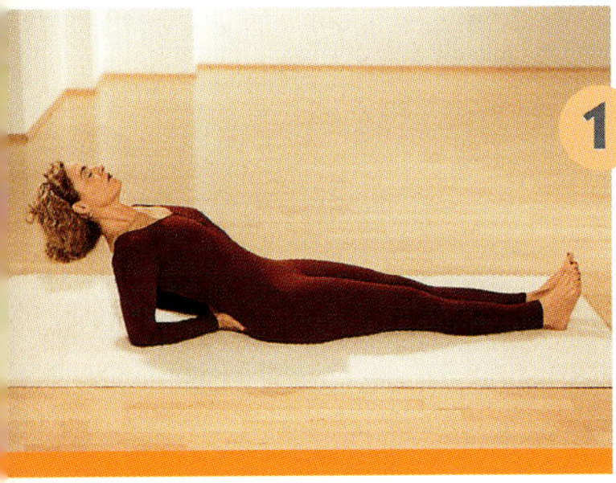

1

WANN IST VORSICHT GEBOTEN?

- *Wenn Sie akute Beschwerden in der Halswirbelsäule haben;*
- *wenn Sie unter Entzündungen in den Schultergelenken leiden;*
- *bei akuten Beschwerden im unteren Rücken;*
- *wenn Sie eine Zwischenrippenneuralgie haben;*
- *wenn Sie an Herzenge (Angina pectoris) leiden;*
- *wenn Sie große Narben im Brustraum haben (nach Herzoperationen oder Brustamputationen);*
- *bei stark erhöhtem Blutdruck oder Schilddrüsenüberfunktion legen Sie sich bitte ein Kissen unter den Kopf.*

DIE STRUKTUR DER HALTUNG

In der Rückenlage liegen die Beine dicht beieinander (Fischschwanz). Das Gewicht des Körpers wird von den Unterarmen und dem Gesäß getragen. Der Scheitelpunkt berührt zwar den Boden, trägt aber kein Gewicht, da sonst die Gefahr besteht, die Halswirbelsäule zu stauchen. Der Lendenbereich bleibt möglichst gedehnt und lang, so dass es zu einer Streckung in der Brustwirbelsäule kommen kann.

DIE VORBEREITUNG

1 → Kommen Sie in den Langsitz. Stützen Sie sich auf die Unterarme und legen Sie Ihre Fingerspitzen an die Lendenwirbelsäule. → Spannen Sie die Muskeln des Beckenbodens an, um das Becken aufzurichten und um zu vermeiden, dass Sie ins Hohlkreuz gehen. → Drücken Sie kräftig mit den Unterarmen gegen den Boden und wachsen Sie mit dem Brustkorb zwischen den Schultern heraus nach oben.

→ Lassen Sie mit jedem Ausatem den Brustkorb wieder etwas sinken, indem Sie etwas weniger mit den Armen drücken, und heben Sie ihn einatmend möglichst weit. Wiederholen Sie diese kleine Bewegung während einiger Atemzüge.

→ Um die Übung zu beenden, lassen Sie die Ellenbogen etwas zur Seite gleiten, legen sich langsam zu Boden und spüren eine Weile nach, wie Ihr Schultergürtel aufliegt und wie Sie Ihren Brustraum erfahren.

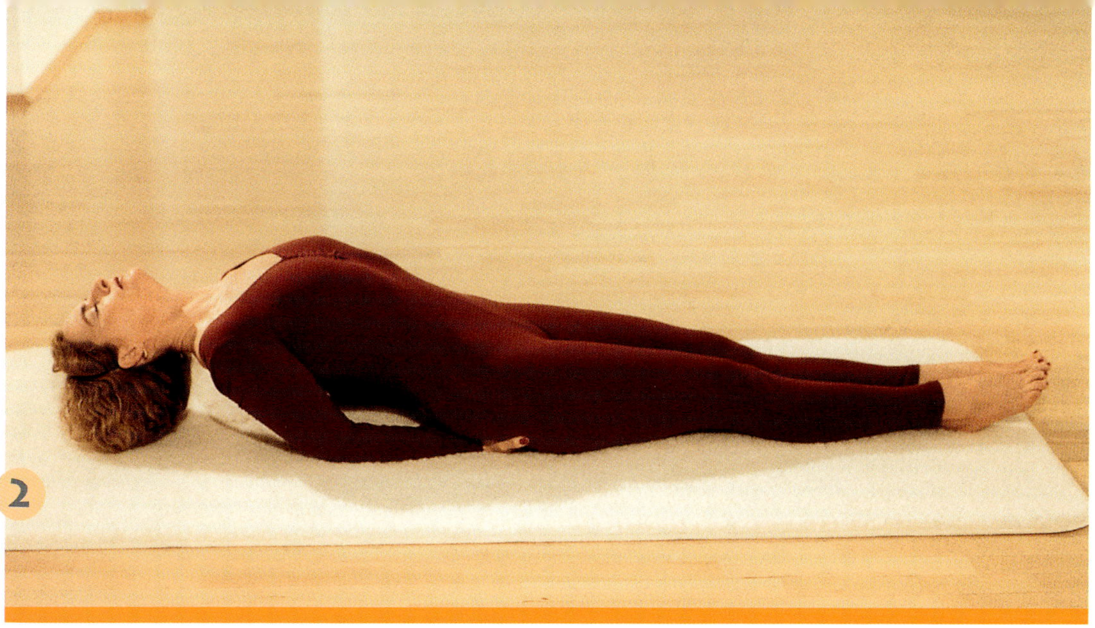

2

DAS ASANA

➜ Kommen Sie in die Rückenlage. ➜ Stellen Sie die Beine angebeugt auf, heben Sie Ihr Becken ein wenig an, drehen Sie Ihre Handflächen nach oben und ziehen Sie beide Arme so weit wie möglich unter den Körper. ➜ Lassen Sie den Rumpf behutsam auf die Arme sinken, und strecken Sie die Beine dicht beieinander auf dem Boden aus.

2 ➜ Drücken Sie kraftvoll mit den Unterarmen gegen den Boden und ziehen Sie sie gleichzeitig kopfwärts. Dadurch wird Ihr Oberkörper sich nach oben und fußwärts bewegen. ➜ Spannen Sie die Muskeln des Beckenbodens an, um das Becken aufzurichten und um zu vermeiden, dass Sie ins Hohlkreuz gehen. ➜ Dehnen Sie sich aus der Halswirbelsäule heraus, und lassen Sie behutsam den Kopf nach hinten und unten sinken, bis der Scheitelpunkt den Boden berührt oder zumindest dicht über ihm schwebt.

Entspannen Sie in die Dehnung an der Vorderseite des Rumpfes. ➜ Versuchen Sie mit jedem Einatem, im Brustraum noch etwas weiter zu werden, und sinken Sie mit jedem Ausatem ein wenig mit dem Brustkorb nach unten. Verweilen Sie so einige Atemzüge lang.

➜ Um die Haltung zu verlassen, lassen Sie die Ellenbogen zur Seite gleiten und sinken behutsam zum Boden. ➜ Spüren Sie nach und werden Sie sich bewusst, wie breit und entspannt Ihr Schultergürtel jetzt aufliegt, wie weit Ihr Brustraum geworden und wie raumgreifend Ihr Atem ist.

VARIATIONEN

Wenn Sie eine empfindliche Halswirbelsäule haben, legen Sie sich ein festes Kissen oder eine zusammengefaltete Decke unter den Hinterkopf.

3 Bei Problemen im unteren Rücken oder am Brustkorb legen Sie sich auf eine feste, dicke, zusammengerollte Decke (es können auch zwei Decken sein) und auf ein festes Kissen, so dass diese Decken das ganze Gewicht des Rumpfes tragen und Sie trotzdem eine leichte Dehnung und Öffnung im Bereich des Brustkorbs erfahren können. ➜ Lassen Sie die Arme seitlich zu Boden sinken und entspannen Sie Ihre Schultern.

Verweilen Sie einige Minuten in dieser Haltung, und versuchen Sie mit jedem Ausatem, sich tiefer zu entspannen. Beobachten Sie, wie flach Sie anschließend aufliegen.

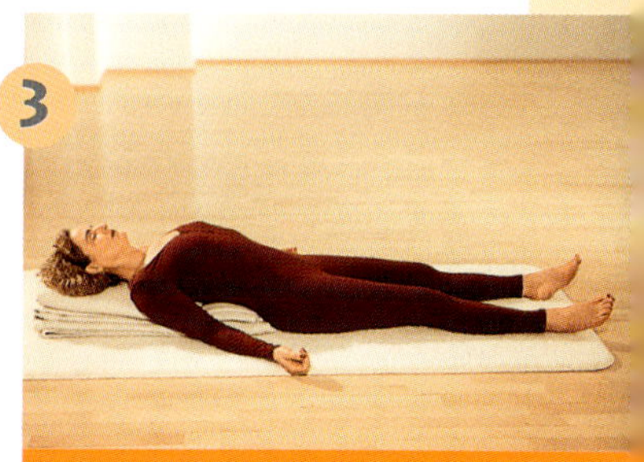

3

DIE BOGENHALTUNG
DHANURASANA

Dhanur heißt Bogen. Diese Haltung bezieht sich auf den Bogen, den Gott Krishna dem Helden Arjuna im indischen Epos Mahabharata überlässt. Arjuna braucht Kraft und Vertrauen, um in dem Kampf, den das Epos beschreibt, bestehen zu können. Der äußere Kampf symbolisiert hier all unsere inneren Auseinandersetzungen, vor allem den Kampf mit der Angst.

DIE BOGENHALTUNG IST EINE RÜCKWÄRTSBEUGUNG IN DER BAUCHLAGE, DER KÖRPER GLEICHT EINEM GESPANNTEN BOGEN. DIESE ANSPRUCHSVOLLE YOGAHALTUNG SOLLTE NUR MIT GENÜGEND VORBEREITUNG UND ÜBUNGSERFAHRUNG GEÜBT WERDEN.

WIRKUNG

- *Dehnung der gesamten Körpervorderseite: Dehnung der Leisten und damit der Muskeln, die die Hüfte verkürzen – dadurch bessere Beckenaufrichtung; Dehnung des Schultergürtels in die Breite bei gleichzeitiger Kräftigung der Muskeln, die dem Schultergürtel am Rücken Halt geben – hilft gegen vorgesunkene, hängende Schultern; Dehnung der knorpeligen Verbindung zwischen Rippen und Brustbein – das bewahrt die Elastizität des Brustkorbs*
- *Kräftigung der Gesäß- und Rückenmuskeln*
- *Anregung der Brustatmung*

WANN IST VORSICHT GEBOTEN?

- *Wenn Sie eine akute Wirbelsäulenerkrankung oder starke Verschleißerscheinungen der Bandscheiben haben;*
- *wenn Sie an akuten Erkrankungen oder Brüchen (Hernien) im Bauchraum leiden;*
- *wenn Sie kürzlich eine Operation im Bauchraum hatten, damit sich die Narben nicht verziehen;*
- *wenn Sie eine Schilddrüsenüberfunktion haben;*
- *wenn Sie ab dem 3. Monat schwanger sind.*

Besonders achtsam und vorsichtig sollten Sie sein,

- *wenn Ihr Brustkorb bereits sehr groß ist (Asthma, Emphysem),*
- *bei Herzenge (Angina pectoris) oder wenn Ihnen unwohl wird, wenn Sie sich im Herzraum dehnen,*
- *nach Brustkrebsoperationen, damit die Narben nicht zu stark gedehnt werden.*

DIE STRUKTUR DER HALTUNG

Je nach Yoga-Tradition wird die Struktur von *Dhanurasana* unterschiedlich beschrieben. In den meisten Schulen wird Wert darauf gelegt, dass sowohl der Oberkörper als auch die Oberschenkel gehoben werden. Da die meisten Menschen jedoch den Winkel zwischen Leisten und Rumpf nicht auf 180° öffnen können – und erforderlich wären mindestens 190° –, müssen sie beim Anheben der Oberschenkel das Becken mitkippen; dadurch entsteht unweigerlich ein starkes Hohlkreuz und die Lendenwirbelsäule wird gestaucht. Aus diesem Grund habe ich eine Variante gewählt, die den unteren Rücken weniger belastet.

Der Kopf bleibt aufgerichtet und der Nacken wird lang, so dass der Blick in die Horizontale gehen kann.

Die Schultern streben nach hinten, unten und außen. Die Schulterblätter sinken nach unten, während das Brustbein nach vorn und oben strebt.

Die Wirbelsäule soll eine harmonische, gleichmäßige Rückwärtsbeuge (ein nach oben offener C-Bogen) ohne »Knick« im Lendenbereich machen. Der Beckenboden bleibt während der gesamten Übungsdauer kontrahiert. Die Leisten sind fest an den Boden geschmiegt.

2

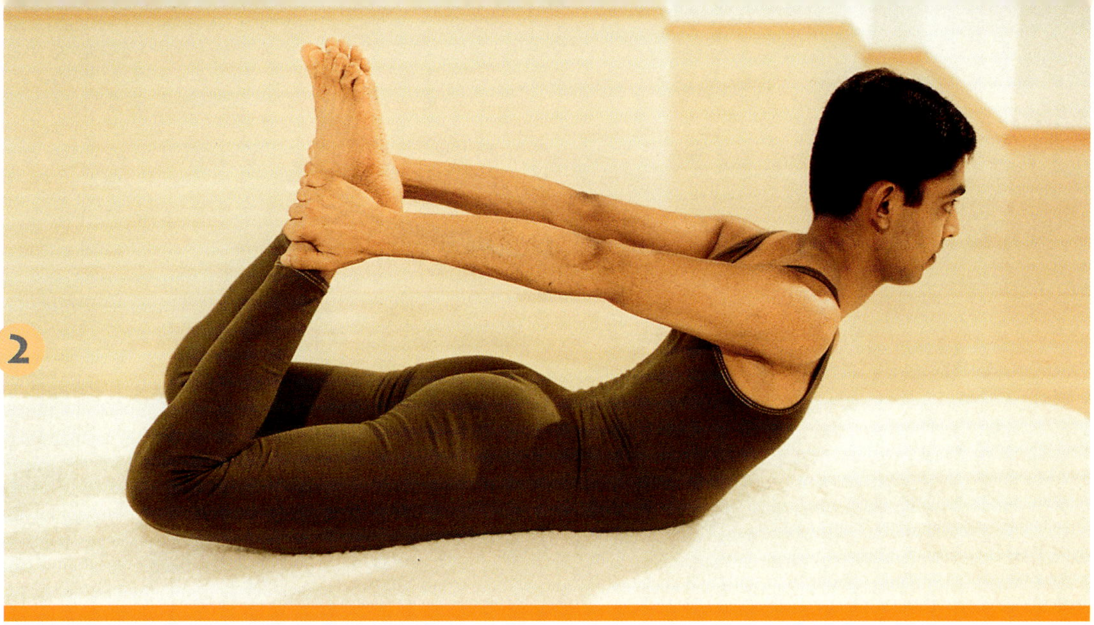

DIE VORBEREITUNG

DIE HALBE BOGENHALTUNG

ARDHA DHANURASANA

1 ➜ Kommen Sie in die Bauchlage und legen Sie die Stirn auf. ➜ Strecken Sie den rechten Arm in der Verlängerung des Körpers nach vorn aus und beugen Sie ihn an, so dass die Fingerspitzen der rechten Hand nach links weisen. ➜ Beugen Sie das linke Bein an, so dass Sie mit der linken Hand den Fuß fassen können. ➜ Kontrahieren Sie kraftvoll alle Muskeln des Beckenbodens. ➜ Richten Sie das Becken auf, indem Sie mit dem Steißbein nach unten und vorn streben. Schmiegen Sie die Leisten an den Boden. ➜ Führen Sie Ihren linken Unterschenkel nach hinten, so dass über den Zug des Armes der Oberkörper gehoben wird. ➜ Drücken Sie sich mit dem rechten Unterarm vom Boden weg.

Achten Sie darauf, dass Ihr linkes Knie und die Leisten am Boden bleiben, um den unteren Rücken zu schützen, selbst wenn Sie dadurch das Gefühl haben, sich nicht so weit aufrichten zu können. Verweilen Sie so einige Atemzüge, bevor Sie in die Bauchlage zurücksinken.

➜ Wiederholen Sie nach einer kleinen Pause die Haltung zur anderen Seite.

DAS ASANA

2 ➜ Legen Sie in der Bauchlage die Stirn auf. ➜ Beugen Sie beide Beine an und fassen Sie mit den Händen die Fußrücken oder -gelenke. ➜ Kontrahieren Sie die Muskeln des Beckenbodens. ➜ Richten Sie das Becken auf und schmiegen Sie die Leisten fest an den Boden. ➜ Nehmen Sie Ihre Knie weit auseinander, und drücken Sie die Großzehenballen aneinander. ➜ Ziehen Sie langsam die Unterschenkel nach hinten. ➜ Bewahren Sie den Bodenkontakt der Leisten und Oberschenkel, indem Sie den Beckenboden kontrahiert halten. ➜ Heben Sie das Brustbein nach vorn und oben. ➜ Dehnen Sie die Halswirbelsäule, damit der Nacken lang bleibt und das Kinn sich nicht hebt.

Nehmen Sie die Weite im Brustraum wahr, während Sie ruhig atmen. ➜ Wenn Sie ermüden, lassen Sie sich behutsam zum Boden sinken.

➜ Stellen Sie die Hände neben dem Brustkorb auf, und legen Sie die Beine aneinander. ➜ Schieben Sie Ihr Gesäß nach hinten und oben und lassen Sie es dann zu den Fersen sinken. Halten Sie dabei die Hände möglichst lange nach vorn ausgestreckt, um den Rücken zu dehnen.

3 ➜ Entspannen Sie in der Embryohaltung (Seite 111, 3).

1

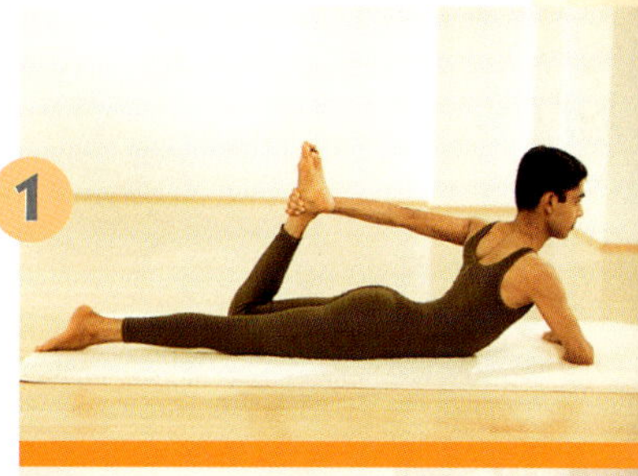

3

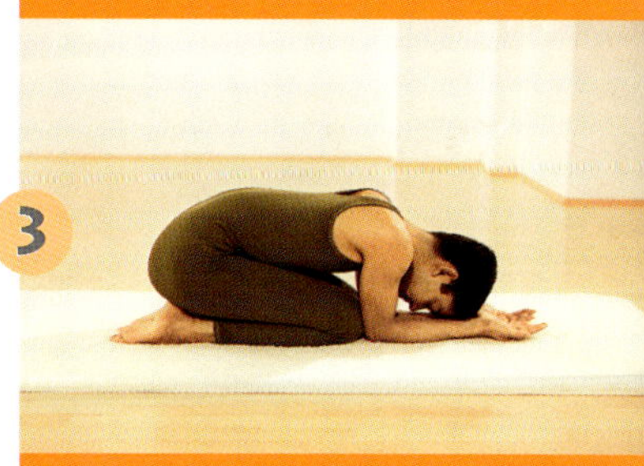

DIE SEITDEHNUNG IM LIEGEN

ANANTASANA

ANANTASANA IST EINE SEITBEUGE IN DER SEITLAGE, BEI DER EIN BEIN IN DIE SENKRECHTE GEHOBEN WIRD. DER NAME BEZIEHT SICH AUF DIE SCHLANGE ANANTA (DAS HEISST UNENDLICH), DIE IN DER INDISCHEN MYTHOLOGIE DEM GOTT VISHNU ALS RUHESTATT DIENT.

WIRKUNG

- *Kräftigung der äußeren Hüftmuskeln*
- *Dehnung des Brustkorbs, dadurch Anregung der Flankenatmung*
- *Verbesserung des Gleichgewichtssinns*
- *Beruhigung des Geistes*
- *Hilfe bei Schlaflosigkeit, wenn die Haltung direkt vor der Nachtruhe geübt wird*

1

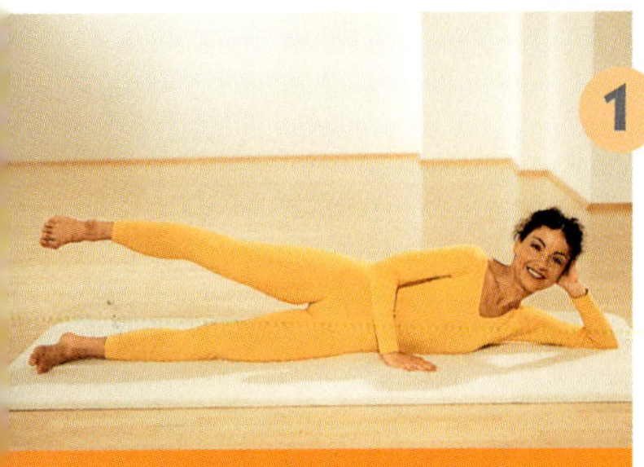

2

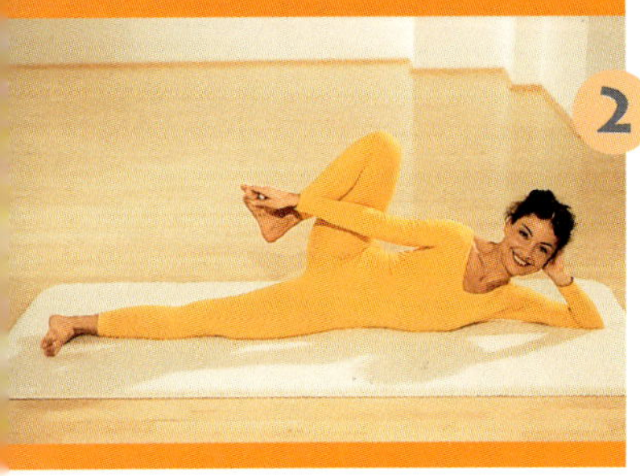

WANN IST VORSICHT GEBOTEN?

➤ *Wenn Sie Hüftprobleme haben; heben Sie dann das obere Bein nur wenig an.*

DIE STRUKTUR DER HALTUNG

Der Körper wird vom Ellenbogen des unteren Arms bis zur Ferse des unteren Beins in einer Linie ausgerichtet. Dabei ist besonders darauf zu achten, dass das Becken nicht nach hinten ausweicht. Um ein Körpergefühl dafür zu bekommen, üben Sie zuerst einige Male mit dem Rücken an der Wand und dann erst frei im Raum.

➤ Wenn Sie sehr schlank sind, dann legen Sie sich eine weiche Decke unter die Hüfte.

DIE VORBEREITUNG

HEBEN UND SENKEN DES BEINS AUS DER SEITLAGE

1 ➜ Legen Sie sich auf die linke Seite. ➜ Heben Sie den Kopf, stützen Sie sich auf den linken Ellbogen und legen Sie den Kopf in die Hand. ➜ Richten Sie Ihren Körper vom linken Ellenbogen bis zur linken Ferse in einer Linie aus. ➜ Ziehen Sie den linken Fuß zu sich heran, so dass er sich im rechten Winkel zum Schienbein befindet. ➜ Stützen Sie sich mit der rechten Hand vor dem Brustkorb oder Bauch am Boden ab. ➜ Kontrahieren Sie etwas die Muskeln des Beckenbodens. ➜ Heben Sie einatmend das gestreckte rechte Bein so weit es Ihnen möglich ist, ohne dass das Becken nach hinten ausweicht.

➜ Lassen Sie es ausatmend wieder sinken. ➜ Wiederholen Sie diese Bewegung einige Male im Rhythmus Ihres Atems.

➜ Drehen Sie sich dann in die Rückenlage. ➜ Beobachten Sie, wie unterschiedlich Sie jetzt Ihre Körperseiten wahrnehmen.

➜ Drehen Sie sich dann auf die rechte Seite, und wiederholen Sie die Übung.

SEITDEHNUNG MIT HERANGEZOGENEM BEIN

2 ➜ Legen Sie sich auf die linke Seite. ➜ Heben Sie den Kopf, stützen Sie sich auf den linken Ellbogen und legen Sie den Kopf in die Hand. ➜ Richten Sie Ihren Körper vom linken Ellenbogen bis zur linken Ferse in einer Linie aus. ➜ Ziehen Sie den linken Fuß zu sich heran, so dass er sich im rechten Winkel zum Schienbein befindet. ➜ Stützen Sie sich mit der rechten Hand

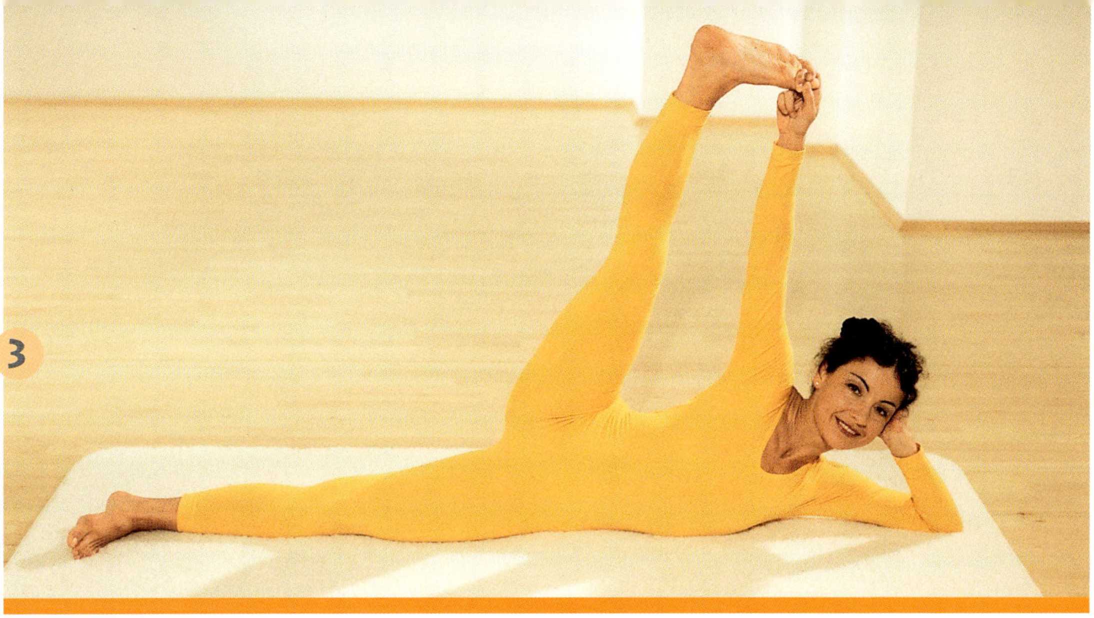

vor dem Brustkorb oder Bauch am Boden ab. ➜ Kontrahieren Sie leicht die Muskeln des Beckenbodens. ➜ Ziehen Sie das rechte Bein zu sich heran. ➜ Umfassen Sie mit Zeige- und Mittelfinger der rechten Hand den rechten großen Zeh.

Verweilen Sie in dieser Haltung, und schieben Sie Ihre rechte Leiste nach vorn. ➜ Achten Sie darauf, dass Sie nicht von der Seite nach vorn oder hinten rollen.

➜ Kommen Sie nach einigen Atemzügen in die Rückenlage. ➜ Beobachten Sie, wie unterschiedlich Sie jetzt Ihre Körperseiten wahrnehmen.

➜ Drehen Sie sich dann auf die rechte Seite, und wiederholen Sie die Übung.

DAS ASANA

3 ➜ Legen Sie sich auf die linke Seite. ➜ Heben Sie den Kopf, stützen Sie sich auf den linken Ellbogen und legen Sie den Kopf in die Hand. ➜ Richten Sie Ihren Körper vom linken Ellenbogen bis zur linken Ferse in einer Linie aus. ➜ Ziehen Sie den linken Fuß zu sich heran, so dass er sich im rechten Winkel zum Schienbein befindet. ➜ Stützen Sie sich mit der rechten Hand vor dem Brustkorb oder Bauch am Boden ab. ➜ Kontrahieren Sie die Muskeln des Beckenbodens ein wenig. ➜ Ziehen Sie das rechte Bein zu sich heran. ➜ Umfassen Sie mit Zeige- und Mittelfinger der rechten Hand den rechten großen Zeh. ➜ Strecken Sie das rechte Bein so weit wie möglich in die Senkrechte. Dehnen Sie das Bein über die Ferse nach oben. ➜ Dehnen Sie sich über die gesamte Vorderseite Ihres Körpers.

Atmen Sie ruhig weiter, und halten Sie das Gleichgewicht, indem Sie einen Punkt etwa einen Meter vor Ihnen auf dem Boden mit dem Blick fixieren. ➜ Achten Sie darauf, dass Sie aus der Seitlage nicht nach vorn oder hinten rollen.

➜ Verweilen Sie einige Atemzüge lang in der Haltung und kommen Sie dann in die Rückenlage. ➜ Beobachten Sie, wie unterschiedlich Sie jetzt Ihre Körperseiten wahrnehmen.

➜ Drehen Sie sich dann auf die rechte Seite, und wiederholen Sie die Übung.

➜ Verweilen Sie anschließend in der Rückenlage. ➜ Werden Sie sich bewusst, wie Sie jetzt aufliegen und wie lebendig, warm und durchströmt Sie sich fühlen.

VARIATION

Falls es Ihnen in der Schulter unangenehm ist, wenn Sie den Kopf in die Hand stützen, dann legen Sie ihn auf dem Unterarm ab.

Zwischen den Schöpfungszyklen ruht Vishnu – der Gott in der Hindu-Trinität, der bewahrt und erhält – auf der Weltenschlange Ananta, und mit ihm ruht die Schöpfung.

DAS KROKODIL
MAKARASANA

KROKODILHALTUNGEN SIND SPIRALIGE DREHUNGEN DER WIRBELSÄULE IN DER RÜCKENLAGE. DER NAME BEZIEHT SICH AUF DIE GROSSE BEWEGLICHKEIT DER KROKODILE IM BECKENBEREICH UND IM SCHWANZ.

WIRKUNG

- *Dehnung der Brustmuskulatur, dadurch Korrektur hängender Schultern*
- *Mobilisierung des Brustkorbs führt zu Anregung und Vertiefung der Atmung*
- *Dehnung der Muskulatur im Lendenbereich*
- *Entspannung des unteren Rückens*
- *Ausgleich bei seitlichen Abweichungen der Wirbelsäule (Skoliose)*
- *Eigenchiropraktik durch Einrenken kleiner Wirbelgelenke*
- *Anregung der Verdauung*

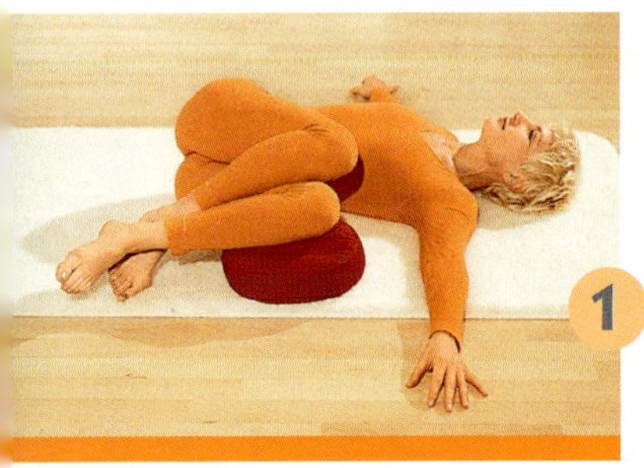
1

WANN IST VORSICHT GEBOTEN?

- *Wenn Sie akute Ischiasprobleme haben;*
- *bei akuten starken Schmerzen im Rücken;*
- *bei Entzündungen im Bauchraum;*
- *wenn Sie erst kürzlich operiert worden sind.*

DIE STRUKTUR DER HALTUNG

Die Arme werden seitlich in Schulterhöhe ausgebreitet, so dass der Schultergürtel stabil am Boden gehalten werden kann – die Voraussetzung dafür, dass wirklich eine Drehung in der Brustwirbelsäule geschieht, indem sich Brustbein und Schambeinfuge gegeneinander verdrehen.

Die Haltung der Beine wird so gewählt, dass der untere Rücken lang bleiben kann. Das ist umso leichter möglich, je mehr ein oder beide Beine an den Bauch gezogen werden.

DIE VORBEREITUNG
MIT ANGEZOGENEN BEINEN

➤ Sie brauchen ein Kissen oder eine zusammengefaltete Decke.

➜ Kommen Sie in die Rückenlage. Legen Sie das Kissen oder die Decke links neben das Becken. ➜ Breiten Sie beide Arme seitlich in Schulterhöhe aus und drehen Sie die Handflächen zum Boden. ➜ Stellen Sie ein Bein nach dem anderen angebeugt auf und ziehen Sie dann eines nach dem anderen an den Bauch. ➜ Schmiegen Sie die Rückseite Ihrer Taille an den Boden.

1 ➜ Lassen Sie zuerst das linke Bein nach links sinken, bis es auf dem Kissen/der Decke ankommt. Dann folgt das rechte Bein so weit, wie die rechte Schulter ganz fest am Boden bleiben kann.

➜ Kommen Sie mit jedem Ausatem etwas mehr in die Drehung, indem Sie das rechte Bein weiter sinken lassen und mit den rechten unteren Rippen bodenwärts streben. ➜ Nehmen Sie einatmend die Drehung wieder etwas zurück.

Verweilen Sie so und lassen Sie die Drehung in Ihrem Atemrhythmus pulsieren.

➜ Um die Haltung zu verlassen, heben Sie erst das rechte und dann das linke Bein. ➜ Legen Sie das Kissen/die Decke nach rechts und wiederholen Sie die Haltung nach rechts gedreht.

➜ Spüren Sie in der Rückenlage nach und beobachten Sie, wie Ihr Atem sich ausgedehnt hat und wie Ihr Schultergürtel aufliegt.

3

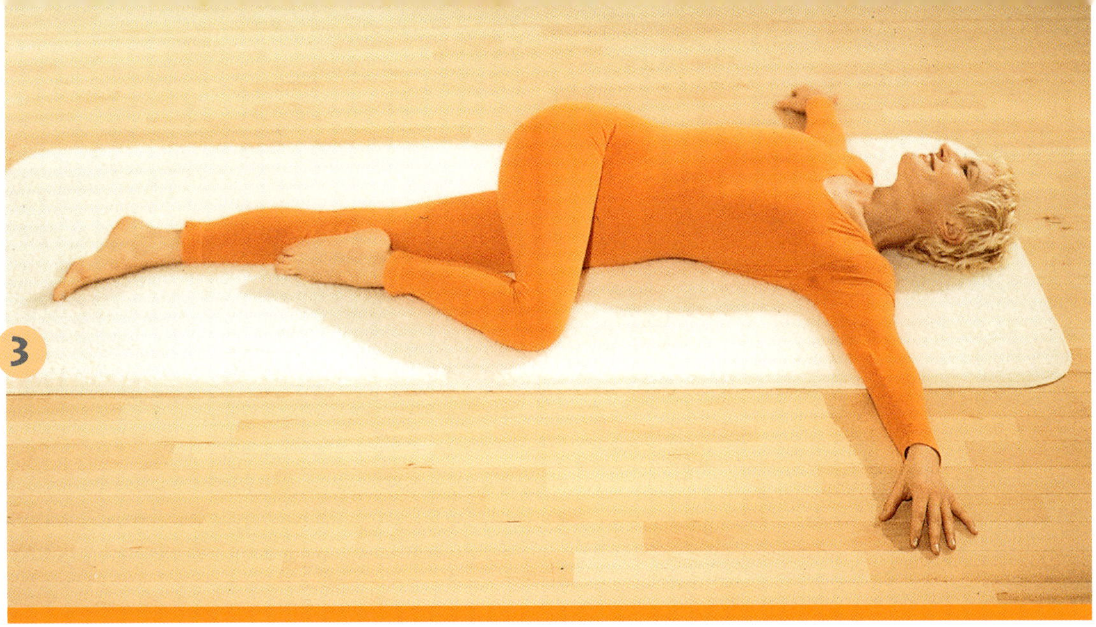

MIT ÜBEREINANDERGESCHLAGENEN BEINEN

➜ Kommen Sie in die Rückenlage. Legen Sie ein Kissen oder eine zusammengefaltete Decke links neben Ihr Becken. ➜ Breiten Sie beide Arme seitlich in Schulterhöhe aus und drehen Sie die Handflächen zum Boden. ➜ Stellen Sie ein Bein nach dem anderen angebeugt auf und schlagen Sie das rechte Bein über das linke. ➜ Schmiegen Sie die Rückseite Ihrer Taille an den Boden.

2 ➜ Lassen Sie beide Beine langsam nach links sinken. Halten Sie inne, wenn Ihre rechte Schulter sich vom Boden lösen will, und schieben Sie das Kissen/die Decke unter die Beine.

➜ Kommen Sie mit jedem Ausatem etwas mehr in die Drehung, indem Sie beide Beine weiter sinken lassen und mit den rechten unteren Rippen bodenwärts streben. ➜ Nehmen Sie einatmend die Drehung wieder etwas zurück.

Verweilen Sie so in der Haltung und lassen Sie sie in Ihrem Atemrhythmus pulsieren.

➜ Um sie zu verlassen, heben Sie die Beine. ➜ Wiederholen Sie die Haltung nach rechts gedreht

➜ Spüren Sie in der Rückenlage nach und beobachten Sie, wie Ihr Atem sich ausgedehnt hat und wie Ihr Schultergürtel aufliegt.

DAS ASANA
ÜBER EIN GESTRECKTES BEIN

3 ➜ In der Rückenlage breiten Sie beide Arme seitlich in Schulterhöhe aus und drehen die Handflächen zum Boden. ➜ Beugen Sie das rechte Bein an und stellen Sie den Fuß auf das linke Knie oder den linken Oberschenkel. ➜ Dehnen Sie sich weit über die linke Ferse. ➜ Führen Sie langsam das angebeugte Bein über das gestreckte zur linken Seite. Halten Sie inne, wenn Sie merken, dass Ihre rechte Schulter sich vom Boden lösen will.

➜ Kommen Sie mit jedem Ausatem etwas mehr in die Drehung, indem Sie die Beine weiter sinken lassen und mit den rechten unteren Rippen bodenwärts streben. ➜ Nehmen Sie einatmend die Drehung wieder etwas zurück.

Verweilen Sie so in der Haltung und lassen Sie sie in Ihrem Atemrhythmus pulsieren.

➜ Um sie zu verlassen, führen Sie das rechte Bein zur Mitte zurück und stellen es auf. ➜ Stellen Sie das linke Bein auf. ➜ Vergleichen Sie die Wahrnehmung in Ihren beiden Körperseiten. ➜ Wiederholen Sie die Haltung nach rechts gedreht.

➜ Spüren Sie in der Rückenlage nach und beobachten Sie, wie Ihr Atem sich ausgedehnt hat und wie Ihr Schultergürtel aufliegt.

2

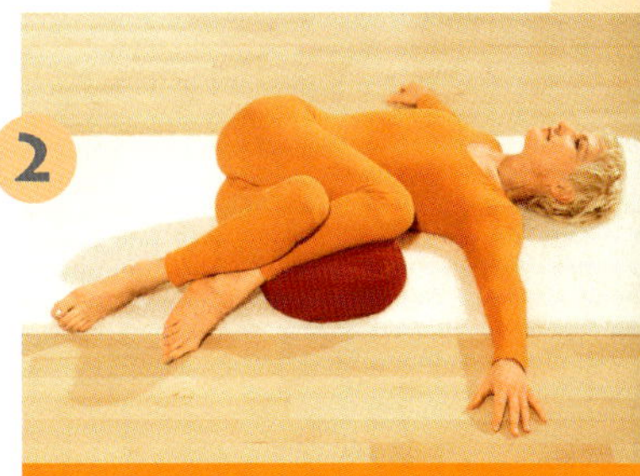

GLEICHGEWICHT IM ZEHENSTAND

HASTA UTTANA UTTHITA TADASANA

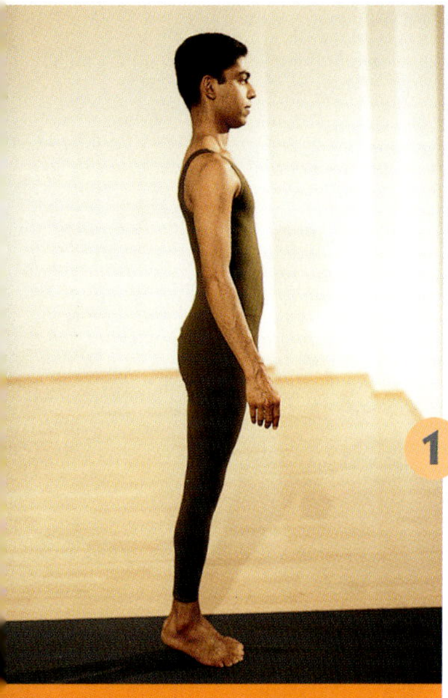

1

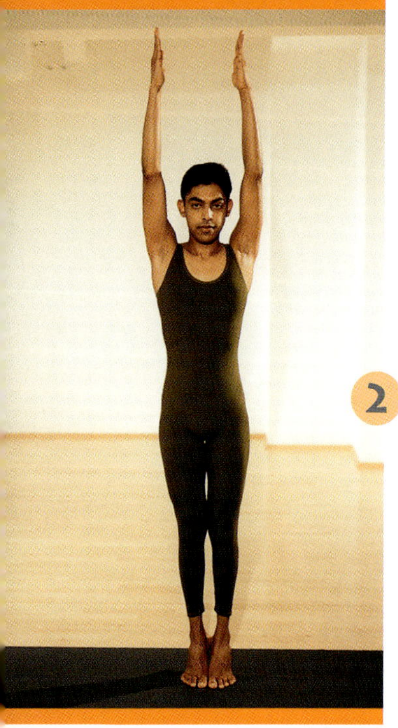

2

DIE STANDHALTUNG (TADASANA) HAT VIELE VARIANTEN, DARUNTER EINIGE IM ZEHENSTAND. DIESE SIND WIEDERUM AUSGANGSHALTUNG FÜR EINE REIHE VON ASANAS UND BEWEGUNGSABLÄUFEN.

WIRKUNG

- *Kräftigung der Muskeln der Beine und Füße*
- *Stärkung der Muskeln an den Längsgewölben der Füße – wirkt Knick-Senk-Füßen entgegen*
- *Verbesserung der Durchblutung der Beine*
- *Verbesserung des Gleichgewichtssinns*
- *Verbesserung der Körperkoordination*
- *Beruhigung des Geistes*

WANN IST VORSICHT GEBOTEN?

➤ *Wenn Sie akute oder chronische degenerative Veränderungen in den Zehengrundgelenken haben (Arthritis/Arthrose);*

➤ *wenn Sie unter Hallux valgus (Deformation des Großzehengrundgelenks) leiden, insbesondere bei Gelenksentzündungen;*

➤ *wenn Sie öfter unter Schwindel leiden.*

DIE STRUKTUR DER HALTUNG

Die Füße sind parallel, dicht beieinander, damit sich die Beine gegenseitig stabilisieren können.

Im Zehenstand wird das Gewicht vor allem auf die Großzehenballen verlagert, denn diese haben die dicksten und damit belastbarsten Knochen, und nur unter diesen Ballen sind zusätzliche kleine Knochen, um die Tragfläche zu vergrößern. Wird der Körper auf den Großzehenballen balanciert, stehen die Fersenbeine senkrecht in den Schwerkraftlinien der Beine. Beim Absenken der Fersen kommen zuerst deren Außenkanten nach unten, während sich die Großzehenballen weiter an den Boden schmiegen. Das hilft, Spannkraft in die Muskeln der Längsgewölbe der Füße zu geben.

TIPPS FÜRS ÜBEN

➤ Die Muskeln des Beckenbodens werden kraftvoll kontrahiert, damit das Becken aufgerichtet bleibt. Bereits das Heben der Fersen bewirkt, dass das Becken nach vorn kippen möchte. Wenn die Arme gehoben werden, wird diese Tendenz noch verstärkt. Achten Sie deswegen sehr darauf, dass Ihr unterer Rücken lang bleibt.

➤ Üben Sie zu Beginn mit einem Spiegel, um zu beobachten, wo Ihr Körper von der Lotrechten abweichen will, und korrigieren Sie sich so lange, bis Ihr Körpergefühl die Ausrichtung an der Lotrechten integriert hat. Sie werden dann länger und müheloser das Gleichgewicht halten können.

DIE VORBEREITUNG

STÄRKUNG DER FÜSSE

1 ➜ Stellen Sie sich vor ein Regal, Fensterbrett oder Geländer, an dem Sie sich festhalten können, ohne sich vorbeugen zu müssen. ➜ Halten Sie Ihre Füße parallel und hüftgelenkbreit. ➜ Kontrahieren Sie die Muskeln des Beckenbodens. ➜ Kommen Sie einatmend langsam (!) in den Zehenstand. Verlagern Sie das Gewicht dabei auf die Großzehenballen.

➜ Lassen Sie ausatmend (langsam!) die Fersen mit den Außenkanten zum Boden sinken. Halten Sie dabei die Großzehenballen an den Boden geschmiegt.

Heben und senken Sie Ihre Fersen sehr achtsam etwa 20-mal im Rhythmus Ihres Atems. ➜ Spüren Sie im Stand nach.

STÄRKUNG DES GLEICHGEWICHTSSINNS

2 ➜ Stellen Sie Ihre Füße so dicht aneinander, dass sich die Großzehenballen und die Fersen berühren. ➜ Kontrahieren Sie die Muskeln des Beckenbodens. ➜ Kommen Sie einatmend langsam (!) in den Zehenstand. ➜ Verlagern Sie das Gewicht dabei auf die Großzehenballen. ➜ Führen Sie gleichzeitig Ihre Arme über vorn nach oben. ➜ Entspannen Sie die Schultern.

➜ Lassen Sie ausatmend (langsam!) die Fersen mit den Außenkanten zum Boden sinken. Halten Sie dabei die Großzehenballen an den Boden geschmiegt. ➜ Führen Sie gleichzeitig die Arme über vorn nach unten.

Heben und senken Sie Fersen und Arme sehr achtsam etwa 20-mal im Rhythmus Ihres Atems. Lassen Sie eine fließende Bewegung entstehen.

➜ Spüren Sie im Stand nach.

DAS ASANA

3 ➜ Stellen Sie Ihre Füße dicht nebeneinander. ➜ Kontrahieren Sie die Muskeln des Beckenbodens. ➜ Kommen Sie einatmend langsam (!) in den Zehenstand. ➜ Verlagern Sie das Gewicht dabei auf die Großzehenballen. ➜ Führen Sie gleichzeitig Ihre Arme über vorn nach oben. ➜ Entspannen Sie die Schultern. ➜ Öffnen Sie Ihre Arme und den Brustraum zu einer Geste des Empfangens. ➜ Heben Sie Ihr Gesicht himmelwärts.

3

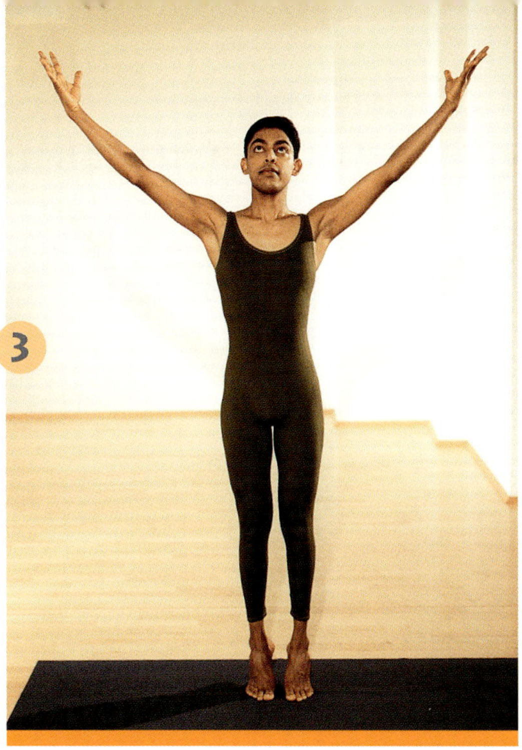

Verweilen Sie so, und atmen Sie ruhig weiter. ➜ Achten Sie darauf, auf den Großzehenballen zu bleiben und den Beckenboden zu kontrahieren.

➜ Wenn Sie zu ermüden beginnen, senken Sie langsam die Fersen mit den Außenkanten ab. ➜ Lassen Sie gleichzeitig die Arme (über vorn oder die Seiten) sinken. ➜ Spüren Sie im Stand nach.

Öffnen Sie sich in dieser Haltung ganz bewusst dem Licht, dem Himmel oder dem Göttlichen und nehmen Sie diese nährende Kraft über die Arme und das Herz in sich auf.

VARIATIONEN

ZEHENSTAND MIT GESCHLOSSENEN AUGEN

Diese Varianten stärken den Gleichgewichtssinn.
➜ Kommen Sie in den Zehenstand wie oben beschrieben. Schließen Sie …
➜ die Augen teilweise,
➜ mal das eine, mal das andere Auge,
➜ beide Augen gleichzeitig.
Öffnen Sie die Augen wieder, wenn Sie das Gleichgewicht verlieren. Versuchen Sie es immer wieder, und trainieren Sie so Ihren Gleichgewichtssinn.

DIE KRAFTVOLLE HALTUNG

UTKATASANA

UTKATASANA UND SEINE VARIATIONEN SIND STANDHALTUNG MIT GEBEUGTEN BEINEN, DIE SEHR KRAFTVOLL (UTKATA) SIND.

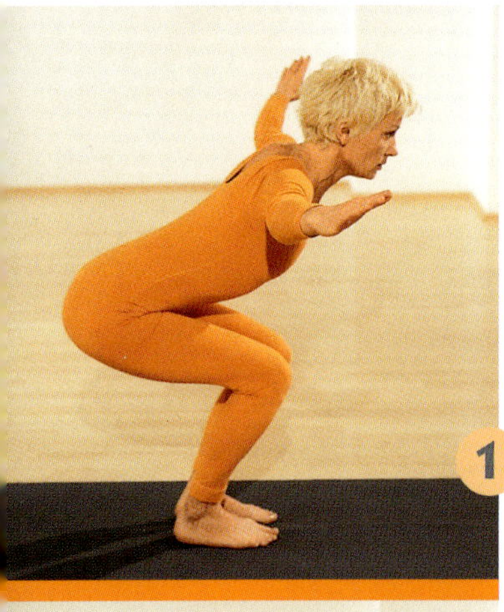

1

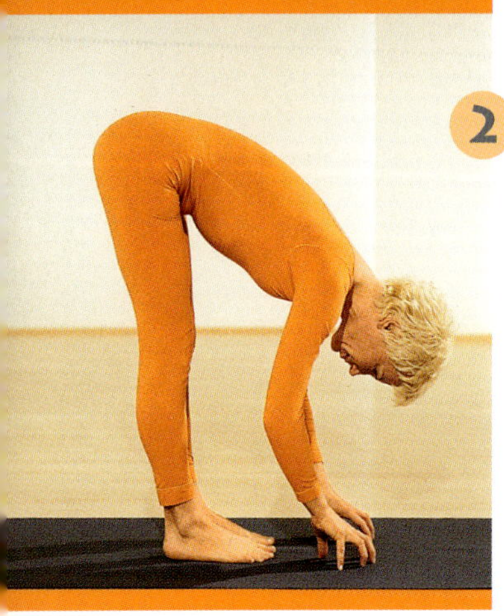

2

WIRKUNG

- *Kräftigung der gesamten Beinmuskulatur*
- *Korrektur von Fehlstellungen in den Beinen*
- *Dehnung der Achillessehnen und der Waden*
- *Kräftigung der rumpfaufrichtenden Muskulatur*
- *Vertiefung der Atmung*
- *Anregung des Kreislaufs (gut gegen Müdigkeit)*
- *Entwicklung von Standfestigkeit und Stabilität*

WANN IST VORSICHT GEBOTEN?

- *Wenn Sie nicht stabil in den Knien sind (Bänderprobleme) oder wenn Sie akute Knieprobleme haben; langfristig jedoch stärken diese Haltungen die Muskeln, die die Knie stabilisieren, und entlasten diese dadurch;*
- *wenn Sie eine akute Reizung des Ischias haben;*
- *wenn Sie akute Probleme im unteren Rücken haben; langfristig jedoch wird der Rücken gestärkt und die Wirbelsäule entlastet.*

DIE STRUKTUR DER HALTUNGEN

Die Füße stehen parallel, die Innengewölbe sind angehoben. Die Beine sind parallel, das heißt, die Knie weichen weder nach innen noch nach außen aus und werden möglichst weit angebeugt.

Das Becken strebt nach hinten. Die Muskeln des Beckenbodens sind kontrahiert, um den unteren Rücken zu verlängern

Die Wirbelsäule ist über ihre ganze Länge gestreckt und der Brustkorb gehoben. Die Schultern sind hinten, unten und außen (egal, welche Armhaltung Sie wählen).

DIE VORBEREITUNG

WECHSEL ZWISCHEN ADLERHALTUNG UND VORBEUGE

1 ➜ Stellen Sie die Füße parallel und hüftgelenkbreit. ➜ Lassen Sie das Becken nach hinten und unten sinken, als wollten Sie sich auf einen Hocker niederlassen. Versuchen Sie dabei, die Beine so weit zu beugen, dass die Oberschenkel sich etwa in der Waagerechten befinden. ➜ Pressen Sie die Außenkanten der Fersen an den Boden, damit die Füße und Beine parallel bleiben. ➜ Legen Sie den Bauch auf die Oberschenkel. ➜ Dehnen Sie Ihren Rücken, und strecken Sie die Arme entweder nach vorn oder seitlich in Schulterhöhe aus (Adlerhaltung).

Verweilen Sie in dieser Stellung 20 bis 25 Sekunden lang.

2 ➜ Lassen Sie dann den Rumpf sinken und heben Sie das Gesäß. ➜ Stellen Sie die Hände mit den Fingerkuppen seitlich neben den Zehen auf (beugen Sie dafür entweder die Beine genügend weit an oder legen Sie sich Kissen oder Polster neben die Füße). ➜ Dehnen Sie die Rückseite Ihrer Beine, indem Sie mit dem Gesäß nach hinten-oben streben und sich mit den Außenseiten der Fersen fest im Boden verwurzeln. ➜ Halten Sie den Rücken lang und gedehnt, indem Sie Ihr

Brustbein etwas heben. ➜ Der Kopf kann entspannt nach unten sinken. ➜ Atmen Sie aus.

➜ Lassen Sie das Gesäß wieder sinken und kommen Sie einatmend wieder in die Adlerhaltung (Position 1).

Bewegen Sie sich im Rhythmus Ihres Atems mit dem Becken nach oben (Rumpfbeuge und ausatmen) und nach unten (Adler und einatmen). ➜ Versuchen Sie jedes Mal, das Becken etwas weiter nach oben zu heben und so die Rückseite der Beine etwas mehr zu dehnen.

3

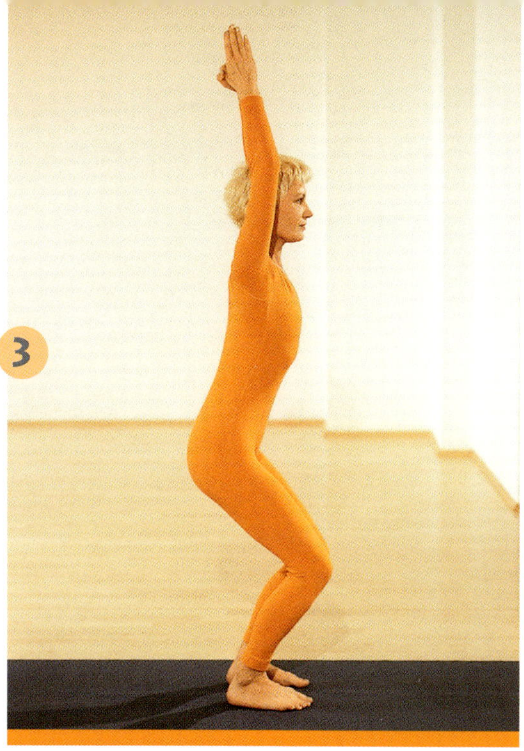

DAS ASANA

3 ➜ Stellen Sie Ihre Füße hüftgelenkbreit parallel. ➜ Kontrahieren Sie die Muskeln des Beckenbodens. ➜ Heben Sie Ihre Arme und legen Sie die Handflächen aneinander. Lassen Sie Ihre Schultern sinken und heben Sie den Brustkorb. ➜ Beugen Sie die Beine an. ➜ Pressen Sie die Außenkanten der Fersen an den Boden, damit die Füße und Beine parallel bleiben. ➜ Streben Sie mit dem Gesäß nach hinten und unten. ➜ Strecken Sie sich aus der Wirbelsäule heraus nach oben. ➜ Heben Sie Ihren Brustkorb und dehnen Sie Ihren Bauch nach oben.

Versuchen Sie, das Becken allmählich immer weiter sinken zu lassen, ohne dass sich die Fersen vom Boden lösen. Richten Sie den Rumpf mit jedem Einatem weiter auf. ➜ Entspannen Sie Ihre Schultern, während Sie über die Fingerspitzen weiter nach oben streben. ➜ Atmen Sie tief und kraftvoll in der Haltung.

➜ Um sie zu verlassen, strecken Sie Ihre Beine langsam und lassen ausatmend die Arme über die Seiten sinken. ➜ Spüren Sie im Stand nach.

VARIATIONEN

UTKATASANA AN DER WAND

AUF EINEM UNSICHTBAREN STUHL SITZEN

4 ➜ Stellen Sie sich dicht an eine Wand, die Füße hüftgelenkbreit parallel. ➜ Lassen Sie Ihr Becken an der Wand herunterrutschen, bis die Oberschenkel sich parallel zum Boden befindet. ➜ Laufen Sie mit den Füßen entsprechend weit nach vorn. ➜ Pressen Sie die Außenkanten der Fersen an den Boden, damit die Füße und Beine parallel bleiben. ➜ Schmiegen Sie Ihren Rücken fest und flach an die Wand. ➜ Legen Sie die Hände entspannt in den Schoß oder lassen Sie die Arme hängen. ➜ Die Haltung vermittelt den Eindruck, als säßen Sie auf einem unsichtbaren Stuhl.

Verweilen Sie so tief und ruhig atmend.

➜ Um die Haltung zu verlassen, schieben Sie sich mit beiden Händen kräftig von der Wand weg. Kommen Sie in den Stand. ➜ Beobachten Sie, wie Sie jetzt Ihre Beine wahrnehmen und wie Sie sich im Stand erfahren. Spüren Sie die Kraft und Stabilität Ihrer Haltung.

4

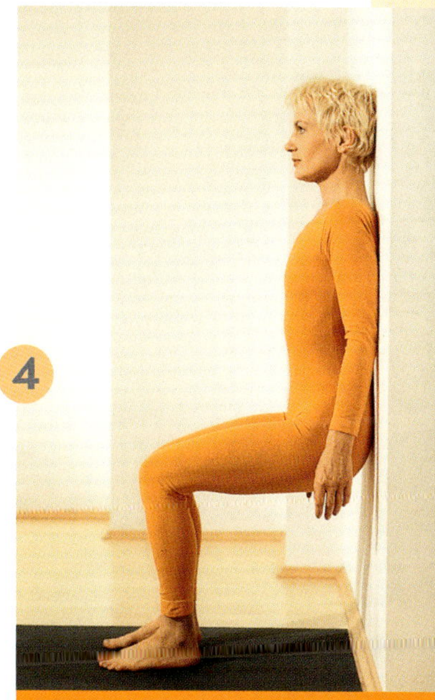

DER SEITSTÜTZ

VASISHTASANA

SEITSTÜTZE SIND BRETTHALTUNGEN, BEI DENEN DAS GLEICHGEWICHT AUF EINEM ARM UND FUSS GEHALTEN WIRD. DIE SEHR KRAFTVOLLEN, ANREGENDEN HALTUNGEN SPRECHEN DEN GESAMTEN KÖRPER AN.

WIRKUNG

- *Eine der wirkungsvollsten Kräftigungen für die Handgelenke, die Arme und für alle stabilisierenden Muskeln des Schultergürtels*
- *Kräftigung aller stabilisierenden Muskeln des Rumpfes*
- *Anregung von Atmung und Kreislauf*
- *Schulung des Gleichgewichtssinns*
- *Förderung von Ausdauer und Kraft*

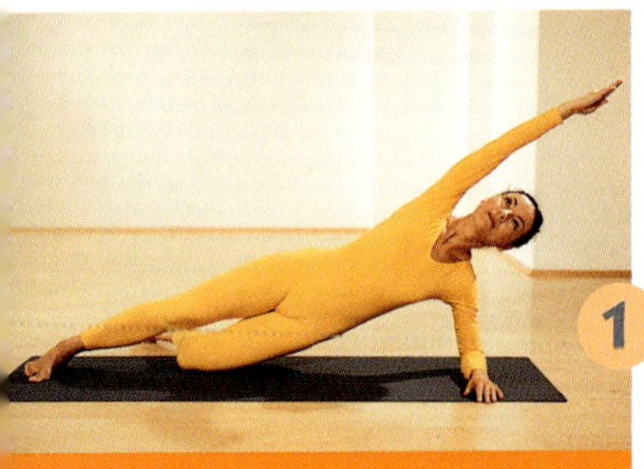
1

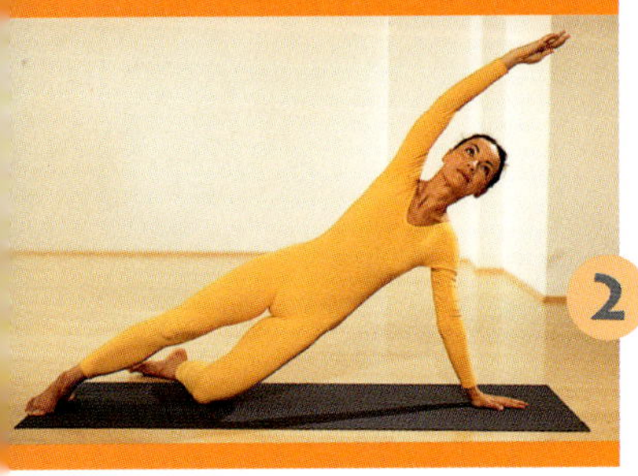
2

WANN IST VORSICHT GEBOTEN?

- *Bei akuten Entzündungen und Reizungen der Gelenke der Arme und Schultergelenke;*
- *bei allen akuten Rückenbeschwerden;*
- *wenn Sie sehr korpulent sind;*
- *wenn Sie nach einer langen oder schweren Erkrankung geschwächt sind.*

DIE STRUKTUR DER HALTUNG

Das ganze Gewicht des Körpers wird von einer Hand (oder einem Unterarm) und der Außenseite eines Fußes (oder einem Unterschenkel) getragen. Der Rumpf wird wie ein Brett durch die Muskulatur gehalten, Becken und Wirbelsäule hängen nicht durch. Dabei hilft vor allem eine intensive Kontraktion des Beckenbodens. Um Hand- und Schultergelenk zu entlasten, nutzt man den Widerstand des Bodens und drückt kraftvoll dagegen, so dass man aus den Gelenken herauswächst.

TIPPS FÜRS ÜBEN

- Üben Sie das Asana mit gestreckten Beinen am besten zuerst gegen eine Wand, damit Sie ein Gefühl dafür bekommen, ob Ihr Rumpf in einer Linie bleibt. Sehr hilfreich ist auch ein Spiegel.

DIE VORBEREITUNG

SEITSTÜTZ MIT ANGEBEUGTEM ARM UND BEIN

1 → Legen Sie sich auf einer rutschfesten Unterlage auf die linke Seite. Ihr Körper soll sich von Kopf bis Fuß auf einer Linie befinden, vor allem Ihr Becken darf nicht nach hinten abweichen. → Heben Sie den Oberkörper, und legen Sie Ihren linken Unterarm rechtwinklig zum Körper nach vorn. → Beugen Sie Ihr unteres Bein im rechten Winkel nach hinten. → Kontrahieren Sie den Beckenboden. → Drücken Sie sich vom Boden weg, bis sich Ihr Körper vom Kopf bis zum linken Knie und rechten Fuß in einer Linie befindet. → Heben Sie Ihren rechten Arm in die Verlängerung des Körpers und lassen Sie Ihre rechte Schulter ganz entspannt. → Drücken Sie sich kraftvoll vom Boden weg, und achten Sie darauf, dass Ihr Becken weder nach hinten ausweicht, noch durchhängt.

Verweilen Sie einige ruhige Atemzüge lang in der Haltung, und kommen Sie anschließend ganz langsam zum Boden zurück.

→ Ruhen Sie einen Moment in der Seitlage, bevor Sie sich auf die rechte Seite drehen, in einer Linie ausrichten und die Übung wiederholen.

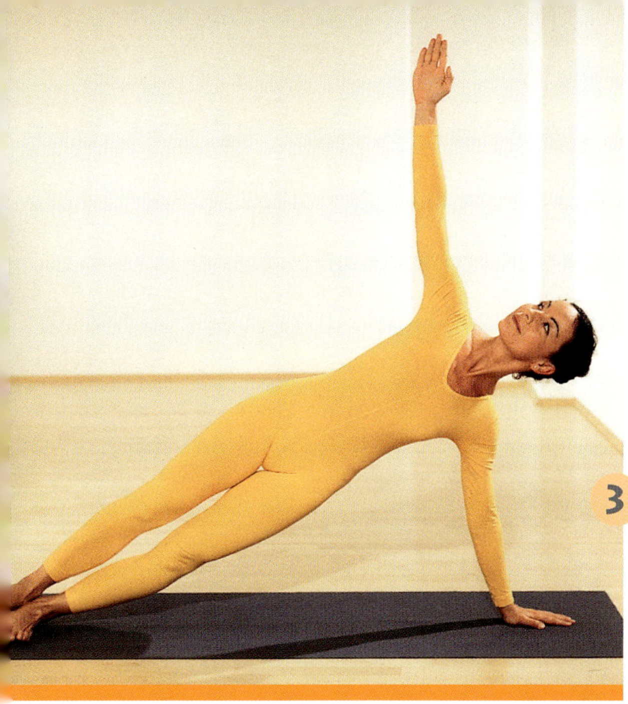

3

MIT ANGEBEUGTEM BEIN

2 ➜ Kommen Sie in Haltung 1, stützen Sie sich dabei aber auf eine Hand und strecken Sie den Arm ganz durch.

DAS ASANA

3 ➜ Legen Sie sich auf einer rutschfesten Unterlage auf die linke Seite. Ihr Körper soll sich von Kopf bis Fuß in einer Linie befinden und vor allem Ihr Becken nicht nach hinten abweichen. ➜ Legen Sie Ihre Füße übereinander und ziehen Sie sie Richtung Körper, im rechten Winkel zu den Unterschenkeln. ➜ Heben Sie den Oberkörper, und stellen Sie Ihre linke Hand unter die linke Schulter. ➜ Stützen Sie sich mit der rechten Hand vor dem Becken ab. ➜ Kontrahieren Sie den Beckenboden, und drücken Sie sich vom Boden weg, bis Ihr Körper sich von Kopf bis Fuß in einer Linie befindet. Sie stehen jetzt auf der linken Hand und der Außenkante des linken Fußes. ➜ Heben Sie Ihren rechten Arm in die Senkrechte und lassen Sie die Schulter ganz entspannt. ➜ Drücken Sie sich kraftvoll vom Boden weg. Ihr Becken soll weder nach hinten ausweichen noch durchhängen; spannen Sie deshalb die Muskeln des Beckenbodens kräftig an. Das stabilisiert auch die Beine.

Verweilen Sie einige ruhige Atemzüge in der Haltung. Kommen Sie anschließend ganz langsam zum Boden. ➜ Ruhen Sie einen Moment in der Seitlage, bevor Sie sich auf Ihre rechte Seite drehen, in einer Linie ausrichten und die Übung wiederholen.

VARIATIONEN

SEITSTÜTZ MIT ERHOBENEM BEIN

4 Wie oben, nur heben Sie nun gleichzeitig noch das obere Bein.

SEITSTÜTZ GEGEN DIE WAND

5 ➜ Stellen Sie sich in etwa einem Meter Abstand mit Ihrer linken Seite zur Wand, beide Füße dicht nebeneinander. ➜ Strecken Sie Ihren linken Arm seitlich in Schulterhöhe aus und legen Sie Ihre Hand an die Wand. ➜ Bewegen Sie Ihre Füße so weit von der Wand weg, bis sich Ihr ganzer Körper in der Seitlage befindet. Halten Sie ihn dabei wie ein Brett. ➜ Drehen Sie sich einatmend etwas mit dem Brustbein von der Wand weg und schauen Sie nach oben. ➜ Kehren Sie ausatmend zurück.

Wiederholen Sie diese Drehung im Schultergelenk einige Male im Rhythmus Ihres Atems.

➜ Um die Haltung zu verlassen, drücken Sie sich von der Wand weg, bis Sie wieder auf beiden Füßen stehen. ➜ Vergleichen Sie die Wahrnehmung in beiden Körperseiten, bevor Sie sich umdrehen und die Haltung nach rechts wiederholen.

4

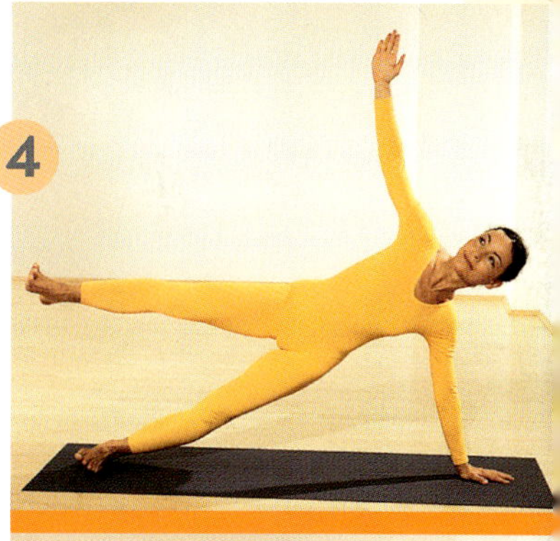

5

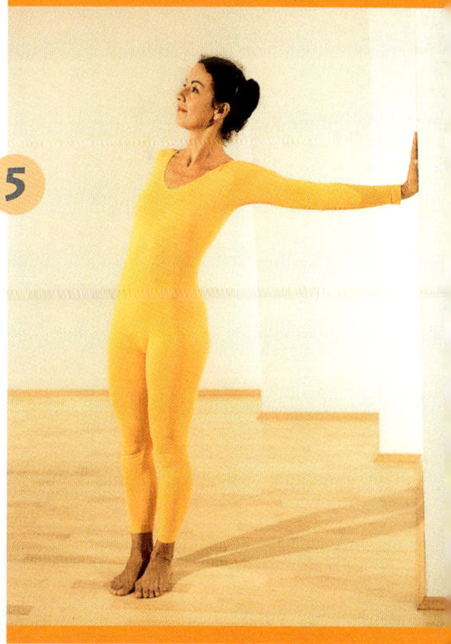

DIE HALTUNG DES BERGS
MERUDANDASANA

In der Berghaltung – im Sitz oder Zehenstand – wird der Rumpf stabil und aufrecht gehalten wie ein Berg. Der Sanskrit-Name bezieht sich auf den mythischen Berg Meru im Himalaya, der als Sitz des Gottes Shiva und als Weltenachse angesehen wird. In Merudandasana symbolisiert die Wirbelsäule jene Achse, die Himmel und Erde miteinander verbindet.

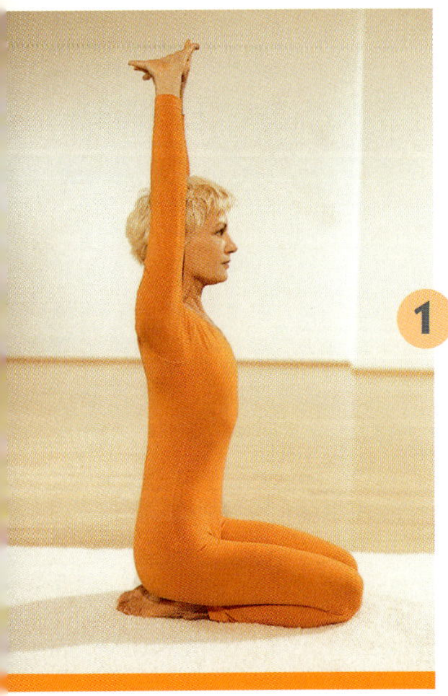

1

WIRKUNG

- *Kräftigung der rumpfaufrichtenden Muskulatur*
- *Kräftigung der Schultermuskulatur*
- *Dehnung der verkürzten Muskeln an der Vorderseite des Brustkorbs*
- *Beruhigung und Stabilisierung des Geistes*

Merudandasana im Zehenstand:

- *Kräftigung der Beine und der Füße*
- *Stärkung des Gleichgewichtssinns*

WANN IST VORSICHT GEBOTEN?

- *Wenn Sie Entzündungen im Schulterbereich haben (wählen Sie eine andere Armhaltung);*
- *nach Brustamputationen (gewöhnen Sie sich jedoch allmählich an die Dehnung).*

Bei Merudandasana im Zehenstand:

- *wenn Sie instabil oder bewegungseingeschränkt in den Hüftgelenken sind;*
- *bei degenerativen Prozessen in den Zehengelenken (Arthritis, Arthrose, Hallux valgus).*

DIE STRUKTUR DER HALTUNG

Gleich einem Berg hat *Merudandasana* durch die Sitzhaltung mit gekreuzten Beinen oder den Zehenstand mit gegrätschten Oberschenkeln eine stabile und solide Basis im Becken und den Beinen. Darauf richtet sich als Symbol der Weltachse die gedehnte, gerade Wirbelsäule auf.

Die Arme werden gehoben, die Handflächen über dem Scheitelpunkt aneinander gelegt und die Ellenbogen weit nach hinten gezogen. Die Schultern bleiben entspannt.

Der Blick geht etwas über die Linie des Horizonts, so dass der Nacken entspannt bleiben kann.

DIE VORBEREITUNG

➜ Kommen Sie in eine bequeme und stabile Sitzhaltung auf den Fersen (Seite 69). ➜ Kontrahieren Sie die Muskeln des Beckenbodens, um das Becken zu stabilisieren und den unteren Rücken zu verlängern. ➜ Verschränken Sie die Finger, öffnen Sie die Handflächen nach unten und strecken Sie die Arme. ➜ Heben Sie das Brustbein nach vorn und oben.

1 ➜ Führen Sie einatmend die Arme gedehnt über vorn nach oben. ➜ Entspannen Sie Ihre Schultern. ➜ Führen Sie die Arme gestreckt so weit wie möglich nach hinten. ➜ Achten Sie darauf, dass Ihr unterer Rücken lang bleibt.

➜ Lassen Sie die Arme ausatmend über vorn sinken. ➜ Wiederholen Sie diese Bewegung einige Male im Rhythmus Ihres Atems.

➜ Wenn Sie zu ermüden beginnen, lösen Sie die Hände voneinander und legen sie in den Schoß oder an die Knie. ➜ Spüren Sie in den Schultern und im Brustraum nach.

2

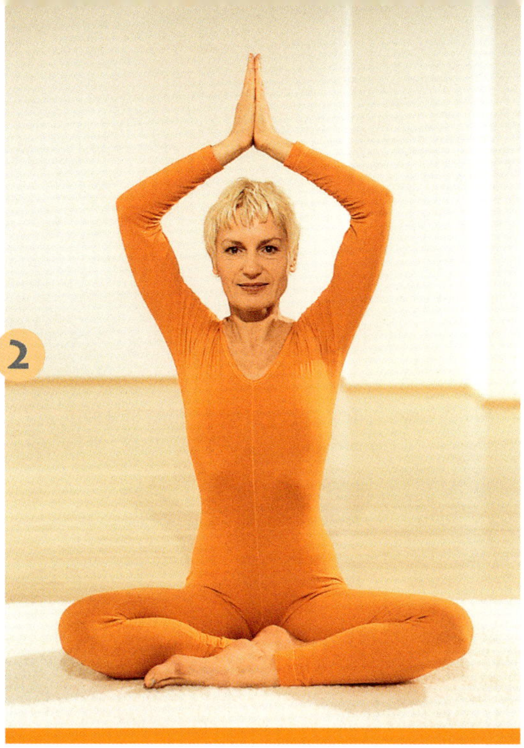

DAS ASANA

DIE BERGHALTUNG IM SITZ

2 ➜ Kommen Sie in eine bequeme und stabile Sitzhaltung mit gekreuzten Beinen (Seite 68). ➜ Kontrahieren Sie leicht die Muskeln des Beckenbodens. ➜ Führen Sie die Arme seitlich nach oben und legen Sie die Handflächen aneinander. Lassen Sie die Hände bis dicht über den Scheitelpunkt sinken. ➜ Ziehen Sie die Ellenbogen so weit wie möglich nach hinten, ohne dass der Brustkorb nach hinten kippt. ➜ Werden Sie weit im Brustraum, indem Sie mit dem Brustbein nach vorn und oben streben. ➜ Lassen Sie Ihre Schultern nach hinten und außen sinken. ➜ Achten Sie darauf, dass Ihr unterer Rücken lang und das Becken aufgerichtet bleibt.

Verweilen Sie ruhig atmend in Wahrnehmung Ihrer vertikalen Achse, regungslos wie ein Berg.

➜ Wenn Sie zu ermüden beginnen oder Ihre Arme etwas einschlafen, senken Sie diese langsam. ➜ Lösen Sie die Hände voneinander und legen Sie sie in den Schoß oder an die Knie. ➜ Spüren Sie in den Schultern und im Brustraum nach.

BERGHALTUNG IM ZEHENSTAND

➜ Kommen Sie in die Hocke im Zehenstand. ➜ Stützen Sie sich zunächst mit den Händen am Boden ab. ➜ Stellen Sie die Füße ganz dicht zusammen, so dass sich die Fersen und eventuell auch die Großzehenballen berühren. ➜ Ziehen Sie die Knie so weit zu den Seiten, wie es mit aufgerichtetem Becken möglich ist. ➜ Heben Sie behutsam den Rumpf, bis nur noch die Fingerspitzen Bodenkontakt haben. Richten Sie sich weiter auf und legen Sie die Hände auf die Knie. ➜ Fixieren Sie mit dem Blick einen etwa einen Meter entfernten Punkt auf dem Boden, ohne den Kopf zu senken. ➜ Halten Sie Ihr Gleichgewicht, und lassen Sie die Fersen zusammengedrückt. ➜ Kontrahieren Sie leicht die Muskeln des Beckenbodens.

3 ➜ Führen Sie die Arme über die Seiten nach oben, legen Sie die Handflächen aneinander und lassen Sie die Hände bis dicht über den Scheitelpunkt sinken. ➜ Ziehen Sie die Ellenbogen so weit wie möglich nach hinten. ➜ Werden Sie weit im Brustraum, indem Sie mit dem Brustbein nach vorn und oben streben. ➜ Lassen Sie Ihre Schultern nach hinten und außen sinken. ➜ Achten Sie darauf, dass Ihr unterer Rücken lang ist und das Becken aufgerichtet bleibt.

Atmen Sie ruhig weiter. ➜ Wenn Ihre Beine oder die Konzentration zu ermüden beginnen, schließen Sie die Beine und beugen sich vor. ➜ Stellen Sie die Hände vor den Knien auf und bringen Sie die Knie zum Boden. ➜ Legen Sie die Fußrücken auf.

➜ Spüren Sie im Fersensitz nach. Werden Sie sich Ihrer senkrechten Körperachse bewusst und erspüren Sie sie vom Becken bis zum Scheitelpunkt – und darüber hinaus.

3

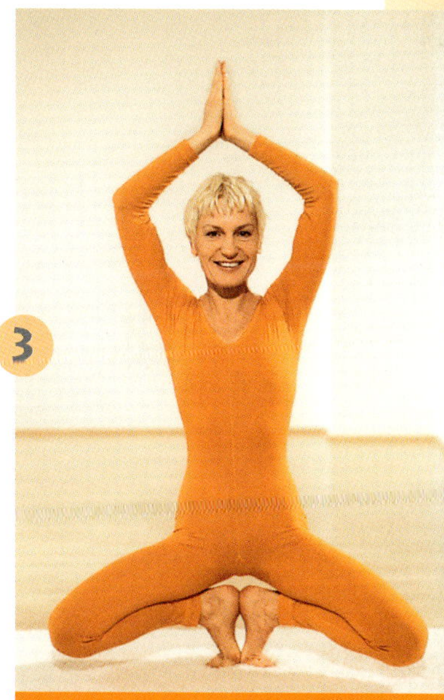

GESCHLOSSENE WINKELHALTUNGEN

BADDHA KONASANA

IM SITZ ODER IN DER RÜCKENLAGE WERDEN DIE FUSSSOHLEN ANEINANDERGELEGT, UND DIE KNIE SINKEN ZUM BODEN. IM GEGENSATZ ZU DEN OFFENEN WINKELHALTUNGEN (MIT GEGRÄTSCHTEN BEINEN) BETONEN DIE GESCHLOSSENEN WINKELHALTUNGEN DIE AUSWÄRTSDREHUNG DER OBERSCHENKEL IN DEN HÜFTGELENKEN.

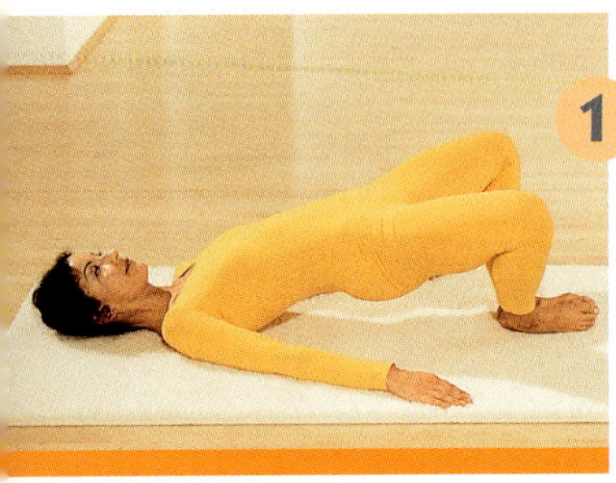

1

WIRKUNG

- *Dehnung der Muskulatur an der Innenseite der Oberschenkel*
- *Dehnung verkürzter Bänder an der Vorderseite der Hüftgelenke*
- *Dehnung des Beckenbodens*
- *Stärkung der Muskeln, die die Oberschenkel auswärts rotieren*
- *allgemeine Verbesserung der Haltung durch bessere Beckenaufrichtung*
- *Entlastung des unteren Rückens*
- *Entspannung aller Organe des kleinen Beckens, hilft gegen Spannungsschmerzen bei der Menstruation und in der Schwangerschaft (Winkelhaltungen im Sitzen und Liegen sind sehr gut zur Geburtsvorbereitung)*
- *Beruhigung von Entzündungen der Beckenorgane*

Bei der Haltung im Sitz:

- *Dehnung der Kreuzbein-Darmbein-Gelenke*
- *Dehnung der Muskulatur des unteren Rückens*

WANN IST VORSICHT GEBOTEN?

- *Wenn Sie eine Reizung des Ischiasnervs haben;*
- *wenn Sie akute Rückenbeschwerden haben;*
- *wenn Sie wissen, dass der Halt der Bänder am Kreuzbein-Darmbein-Gelenk nicht gut ist und dass die Gelenke leicht »verrutschen«. Ein sicheres Zeichen dafür ist, wenn Sie nach dem Üben nicht flacher und entspannter in der Rückenlage liegen, sondern vielmehr Rückenschmerzen bekommen;*
- *wenn Sie Kniebeschwerden an den Innenmenisken haben.*

DIE STRUKTUR DER HALTUNGEN

Beide Beine sind angebeugt, die Füße dicht beim Becken, und die Fußsohlen berühren sich.

Bei den Haltungen im Liegen werden die Muskeln des Beckenbodens intensiv kontrahiert. Dadurch werden die Oberschenkel nach außen gedreht und der Lendenbereich verlängert sich. Die Kontraktion ist wichtig, weil das Becken so aufgerichtet und der Lendenbereich entstaucht wird.

DIE VORBEREITUNG

SCHULTERBRÜCKE MIT GEGRÄTSCHTEN BEINEN

➜ Stellen Sie in der Rückenlage die Beine angebeugt auf. Ziehen Sie die Füße nah ans Becken heran und stellen Sie sie dicht nebeneinander. ➜ Lassen Sie Ihre Knie auseinander sinken und legen Sie die Fußsohlen zusammen.

1 ➜ Kontrahieren Sie am Ende eines Ausatems kräftig die Beckenbodenmuskulatur, so dass sich die Taillenrückseite an den Boden schmiegt und sich das Steißbein hebt. ➜ Heben Sie einatmend das Kreuzbein und den Lendenbereich.

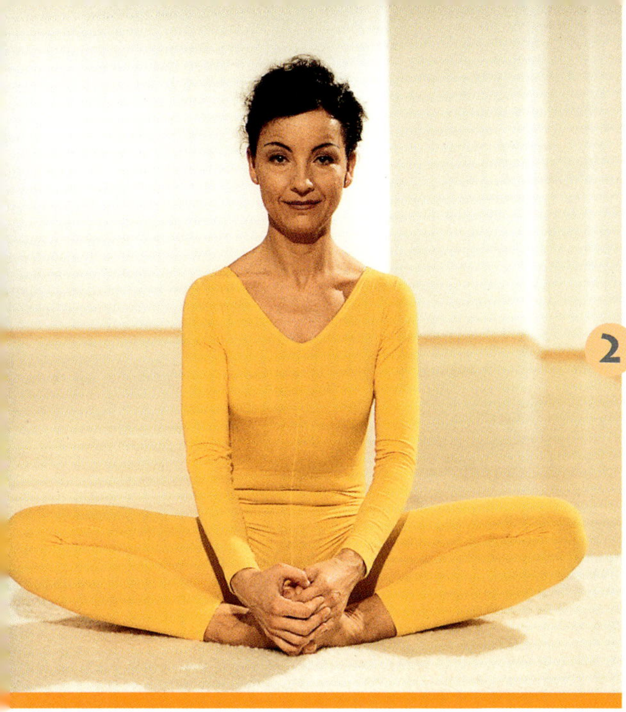

2

➜ Legen Sie ausatmend den Lendenbereich und das Kreuzbein Wirbel für Wirbel zum Boden zurück und lösen Sie die Kontraktion der Beckenbodenmuskulatur.

Wiederholen Sie die Bewegung 7- bis 8-mal in Ihrem Atemrhythmus.

Variante

➜ Bleiben Sie einige Atemzüge lang in der Haltung mit gehobenem Becken. ➜ Halten Sie die kraftvolle Kontraktion des Beckenbodens, und lassen Sie Ihre Lendenwirbelsäule durchhängen »wie eine Hängebrücke«. ➜ Versuchen Sie, die untere kleine Beckenöffnung himmelwärts zu drehen. ➜ Entspannen Sie in die intensive Dehnung der Leisten und Innenseiten der Oberschenkel.

DAS ASANA

Wenn Sie Ihr Becken nicht gut aufrichten können, legen Sie sich eine Decke oder ein dünnes, keilförmiges Kissen unter das Gesäß.

2 ➜ Kommen Sie in einen aufrechten Sitz. Hilfreich ist es, sich mit Rücken und Gesäß dicht an eine Wand zu setzen, da der untere Rücken so Halt findet. ➜ Legen Sie Ihre Fußsohlen aneinander. Ziehen Sie mit den Händen die Gesäßmuskeln nach hinten und außen, um die Aufrichtung des Beckens zu unterstützen. ➜ Kontrahieren Sie leicht die Beckenbodenmuskulatur. ➜ Ziehen Sie die Füße dicht an den Leib heran und lassen Sie Ihre Knien sinken. ➜ Umfassen Sie mit den Händen die Füße, Fußgelenke oder Schienbeine. ➜ Wachsen Sie aus dem unteren Rücken heraus und heben Sie Ihren Brustkorb.

Verweilen Sie so etwa 10 Atemzüge lang.

➜ Um die Haltung zu verlassen, legen Sie die Hände seitlich an die Knie und führen diese zusammen. ➜ Umarmen Sie Ihre Beine und lassen Sie Ihre Stirn auf die Knie oder die Unterarme sinken.

DIE GESCHLOSSENE WINKELHALTUNG IM LIEGEN
SUPTA BADDHA KONASANA

3 ➜ Stellen Sie in der Rückenlage die Beine angebeugt auf. Ziehen Sie die Füße nah ans Becken heran, dicht nebeneinander. ➜ Lassen Sie Ihre Knie auseinander sinken und legen Sie die Fußsohlen zusammen. ➜ Kontrahieren Sie am Ende eines Ausatems kräftig die Beckenbodenmuskulatur, so dass sich die Taillenrückseite an den Boden schmiegt und sich das Steißbein hebt.

Verweilen Sie mindestens 10 Atemzüge lang in dieser Haltung.

➜ Um sie zu verlassen, legen Sie Ihre Hände unter die Oberschenkel und richten sie auf. ➜ Lassen Sie langsam ein Bein nach dem anderen nach unten ausgleiten, und spüren Sie in der Rückenlage nach.

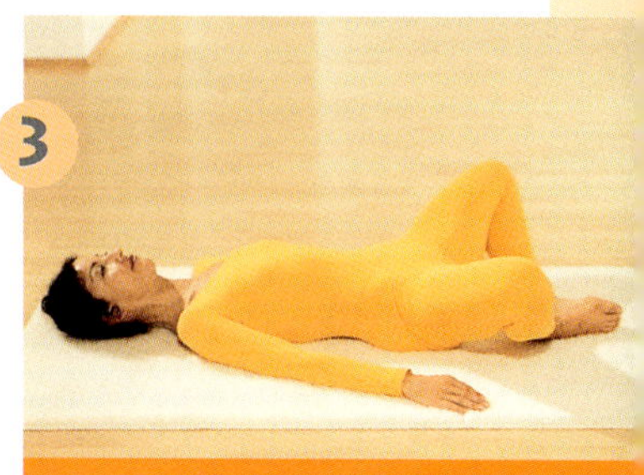

3

DIE WINKELHALTUNGEN
KONASANA

In den (offenen) Winkelhaltungen werden die Beine weit gegrätscht und gedehnt.

WIRKUNG

- *Dehnung der Muskulatur an Innenseite und Rückseite der Oberschenkel*
- *Dehnung der Gesäßmuskulatur*
- *Dehnung der Kreuzbein-Darmbein-Gelenke*
- *Entlastung des unteren Rückens*
- *Dehnung des Beckenbodens*
- *Entspannung aller Organe des kleinen Beckens, hilft bei Spannungsschmerzen vor oder während der Menstruation und in der Schwangerschaft (Winkelhaltungen im Sitzen und Liegen sind sehr gut zur Geburtsvorbereitung)*
- *Beruhigung von Entzündungen der Beckenorgane (insbesondere der Blase)*

Bei der Haltung in der Rückenlage:

- *Anregung des venösen Rückflusses aus den Beinen (Entstauung)*

1

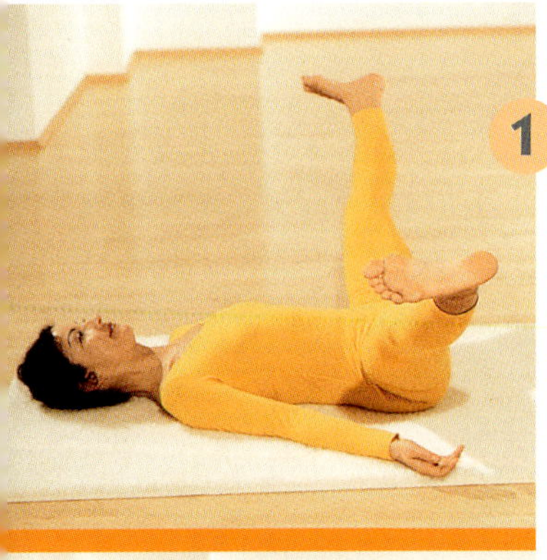

2

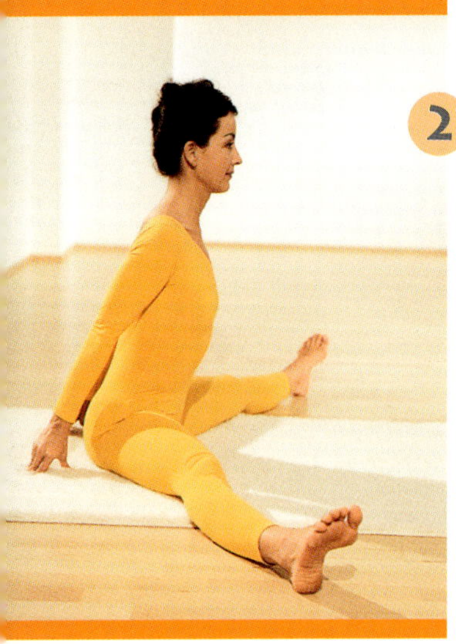

WANN IST VORSICHT GEBOTEN?

➤ *Wenn Sie eine Reizung des Ischiasnervs haben;*
➤ *wenn Sie akute Rückenbeschwerden haben;*
➤ *wenn Sie wissen, dass der Halt der Bänder am Kreuzbein-Darmbein-Gelenk nicht gut ist und das Gelenk leicht »verrutscht«. Ein sicheres Zeichen dafür ist, wenn Sie insbesondere nach der Vorbeuge im Grätschsitz Rückenschmerzen bekommen;*
➤ *wenn Ihre Hüftgelenkpfannen zu eng oder zu weit für die Oberschenkelköpfe sind (Hüftgelenksdysplasien).*

DIE STRUKTUR DER HALTUNGEN

Beide Beine sind möglichst gestreckt. Die Füße werden über die Ferse gedehnt, während der Vorfuß entspannt bleibt (betrifft die Haltungen im Sitz und im Liegen). Im Stand werden die Innengewölbe der Füsse gehoben, während die Außenkanten der Fersen zum Boden streben.

Der Rücken bleibt lang und gerade, besonders im oberen Rücken. Das Brustbein strebt nach vorn und oben, der Brustkorb ist gehoben. Die Schultern sind hinten, unten und außen, und der Nacken ist lang.

DIE ASANAS

WINKELHALTUNG IM LIEGEN
SUPTA KONASANA

1 ➜ In der Rückenlage ziehen Sie ein Bein nach dem anderen an den Bauch und schmiegen den Lendenbereich fest an den Boden. ➜ Strecken Sie die Beine in die Senkrechte und dehnen Sie sie über die Fersen nach oben. Achten Sie darauf, nicht die Zehenballen herauszudrücken und die Zehen zu sich hinzuziehen, sondern lassen Sie die Vorfüße entspannt. ➜ Lassen Sie die Beine in die Grätsche sinken. ➜ Entspannen Sie die Innenseiten Ihrer Oberschenkel.

Verweilen Sie so ruhig atmend 10 Atemzüge.

➜ Um die Grätsche zu verlassen, drücken Sie Ihre Beine mit der Kraft der Arme zusammen. ➜ Stellen Sie ein Bein nach dem anderen auf, und spüren Sie in der Rückenlage nach.

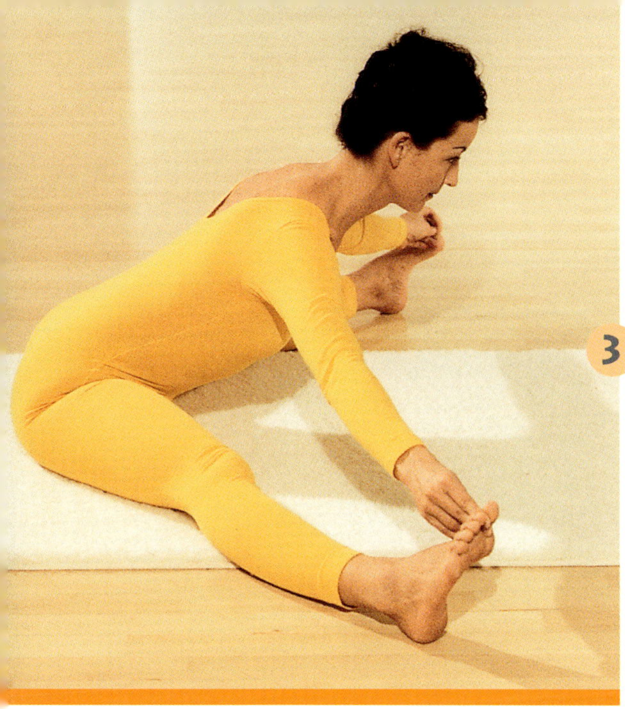

3

WINKELHALTUNG IM SITZ

Wenn Sie Ihr Becken nicht gut aufrichten können, legen Sie sich eine Decke oder ein dünnes, keilförmiges Kissen unter das Gesäß.

2 ➜ Im Langsitz grätschen Sie die Beine, ohne das Becken nach hinten kippen zu lassen. ➜ Ziehen Sie die Gesäßmuskulatur nach hinten und außen. ➜ Dehnen Sie die Beine über die Fersen, ohne die Zehenballen herauszudrücken oder die Zehen heranzuziehen. ➜ Stellen Sie die Fingerkuppen hinter oder neben dem Becken auf, und wachsen Sie aus der Wirbelsäule heraus, indem Sie kräftig gegen den Boden drücken. ➜ Neigen Sie sich aus den Hüftgelenken mit geradem Rücken nach vorn. ➜ Der Nacken bleibt lang.

3 ➜ Umfassen Sie die Knie, die Schienbeine, Knöchel oder Zehen, je nachdem, wie weit Sie den Rumpf neigen können. ➜ Führen Sie die Schultern nach hinten, unten und außen. Heben Sie Ihr Brustbein nach vorn und oben. ➜ Dehnen Sie sich mit jedem Einatem kraftvoll aus der Wirbelsäule heraus. ➜ Entspannen Sie mit jedem Ausatem, und lassen Sie den Rumpf behutsam etwas weiter sinken, ohne dass der Rücken sich rundet.

Verweilen Sie so einige Atemzüge lang.

➜ Richten Sie sich behutsam auf. Spüren Sie in einem aufrechten Sitz nach.

VORBEUGE IM GRÄTSCHSTAND
PRASARITA PADOTTASANA

Wenn Sie nicht bis zum Boden hinunterkommen, dann stellen Sie die Hände auf ein Sitzkissen oder eine zusammengefaltete Decke.

4 ➜ Im Grätschstand stellen Sie die Füße parallel, die Kniescheiben sind zu den Gelenken hin gezogen und die Oberschenkel leicht nach außen gedreht. ➜ Streben Sie mit den Außenkanten der Fersen zum Boden und halten Sie gleichzeitig die Großzehenballen nach unten gedrückt – dadurch heben sich die inneren Längsgewölbe der Füße. ➜ Kontrahieren Sie die Muskeln des Beckenbodens. ➜ Führen Sie das Becken nach hinten, so dass der Rumpf mit geradem Rücken in die Vorbeuge kommt. ➜ Stellen Sie die Fingerkuppen schulterbreit auf. Drücken Sie sie fest gegen den Boden, und wachsen Sie aus der Wirbelsäule heraus. ➜ Verteilen Sie Ihr Körpergewicht gleichmäßig zwischen Beinen und Händen.

➜ Mit jedem Einatem strecken Sie den Rücken, heben das Brustbein und spannen die Schultern in die Breite. ➜ Lassen Sie ausatmend den Rumpf weiter sinken.

➜ Um sich aufzurichten, stellen Sie die Beine zusammen und beugen sie leicht an.

VARIANTE

5 Zur Vorbeuge im Grätschstand können Sie die Hände flach auf die Sitzfläche oder die Lehne eines Stuhls legen. Damit er nicht rutscht oder kippt, stellen Sie ihn gegen eine Wand.

4

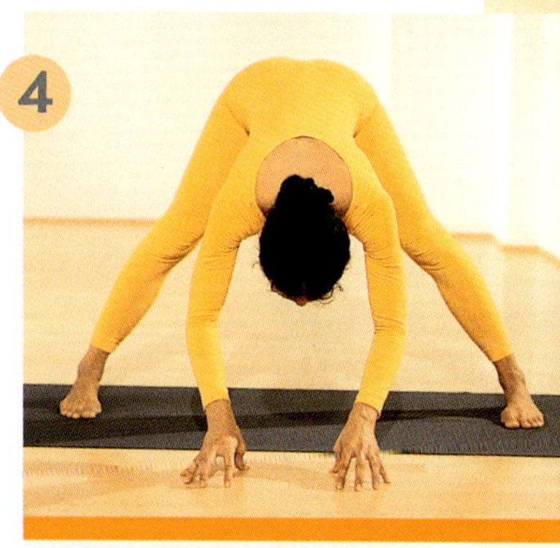

5

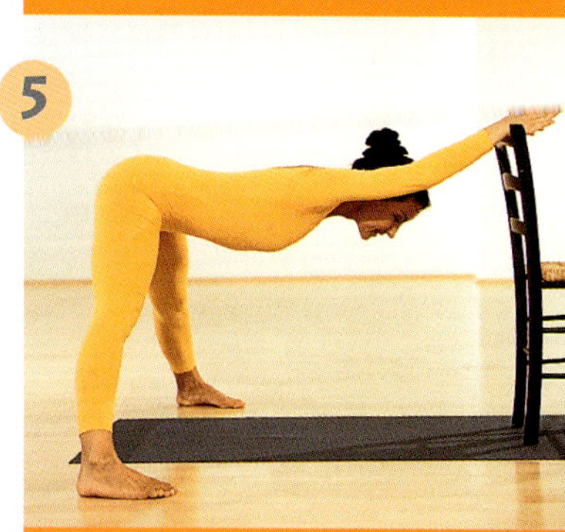

DIE STOCKHALTUNG

DANDASANA

In der Stockhaltung wird die Wirbelsäule so aufrecht gehalten, als hätte man einen Stock verschluckt. Das Asana wird im Sitz geübt und ist die Grund- oder Ausgangshaltung für eine Reihe von Haltungen, in denen es wichtig ist, den Rumpf gerade zu halten, damit die Energie zwischen Basis (Becken) und Kopf fliessen kann – etwa Pashcimottanasana (Seite 76).

WIRKUNG

➤ *Stärkung der tiefen, rumpfaufrichtenden Muskulatur*

➤ *Dehnung der Muskeln an den Rückseiten der Beine*

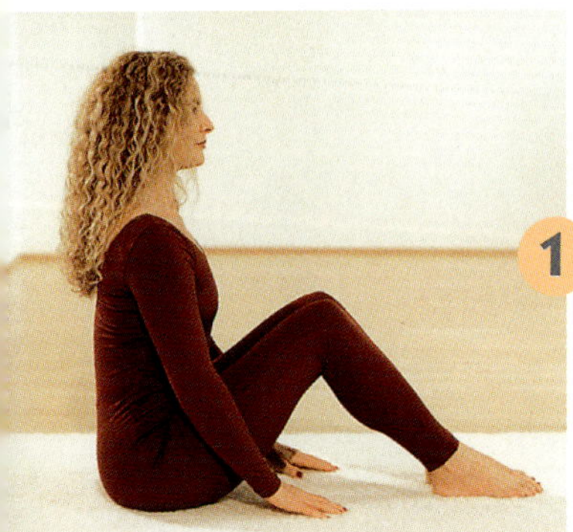

1

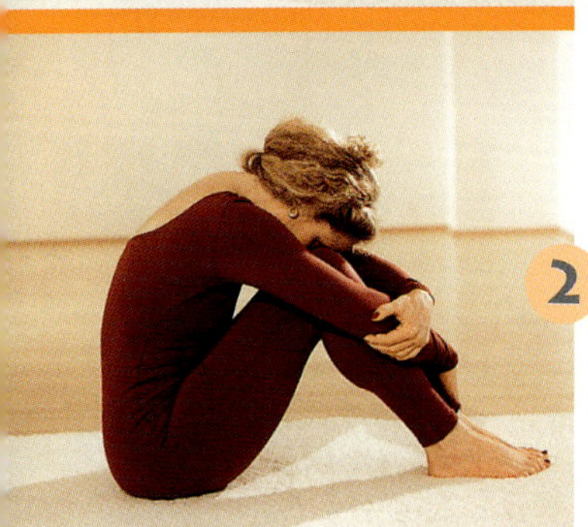

2

WANN IST VORSICHT GEBOTEN?

➤ *Wenn Sie akute Ischiasbeschwerden haben;*

➤ *wenn Sie eine verkrümmte und versteifte Wirbelsäule haben (Scheuermann/Bechterew);*

➤ *wenn Ihre Muskulatur an der Rückseite des Körpers noch sehr verkürzt ist, so dass es Ihnen auch mit angebeugten Beinen Mühe macht, den Rumpf aufzurichten.*

DIE STRUKTUR DER HALTUNG

Das Wesentliche der Stockhaltung ist die vollkommen aufgerichtete Wirbelsäule, die aus ihren natürlichen Krümmungen herausgezogen wird. Damit das möglich ist, muss das Becken vollständig aufgerichtet sein, so dass das Gewicht des Körpers auf der Mitte der Sitzbeinhöcker ruht.

Schultern und Nacken bleiben entspannt und die Arme passiv. Die Aufrichtung wird allein aus der Kraft der Rumpfaufrichter gehalten.

TIPPS FÜRS ÜBEN

➤ Setzen Sie sich an den vorderen Rand eines festen, flachen (Keil-)Kissens oder einer zusammengefalteten Decke, um die Aufrichtung des Beckens zu unterstützen.

➤ Sollte es Ihnen mit gestreckten Beinen nicht möglich sein, das Becken aufgerichtet zu lassen, so beugen Sie sie leicht an und lassen sie eventuell aus den Hüftgelenken nach außen sinken.

DIE VORBEREITUNG

STOCKHALTUNG MIT AUFGESTELLTEN BEINEN

➜ Im Langsitz stellen Sie die Beine angebeugt auf und ziehen die Füße dicht an das Gesäß heran. Halten Sie Ihre Beine parallel zueinander. ➜ Umfassen Sie mit den Händen die Rückseiten der Oberschenkel, und richten Sie sich aus der Kraft der Arme so auf, als wollten Sie Ihren Brustkorb über die Knie nach vorn heben.

1 ➜ Lösen Sie dann den Griff der Hände und versuchen Sie, Ihren Rumpf in der Aufrichtung zu lassen und die Beine parallel zu halten.

Richten Sie sich so in dieser Haltung ein, dass Sie ruhig weiteratmen können.

2 ➜ Wenn Sie zu ermüden beginnen, schieben Sie die Füße etwas weiter weg, umarmen Ihre Beine und lassen die Stirn zu den Knien sinken. ➜ Finden Sie eine Haltung, in der Sie wirklich gut entspannen können. Wenn Sie das Gefühl haben, dass Ihr Rücken zu stark gedehnt wird, dann legen

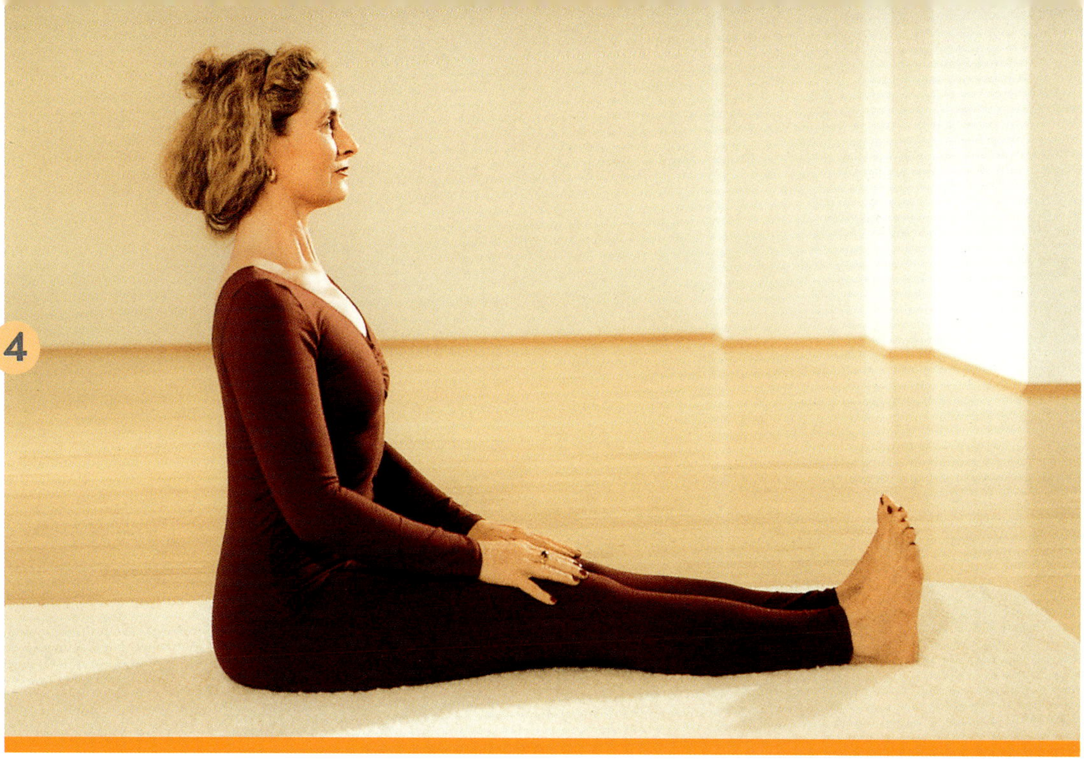

4

Sie beide Unterarme über die Knie und lassen die Stirn auf die Unterarme sinken. ➜ Atmen Sie bewusst und kraftvoll in den Rücken.

DAS ASANA

DIE STOCKHALTUNG

3 ➜ Setzen Sie sich in den Langsitz, und ziehen Sie die Gesäßhälften nach hinten und außen, bis Sie deutlich den Kontakt der Sitzbeine mit dem Boden spüren. ➜ Stellen Sie die Fingerkuppen dicht hinter oder neben dem Becken auf, und drücken Sie fest gegen den Boden, so dass sich der Brustkorb hebt und vorwölbt. ➜ Lassen Sie die Schultern nach hinten, unten und außen sinken.

4 ➜ Strecken Sie Ihre Beine, so weit es Ihnen möglich ist. Dehnen Sie sie über die Fersen weit in den Raum. Achten Sie aber darauf, dass Sie Ihre Knie nicht nach unten durchbiegen. ➜ Legen Sie die Hände entspannt auf den Beinen ab.

Verweilen Sie so ruhig und kraftvoll atmend.

➜ Um die Haltung zu verlassen, stellen Sie Ihre Beine angebeugt auf. ➜ Lassen Sie die Stirn auf die Knie sinken und runden Sie Ihren Rücken. ➜ Atmen Sie bewusst und kraftvoll in den Rücken. ➜ Spüren Sie in einem aufrechten Sitz nach.

VARIANTE

MIT ERHOBENEN ARMEN

Wenn Sie in der Stockhaltung einige Atemzüge lang mühelos (!) aufgerichtet bleiben können:

5 ➜ Kontrahieren Sie in der Stockhaltung kraftvoll den Beckenboden, um das Becken zu fixieren. ➜ Heben Sie einatmend langsam beide Arme gestreckt über vorn nach oben. Führen Sie sie möglichst weit nach hinten, und streben Sie mit dem Brustbein weit nach vorn und oben. ➜ Strecken Sie Ihre Wirbelsäule so weit, bis Sie glauben, ins Hohlkreuz zu gehen (dann ist Ihr Rücken wirklich aufgerichtet). ➜ Entspannen Sie Ihre Schultern und schauen Sie leicht nach oben.

Verweilen Sie so einige Atemzüge lang.

➜ Kommen Sie anschließend in die Ausgleichhaltung (Seite 142, 2) und atmen Sie tief in Ihren unteren Rücken.

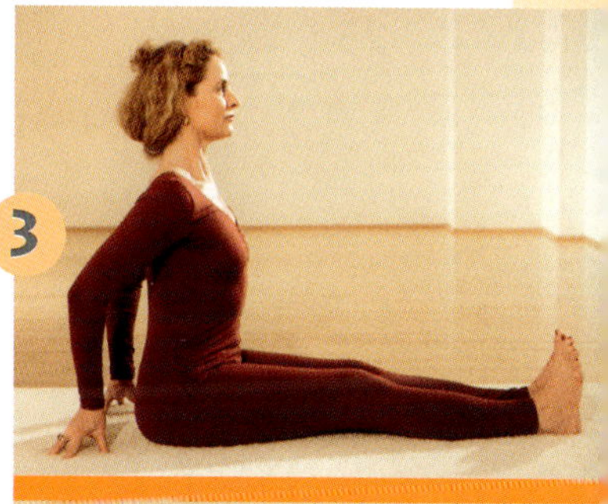

3

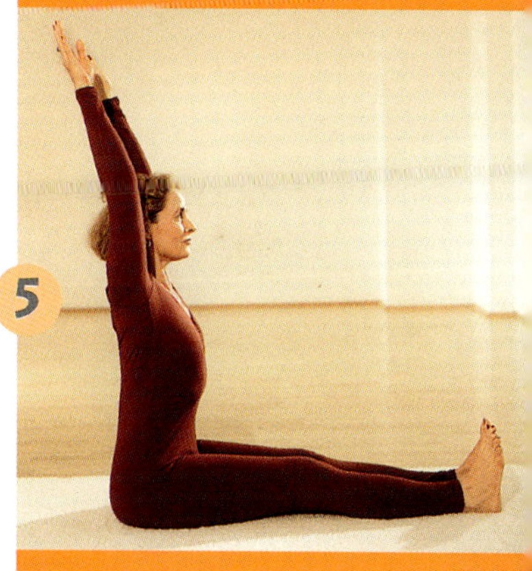

5

DIE SCHILDKRÖTE

KURMASANA

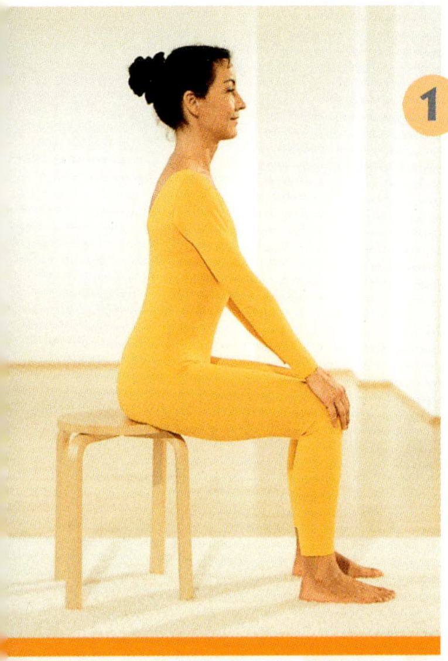

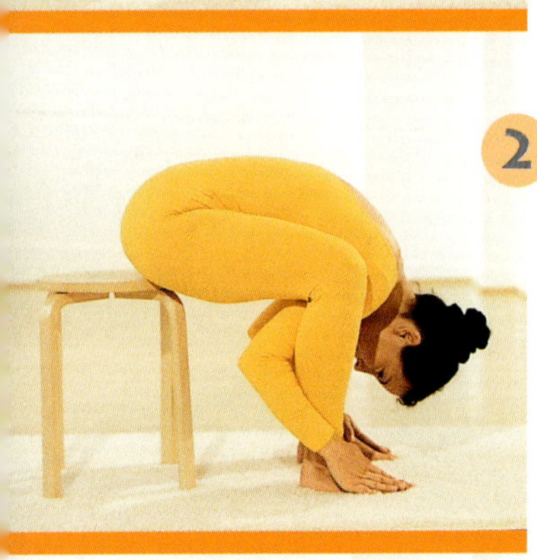

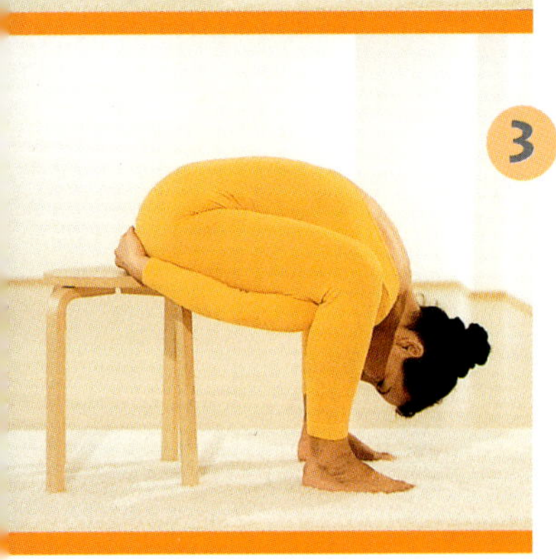

Die Haltung der Schildkröte ist eine Vorbeuge aus dem Grätschsitz oder der geschlossenen Winkelhaltung. So wie die Schildkröte sich in sich zurückziehen kann, so werden in dieser Haltung die Arme und Beine eingezogen und der Kopf gesenkt. Die Haltung der Schildkröte gilt als Symbol für das Zurückziehen der Sinne von der Aussenwelt.

WIRKUNG

- *Entspannung von Schultern und Nacken*
- *Dehnung der Rückseite des Rumpfes*
- *Dehnung der Rück- und Außenseiten der Beine*
- *Anregung der Atmung im unteren Rücken*
- *verbesserte Durchblutung der Organe des kleinen Beckens (Erleichterung bei Hämorrhoiden, Blasenentzündung, Menstruationsbeschwerden und sonstigen Spannungsschmerzen im Beckenraum)*
- *Anregung der Verdauung*
- *Beruhigung des Nervensystems*
- *Hilfe bei Einschlafschwierigkeiten*

WANN IST VORSICHT GEBOTEN?

- *Wenn Sie Entzündungen oder Brüche (Hernien) im Bauchraum haben;*
- *bei akuten Problemen im unteren Rücken;*
- *wenn Ihre Hüftgelenkpfannen zu eng/zu weit für die Oberschenkelköpfe sind (Hüftgelenksdysplasie);*
- *wenn Sie Probleme mit den Schultergelenken haben (vermeiden Sie dann vor allem das Nach-hinten-Schieben der Arme);*
- *im fortgeschrittenen Stadium der Schwangerschaft.*

DIE STRUKTUR DER HALTUNG

Ausgangshaltung ist der Grätschsitz mit gestreckten Beinen (Seite 141) oder mit aneinander liegenden Fußsohlen (Seite 138). Das Gewicht des Körpers ruht auf den Sitzbeinhöckern.

Vor der Vorbeuge wird die Wirbelsäule zuerst intensiv in die Länge gedehnt, um die Wirbelgelenke und Bandscheiben zu entstauchen. Um zu vermeiden, dass der Druck auf einzelne Wirbel zu groß wird, stützen Sie Ihren Rumpf in jeder Phase der Vorbeuge mit rundem Rücken mit den Händen oder Unterarmen ab!

Der Rücken sollte sich in einem harmonischen Bogen wölben. Achten Sie darauf, dass Sie sich vor allem im unteren Rücken dehnen und nicht einen eventuell vorhandenen Rundrücken verstärken.

Die Haltung der Arme variiert entsprechend der Gelenkigkeit Ihrer Hüft- und Schultergelenke, der Lenden- und Brustwirbelsäule. Sie entscheidet darüber, wie weit Sie sich vorbeugen können. Wählen Sie auf jeden Fall eine Variante, in der Sie entspannt verweilen können. Erzwingen Sie nichts, indem Sie Ihren Rumpf nach vorn und unten schieben oder drücken! Die Schildkröte hat alle Zeit der Welt. Sie ist sehr langsam und geduldig. Verbinden Sie sich innerlich mit diesen Qualitäten, und erweitern Sie die Vorbeuge allein dadurch, dass Sie sich ausatmend immer mehr zum Boden sinken lassen. Erarbeiten Sie sich die Haltung Schritt für Schritt.

DIE VORBEREITUNG

Sie brauchen einen Hocker oder Stuhl mit breiter Sitzfläche (notfalls können Sie sich auch auf ein festes Sofa oder Bett setzen).

SCHILDKRÖTE AUF DEM HOCKER

1 ➜ Setzen Sie sich auf den vorderen Rand eines Hockers oder Stuhls. Stellen Sie die Füße schulterbreit und parallel. ➜ Umfassen Sie die Knie. ➜ Heben Sie mit der Kraft der Arme einatmend den Brustkorb und dehnen Sie Ihre Wirbelsäule.

2 ➜ Beugen Sie sich ausatmend vor. ➜ Lassen Sie die Arme zwischen die Beine sinken. Umfassen Sie die Außenknöchel, indem Sie um die Unterschenkel herumgreifen. ➜ Sinken Sie mit jedem Ausatem etwas weiter in die Vorbeuge. Lassen Sie Ihren Kopf ganz entspannt hängen.

Verweilen Sie so einige Atemzüge. ➜ Beobachten Sie, wie Sie die Dehnung in Ihrem unteren Rücken wahrnehmen. Wenn Sie sie bereits als stark empfinden, gehen Sie nicht weiter.

3 ➜ Wenn Sie noch Spielraum haben, schieben Sie Ihre Arme so weit wie möglich nach hinten unter den Stuhl. ➜ Drehen Sie den rechten Arm einwärts. Versuchen Sie, ihn zu heben und ihn seitlich neben dem Oberschenkel abzulegen. ➜ Heben Sie auf die gleiche Weise den linken Arm. ➜ Bleiben Sie entspannt in den Schultern. Wenn das nicht möglich ist, lassen Sie die Arme wieder sinken.

Verweilen Sie in der Haltung, in der Sie am besten entspannen können, und ziehen Sie sich ganz in Ihren inneren Raum zurück.

➜ Um die Haltung zu verlassen, legen Sie die Hände auf die Knie. ➜ Drücken Sie mit den Füßen gegen den Boden, und richten Sie sich langsam (!) mit der Kraft der Arm auf. ➜ Spüren Sie im Sitzen nach.

DAS ASANA

Legen Sie sich eine zusammengefaltete Decke oder ein (Keil-)Kissen bereit.

➜ Setzen Sie sich mit angebeugten Beinen auf den Boden. Legen Sie die Fußsohlen aneinander und lassen Sie die Knie nach außen sinken. ➜ Ziehen Sie die Gesäßmuskeln nach hinten und außen, bis Sie deutlich den Kontakt der Sitzbeinhöcker mit der Unterlage spüren. ➜ Sollte es Ihnen nicht möglich sein, das Becken und damit die Wirbelsäule aufgerichtet zu halten, dann legen Sie sich die Decke oder das Kissen so unter das Gesäß, dass es etwas nach vorn kippt.

4 ➜ Umfassen Sie die Knie. ➜ Heben Sie mit der Kraft der Arme einatmend den Brustkorb und dehnen Sie Ihre Wirbelsäule.

5 ➜ Beugen Sie sich ausatmend vor. ➜ Lassen Sie die Arme zwischen die Beine sinken. ➜ Umfassen Sie die Außenknöchel, indem Sie um die Unterschenkel herumgreifen. ➜ Sinken Sie mit jedem Ausatem etwas weiter in die Vorbeuge. Lassen Sie Ihren Kopf ganz entspannt hängen. ➜ Lassen Sie die Beine allmählich immer weiter nach vorn gleiten.

Verweilen Sie so einige Atemzüge lang. ➜ Beobachten Sie, wie Sie die Dehnung in Ihrem unteren Rücken wahrnehmen. Wenn Sie sie bereits als stark empfinden, gehen Sie nicht weiter, sondern bleiben Sie in dieser Position.

4

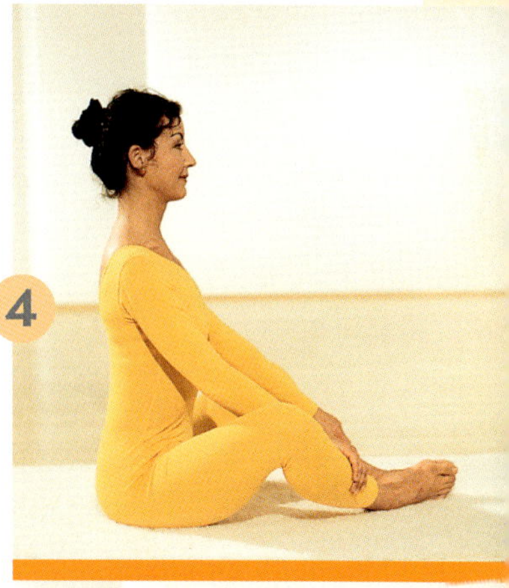

5

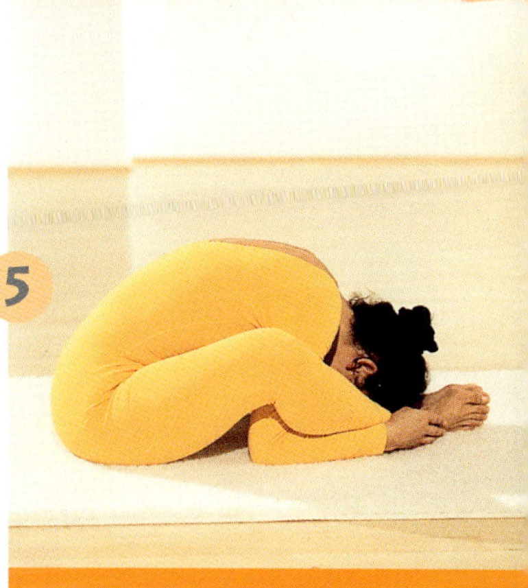

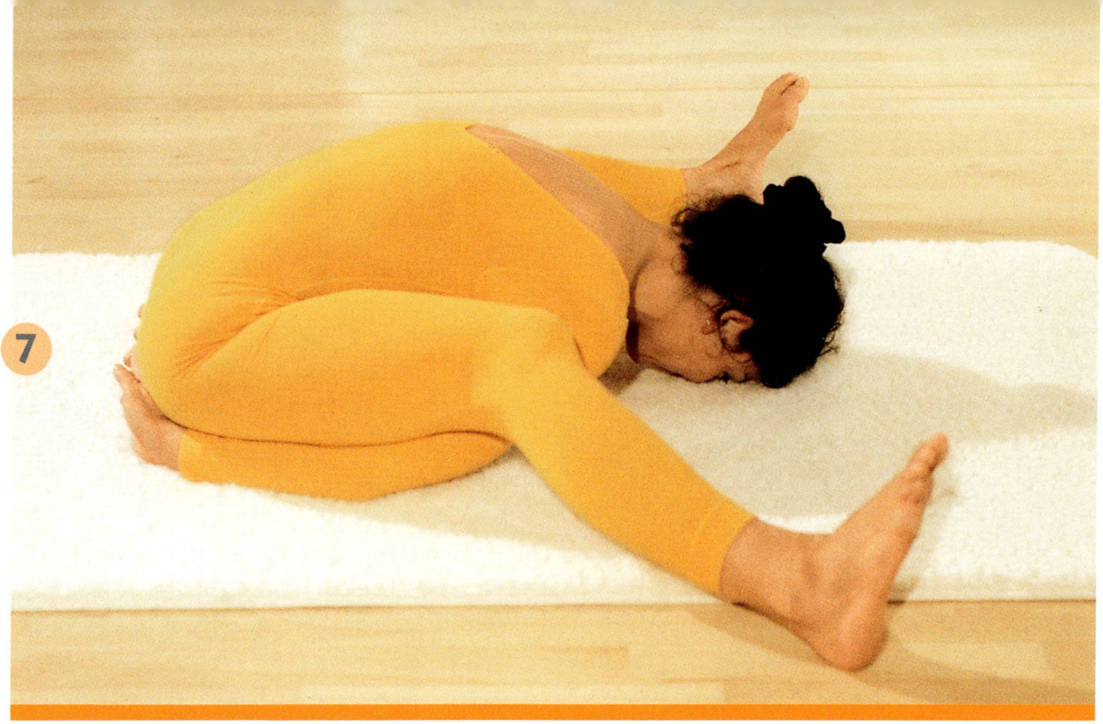

7

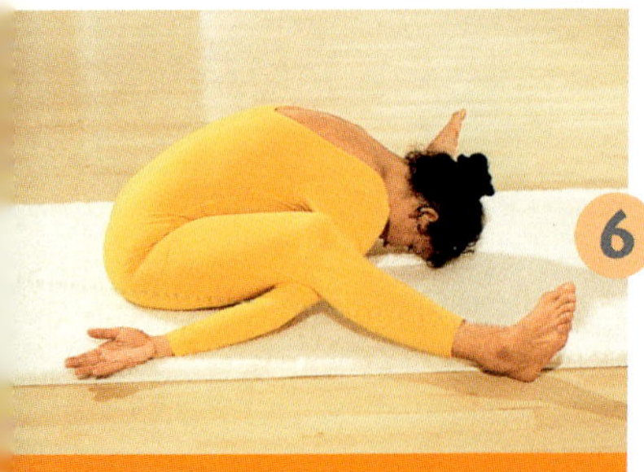

6

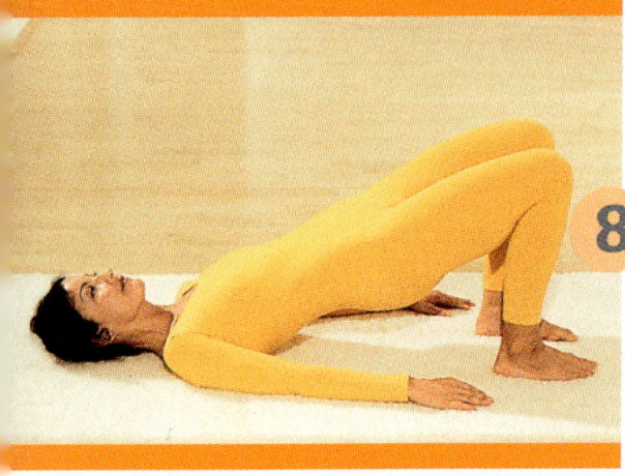

8

6 Wenn Sie noch Spielraum haben, dann drehen Sie erst den rechten, dann den linken Arm einwärts und schieben die Arme behutsam nach hinten. Dabei werden sich die Beine in die Grätsche öffnen und der Rumpf wird fast bis zum Boden kommen.

7 Wenn Sie sehr weit herunterkommen und Schultern und unterer Rücken entspannt bleiben können, dann fassen Sie Ihre Hände hinter dem Gesäß. Erzwingen Sie aber nichts!

Verweilen Sie in der Haltung, in der Sie am besten entspannen können, und ziehen Sie sich ganz in Ihren inneren Raum zurück. Ziehen Sie dafür bewusst Ihre Sinne nach innen, so wie eine Schildkröte ihre Beine und den Kopf in ihren Panzer zurückzieht. Konzentrieren Sie sich auf Ihren Körperraum, indem Sie Ihre gesamte Wahrnehmung auf diesen inneren Raum lenken. Spüren Sie das feine Pulsieren von Atem und Blut in Ihrem Körper, und atmen Sie tief, ruhig und kraftvoll gleichermaßen in den Rücken wie in den Bauchraum.

➜ Um die Haltung zu verlassen, legen Sie die Hände zwischen den Knien auf den Boden. ➜ Richten Sie sich langsam (!) mit der Kraft der Arme auf, indem Sie sich vom Boden wegdrücken. ➜ Spüren Sie im Sitz nach.

AUSGLEICHSHALTUNG

8 ➜ Kommen Sie in die Rückenlage und stellen Sie die Beine angebeugt auf. Halten Sie die Füße hüftgelenkbreit und parallel. ➜ Kontrahieren Sie am Ende eines Ausatems kraftvoll die Muskeln des Beckenbodens. ➜ Heben Sie einatmend das Becken und den Rücken. ➜ Rollen Sie ausatmend Ihren Rücken Wirbel für Wirbel zum Boden zurück. ➜ Entspannen Sie einen Moment den Beckenboden.

Kontrahieren Sie ihn wieder, und wiederholen Sie die Schulterbrücke noch einige Male im Rhythmus Ihres Atems.

➜ Spüren Sie in der Rückenlage mit ausgestreckten Beinen nach. Ihr unterer Rücken sollte sich jetzt wohlig, warm und durchströmt anfühlen. Wenn nicht, machen Sie die Schulterbrücke noch einige Male mehr. Beobachten Sie besonders, in welchem Maße sich Ihr Geist erfrischt und erholt hat.

DIE VORBEUGE AUS DEM STAND
UTTANASANA

UTTANASANA BEDEUTET DAS NACH-OBEN (UT)-DEHNEN (TAN) DES BECKENS AUS DEM STAND, WÄHREND DER KÖRPER IN DIE RUMPFBEUGE GEHT.

WIRKUNG

- *Dehnung der gesamten Rückseite des Körpers oder wahlweise des Rückens oder der Beine*
- *durch die leichte Umkehrhaltung fließt vermehrt Blut Richtung Kopf*
- *angenehme Ruhe- und Entspannungshaltung*

Wirkungs-Varianten:

- *sehr angenehme Haltung, um den Rumpf auszuhängen; möchten Sie sie unter diesem Aspekt üben, dann lassen Sie die Beine angebeugt und überlassen Sie sich mit Ihrem Körpergewicht ganz der Schwerkraft*
- *um die Rückseite der Beine zu dehnen, streben Sie mit dem Becken nach hinten-oben und halten Ihren Rücken eher gerade*

WANN IST VORSICHT GEBOTEN?

- *Wenn Sie unter Bluthochdruck, erhöhtem Druck im Kopf (Augeninnendruck), Starerkrankungen oder entzündlichen Prozessen im Kopf (zum Beispiel an den Zähnen oder während Erkältungen) leiden;*
- *bei Reizung oder Entzündung des Ischiasnervs;*
- *wenn Sie Schmerzen im unteren Rücken, Bandscheibenschäden oder degenerative Veränderungen der Lendenwirbelsäule haben, sollten Sie nur mit angebeugten Beinen üben.*

DIE STRUKTUR DER HALTUNG

Die Füße stehen parallel zueinander. Beim Vorbeugen, Aufrichten und in der Haltung bleiben die Beine parallel (Achtung bei X-Beinen!). Sie werden entsprechend der Dehnfähigkeit der Muskulatur an der Rückseite der Oberschenkel und der Empfindlichkeit des Rückens gedehnt. Bei empfindlichem Rücken oder Vorschädigungen der Bandscheiben bleiben die Beine etwas angebeugt. Die Sitzbeine streben nach oben, um den Lendenbereich zusätzlich zu entlasten.

Das Brustbein wird gehoben, wodurch der obere Rücken gestreckt bleiben kann. Die Schultern streben Richtung Taille und nach außen.
Sie können den Boden mit den Fingerspitzen oder flachen Händen berühren. Erzwingen Sie nichts, da Sie sonst die Bänder an der Rückseite der Wirbelsäule überdehnen und sie ihren Halt verliert!

DIE VORBEREITUNG

DIE BEINMUSKULATUR AUFWÄRMEN

1 ➜ Stellen Sie die Füße hüftgelenkbreit bis beckenbreit parallel. ➜ Kommen Sie in die Hocke, ohne die Füße nach außen zu drehen oder mit den Knien nach innen oder außen abzuweichen. Die Fersen können am Boden bleiben oder sich heben. ➜ Stellen Sie Ihre Hände schulterbreit mit den Fingerspitzen etwas vor den Füßen auf.

2 ➜ Atmen Sie ein. ➜ Heben Sie ausatmend das Becken möglichst weit nach oben, ohne dass die Fingerspitzen den Boden verlassen (damit Sie Ihren Rücken nicht überdehnen). ➜ Streben Sie über die Außenseiten der Fersen zum Boden. ➜ Der Kopf hängt entspannt.

1

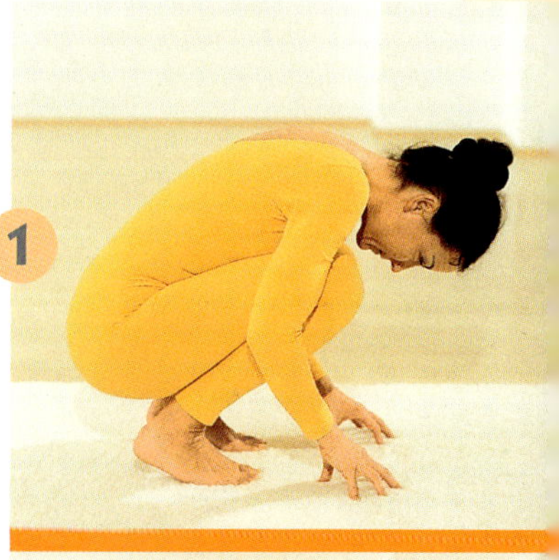

2

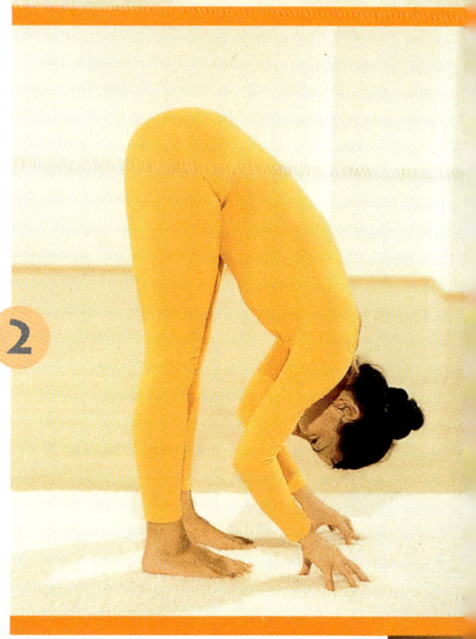

3

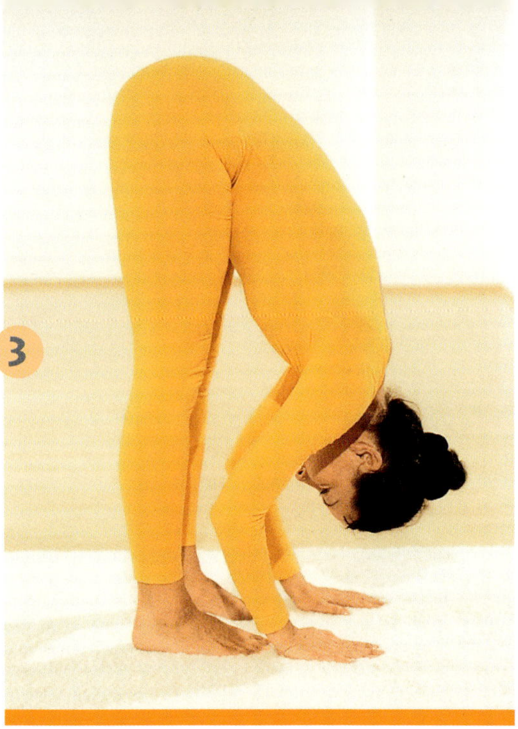

→ Einatmend kommen Sie wieder in die Hocke. → Bewegen Sie sich im Rhythmus Ihres Atems zwischen Hocke (Einatem) und Rumpfbeuge (Ausatem) hin und her. → Beschleunigen Sie allmählich Atem und Bewegung.

Fahren Sie damit fort, bis Sie deutliche Anzeichen von Müdigkeit in den Beinen spüren.

→ Lassen Sie dann das Gesäß behutsam zum Boden sinken, legen Sie die Arme um die Beine und lassen Sie Ihre Stirn zu den Knien sinken.

4

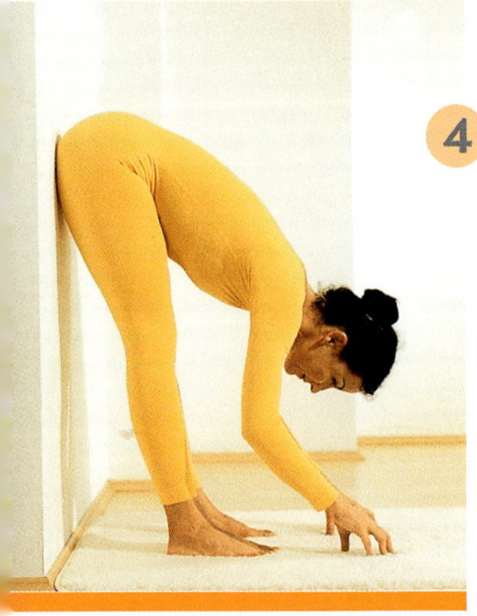

DAS ASANA

3 → Stellen Sie die Füße hüftgelenkbreit und parallel. → Beugen Sie die Beine etwas an, und lassen Sie den Rumpf auf die Oberschenkel sinken. → Stellen Sie die Fingerspitzen seitlich neben den Zehen auf (beugen Sie dafür entweder die Beine genügend weit an oder legen Sie sich Kissen oder Polster neben die Füße). → Halten Sie den Kontakt des Unterbauchs mit den Oberschenkeln, wenn Sie mit den Sitzbeinen nach hinten und oben streben. → Strecken Sie die Beine nur so weit, dass Bauch und Schenkel im Kontakt und die Fingerkuppen am Boden bleiben. Dadurch schützen Sie Ihre Wirbelsäule vor Überdehnung.

→ Lassen Sie mit jedem Ausatem den Rumpf weiter sinken, so dass Ihr Rücken lang gedehnt wird; dabei rundet er sich leicht. → Streben Sie mit jedem Einatem weiter über die Sitzbeinhöcker nach oben, und heben Sie etwas das Brustbein. Lassen Sie den Kopf ganz entspannt hängen.

Verweilen Sie so einige Atemzüge lang.

→ Um die Haltung zu verlassen, beugen Sie die Beine und kommen in die Hocke. → Richten Sie sich langsam (!) auf in den Stand. → Beobachten Sie, wie Sie jetzt die Rückseite Ihres Körpers wahrnehmen.

VARIATION

AN DER WAND

4 → Stellen Sie sich in etwa 30 cm Abstand mit dem Rücken zur Wand. Halten Sie die Füße hüftgelenkbreit parallel. → Beugen Sie die Beine an und bringen Sie das Becken zur Wand. → Lassen Sie den Rumpf auf die Oberschenkel sinken. → Ziehen Sie mit beiden Händen die Gesäßmuskeln nach hinten und oben, bis Sie den Kontakt der Sitzbeinhöcker mit der Wand spüren. → Streben Sie mit dem Becken an der Wand nach oben und dehnen Sie die Rückseite Ihrer Beine, ohne dass der Unterbauch den Kontakt zu den Oberschenkeln verliert.

→ Ziehen Sie das Becken immmer wieder mit den Händen nach oben, und lassen Sie gleichzeitig mit jedem Ausatem den Rumpf weiter sinken.

→ Um die Haltung zu verlassen, stoßen Sie sich mit den Händen von der Wand ab und kommen langsam hoch in den Stand.

DER SONNENGRUSS
SURYA NAMASKAR

DER SONNENGRUSS IST DER BEKANNTESTE BEWEGUNGSABLAUF DES HATHA-YOGA. ES GIBT VIELE VARIANTEN, DIE SICH IN DER ABFOLGE UND DER INTENSITÄT UNTERSCHEIDEN. OBWOHL OFT VERMUTET WIRD, DASS DER SONNENGRUSS SEHR ALT SEI, IST ER IN DER HEUTE GEÜBTEN LANGEN FORM ERST IM 20. JAHRHUNDERT ENTWICKELT WORDEN. KÜRZERE FORMEN, DIE AUS GRUSSHALTUNGEN UND VERBEUGUNGEN BESTEHEN, SIND JEDOCH SEIT JAHRTAUSENDEN IN FAST ALLEN KULTUREN DER ERDE, IN DENEN DIE SONNE UND/ODER DAS FEUER VEREHRT WURDEN, BEKANNT.

WIRKUNG

- *Intensive Dehnung der Vorder- und der Rückseite des Körpers*
- *Mobilisierung fast aller Gelenke, vor allem der Wirbel-, Hüft- und Schultergelenke*
- *Kräftigung aller stabilisierenden Muskeln*
- *Anregung von Atmung, Kreislauf und Verdauung*
- *allgemein belebend – üben Sie deshalb am besten morgens*

Der Sonnengruß besteht aus zwölf Asanas – aus Standhaltungen, Vor- und Rückbeugen. Er beginnt und endet immer im Stand. Jede Bewegung und jede Haltung wird in Verbindung mit dem Atem geübt, so dass Sie sich im Ablauf des Wechsels zwischen Öffnen und Schließen Ihres pulsierenden Atems bewusst werden. Üblicherweise werden zwölf Sonnengrüße (oder ein Vielfaches davon) hintereinander geübt.

WANN IST VORSICHT GEBOTEN?

- *Wenn Sie akute Rückenprobleme haben (Hexenschuss, Bandscheibenprobleme);*
- *wenn Sie chronische Rückenprobleme haben (degenerative Veränderungen und vor allem bei Versteifungen der Wirbelsäule);*
- *wenn Sie entzündliche Prozesse im Körper haben, vor allem bei Entzündungen im Bauchraum;*
- *wenn Sie Eingeweidebrüche (Hernien) haben;*
- *wenn Sie erst kürzlich operiert worden sind;*
- *wenn Sie im fortgeschrittenen Stadium schwanger sind.*

TIPPS FÜRS ÜBEN

Den Sonnengruß »von außen nach innen« erlernen

Das bedeutet, dass Sie erst Anfang und Schluss üben und dann jeweils eine weitere Haltung dazunehmen. Mögliche Übungsfolgen sind:

- Haltungen 1 – 2 – 3 – 11 – 12
- Haltungen 1 – 2 – 3 – 4 – 10 – 11 – 12
- Haltungen 1 – 2 – 3 – 4 – 8 – 9 – 10 – 11 – 12
- dann nur der Mittelteil 4 – 5 – 6 – 7 – 8 – 4
- dann alle Asanas 1 bis 12 ohne Atemführung (das heißt, der Atem kommt und geht, wie er will), dann mit Atemführung (wie hier angegeben).

Die Anzahl langsam steigern

- Üben Sie zuerst 3 Sonnengrüße hintereinander. Je sicherer Sie in der Ausführung werden, desto leichter wird Ihnen der Übungsablauf fallen. Steigern Sie die Anzahl der Sonnengrüße allmählich auf 6, dann auf 8, auf 10 und schließlich auf 12.

VERLÄSSLICH, ALLSICHTBAR, LICHTBRINGEND BIST DU, OH SURYA, UND DU BESCHEINST DEN GANZEN HIMMELSRAUM. INDEM DU SOWOHL DEN GÖTTERN ALS AUCH DEN MENSCHEN ZUGEWANDT BIST, GEHST DU AUF, DAMIT DIE GANZE WELT DAS SONNENLICHT SEHE.

Hymnos an den Sonnengott Surya aus den Vedas

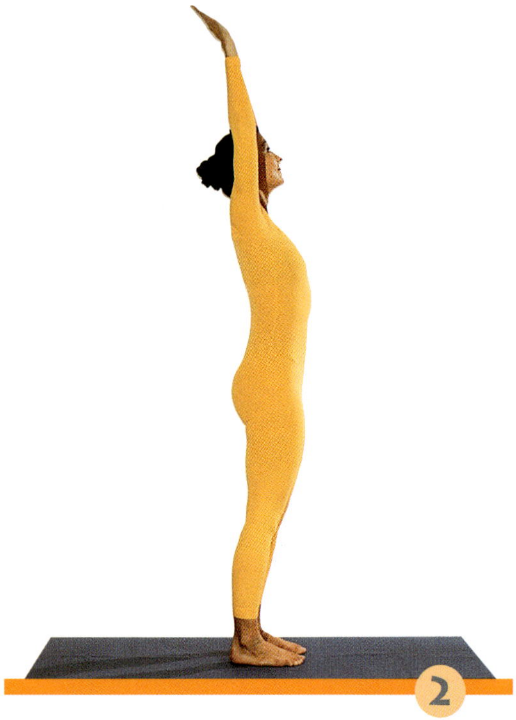

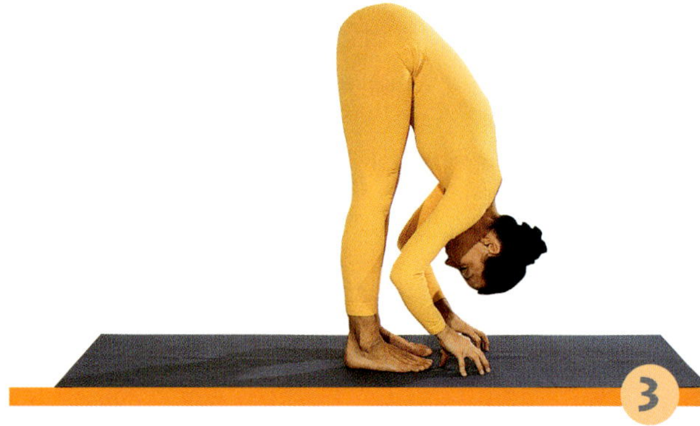

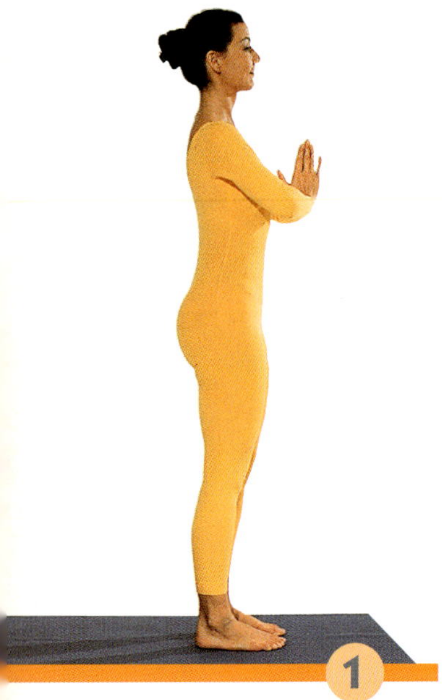

Das Tempo variieren

➤ Früh am Morgen beginnen Sie sehr langsam und steigern das Tempo nur allmählich. Um dem Körper Gelegenheit zu geben, seine Morgensteife zu überwinden, verweilen Sie eventuell jeweils einige Atemzüge in jedem Asana.

➤ Wenn Sie (sehr) niedrigen Blutdruck haben, üben Sie schnelle, sehr dynamische Abläufe.

➤ Um Ihre Atemkraft zu stärken, üben Sie so langsam, wie es für Ihren Atem möglich ist, und halten Sie in den Übergängen zwischen den Asanas bewusst die Atempausen ein.

➤ Probieren Sie aus, welches Tempo für Sie im Moment des Übens das Beste ist, und fühlen Sie sich frei, es jederzeit zu verändern – auch innerhalb einer Serie von mehreren Sonnengrüßen.

➤ Üben Sie auf einer rutschfesten Unterlage und barfuß.

DER SONNENGRUSS

1 ➜ Im aufrechten Stand (Tadasana) stellen Sie Ihre Füße hüftgelenkbreit parallel. ➜ Schmiegen Sie die Fersen, die Großzehen- und die Kleinzehenballen an den Boden. Belasten Sie die Fersen und die Vorfüße gleichmäßig. ➜ Kontrahieren Sie die Muskeln des Beckenbodens leicht, um das Becken aufzurichten. ➜ Richten Sie Ihren gesamten Körper an der Lotrechten aus. ➜ Legen Sie die Handflächen aneinander in die Grußhaltung (Namaste). ➜ Halten Sie die Unterarme in der Waagerechten, heben Sie etwas die Ellenbogen nach vorn und zu den Seiten, und streben Sie mit dem Brustbein zu den Daumen. ➜ Atmen Sie tief ein.

➜ Drehen Sie die Fingerspitzen fußwärts, und streben Sie ausatmend mit den Armen und den Schultern weit nach unten. ➜ Kontrahieren Sie den Beckenboden noch etwas intensiver.

2 ➜ Heben Sie einatmend die Arme in einem weiten Kreis über die Seiten bis in die Senkrechte. ➜ Streben Sie mit dem Brustbein weit nach vorn und oben. Strecken Sie sich in der Atemfülle in der Brustwirbelsäule, so dass Sie in eine leichte Rückbeuge kommen, ohne den unteren Rücken zu stauchen oder den Kopf in den

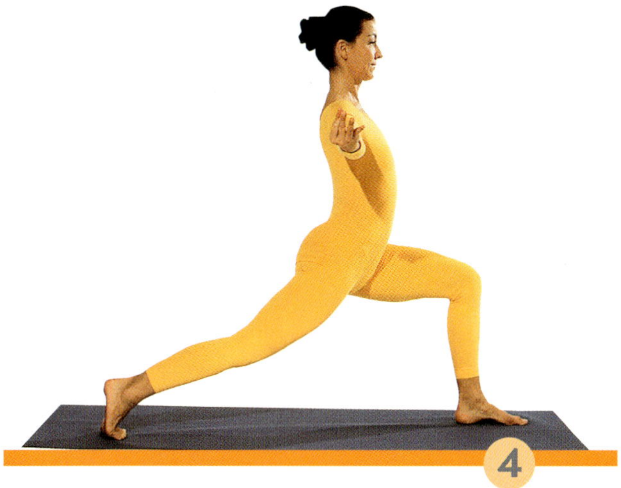

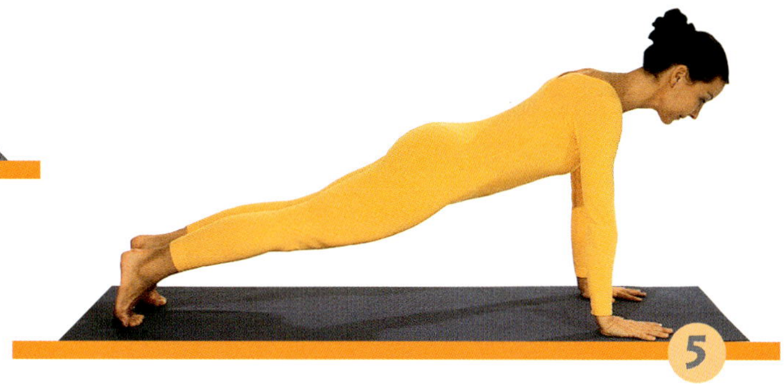

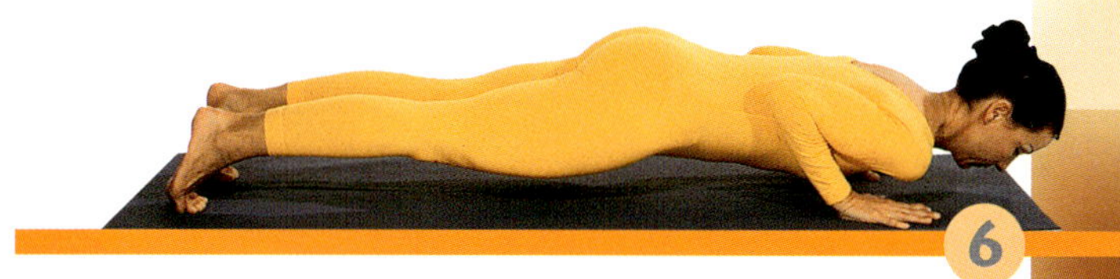

Nacken zu legen. ➜ Achten Sie darauf, dass das Becken in der Linie der Beine bleibt und nicht nach vorn ausweicht.

3 ➜ Führen Sie die Arme ausatmend über die Seiten nach unten. ➜ Beugen Sie die Beine etwas an und schieben Sie das Becken nach hinten. Kommen Sie so mit langem, gedehntem Rücken in die Vorbeuge (Uttanasana).

➜ Entspannen Sie Ihren Beckenboden. ➜ Stellen Sie die Fingerkuppen oder flachen Hände seitlich neben den Füßen auf. ➜ Lassen Sie den Kopf entspannt hängen. ➜ Dehnen Sie Ihr Becken so weit nach oben, wie es die Dehnungsfähigkeit der Muskeln an der Rückseite der Beine zulässt.

4 ➜ Machen Sie mit Ihrem rechten Bein einen weiten Schritt nach hinten. Stellen Sie die Zehen auf. ➜ Der vordere Unterschenkel steht senkrecht. ➜ Lassen Sie Ihr Becken weit nach vorn und unten sinken. ➜ Kontrahieren Sie den Beckenboden, um den unteren Rücken zu dehnen. ➜ Richten Sie einatmend Ihren Rumpf so weit auf, wie es Ihnen im unteren Rücken angenehm ist. Heben Sie das Brustbein. ➜ Führen Sie die Arme zu den Seiten und drehen Sie die Handflächen nach oben (Virabhadrasana).

Verweilen Sie einen Moment in der Atemfülle mit dem Gefühl, dass Ihnen weit ums Herz wird.

5 ➜ Beugen Sie sich vor. ➜ Stellen Sie beide Hände mit gespreizten Fingern seitlich neben den Füßen auf. ➜ Schieben Sie Ihr linkes Bein nach hinten, und kommen Sie in die Bretthaltung (Caturanga dandasana). ➜ Kontrahieren Sie den Beckenboden, damit das Becken nicht durchhängt.

6 ➜ Beugen Sie die Arme an, und senken Sie ausatmend Ihren Rumpf behutsam zum Boden, bis Sie in der Bauchlage sind. ➜ Entspannen Sie den Beckenboden. ➜ Die Hände stehen neben dem Brustkorb. Die Fingerspitzen weisen kopfwärts und die Ellenbogen nach oben. ➜ Legen Sie die Stirn und die Fußrücken auf.

7 ➜ Kontrahieren Sie kraftvoll den Beckenboden, um den Lendenbereich zu dehnen. ➜ Heben Sie einatmend das Brustbein und damit den Brustkorb, die Schultern und den Kopf nach vorn und oben. ➜ Halten Sie die Arme angebeugt und die Ellenbogen dicht am Leib. ➜ Drücken Sie mit den Handflächen gegen den Boden und ziehen Sie sie gleichzeitig etwas nach hinten (fußwärts), so dass der Brustkorb sich noch weiter zwischen den Oberarmen vorwölbt. ➜ Der Nacken bleibt lang und die Schultern sinken nach hinten, unten und außen (Bhujangasana). ➜ Verweilen Sie einen Moment in der Atemfülle.

8 ➜ Lassen Sie die Stirn sinken. ➜ Entspannen Sie den Beckenboden. ➜ Stellen Sie die Zehen auf. ➜ Schieben Sie sich ausatmend (eventuell über den Vierfüßlerstand) nach hinten und oben in die Hund-Haltung (Adho mukha shvanasana). ➜ Heben Sie die Fersen weit nach oben, bevor Sie sie langsam mit den Außenkanten absenken. Schmiegen Sie gleichzeitig die Großzehenballen an die Unterlage, wodurch die Längsgewölbe Ihrer Füße sich heben werden. ➜ Drücken Sie kraftvoll mit den Handwurzeln gegen den Boden, und halten Sie Ihre Arme wie Stöcke. ➜ Schieben Sie Ihr Becken mit den Sitzbeinen weit nach oben. ➜ Halten Sie den Kopf zwischen den Oberarmen.

9 ➜ Verlagern Sie das Gewicht erst weit nach hinten-oben und dann mehr nach vorn auf die Hände. ➜ Schwingen Sie dabei Ihr rechtes Bein vor, so dass der Fuß zwischen die Hände kommt. Wenn er nicht so weit vorkommen kann, schieben Sie ihn noch etwas vor, bis Ihr rechter Unterschenkel senkrecht (!) steht. ➜ Strecken Sie das hintere Bein. ➜ Kontrahieren Sie den Beckenboden. Lassen Sie das Becken weit nach vorn und

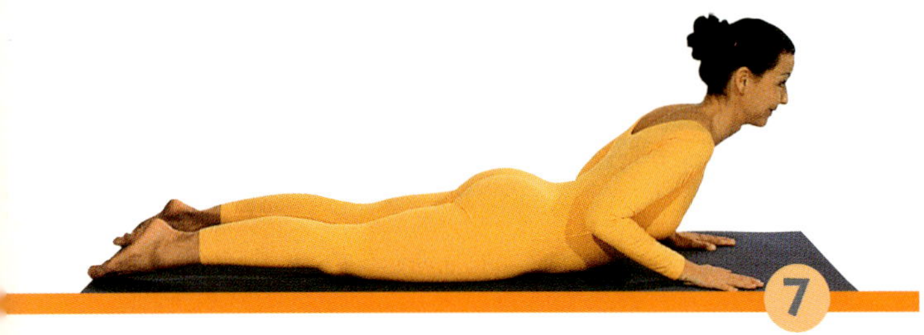

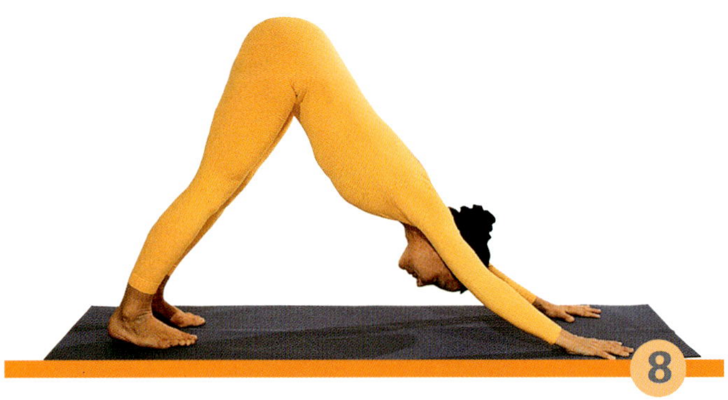

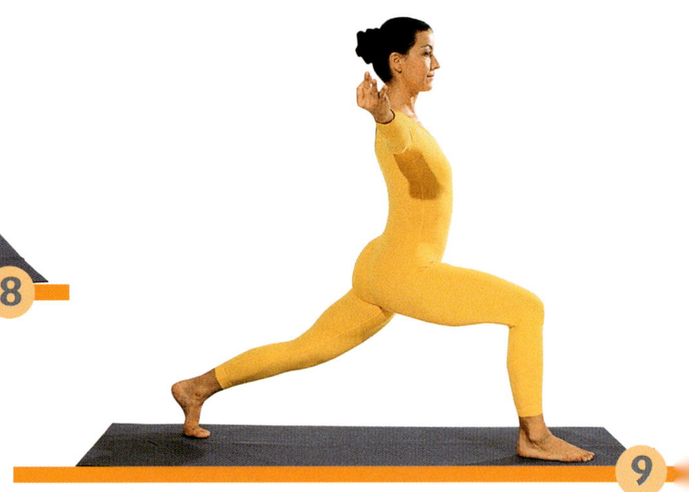

unten sinken. ➜ Richten Sie sich einatmend auf. Führen Sie die Arme zu den Seiten und drehen Sie die Handflächen nach oben (Virabhadrasana).

10 ➜ Beugen Sie sich vor. ➜ Entspannen Sie den Beckenboden. ➜ Stellen Sie beide Hände neben dem rechten Fuß auf. ➜ Ziehen Sie ausatmend den linken Fuß nach vorn zwischen die Hände. ➜ Heben Sie das Becken, entspannen Sie Rücken und Nacken und lassen Sie den Kopf sinken (Uttanasana). ➜ Vertiefen Sie die Ausatmung.

11 ➜ Beugen Sie die Beine etwas an. ➜ Führen Sie die Arme über die Seiten nach oben. ➜ Kommen Sie aus der Kraft der Beine mit möglichst geradem Rücken hoch in den Stand. ➜ Kontrahieren Sie den Beckenboden. ➜ Streben Sie mit dem Brustbein weit nach vorn und oben. Strecken Sie sich in der Atemfülle in der Brustwirbelsäule, so dass Sie in eine leichte Rückbeuge kommen, ohne den unteren Rücken zu stauchen oder den Kopf in den Nacken zu legen. ➜ Achten Sie erneut darauf, dass Ihr Becken nicht nach vorn ausweicht.

12 ➜ Führen Sie die Arme ausatmend in einem weiten Kreis über die Seiten nach unten, und legen Sie die Handflächen vor der Brust aneinander (Tadasana). ➜ Entspannen Sie etwas den Beckenboden. ➜ Korrigieren Sie Ihren Körper (Füße parallel, Becken aufrichten, Ausrichtung an der Lotrechten), während Sie wieder einatmen.

➜ Wiederholen Sie den Bewegungsablauf. ➜ Führen Sie beim zweiten Ablauf das linke Bein nach hinten (Haltung 4) und schwingen Sie das linke Bein nach vorn (Haltung 9). Wechseln Sie, so dass immer bei den »ungeraden« Sonnengrüßen (1-3-5-…) der rechte Fuß und bei den »geraden« (2-4-6-…) der linke Fuß nach hinten geht und wieder vorschwingt.

➜ Spüren Sie anschließend einige Atemzüge im Stand und dann in einem aufrechten Sitz Ihrer Wahl nach. Beobachten Sie, als wie warm, lebendig und durchströmt Sie sich jetzt erfahren und wie sich Ihr Atem ausgedehnt und vertieft hat.

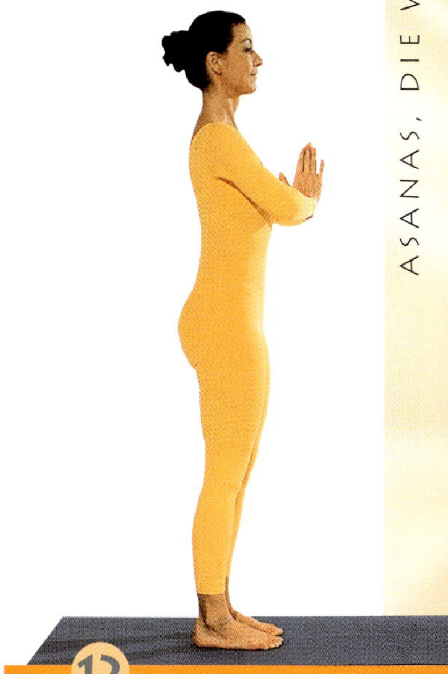
12

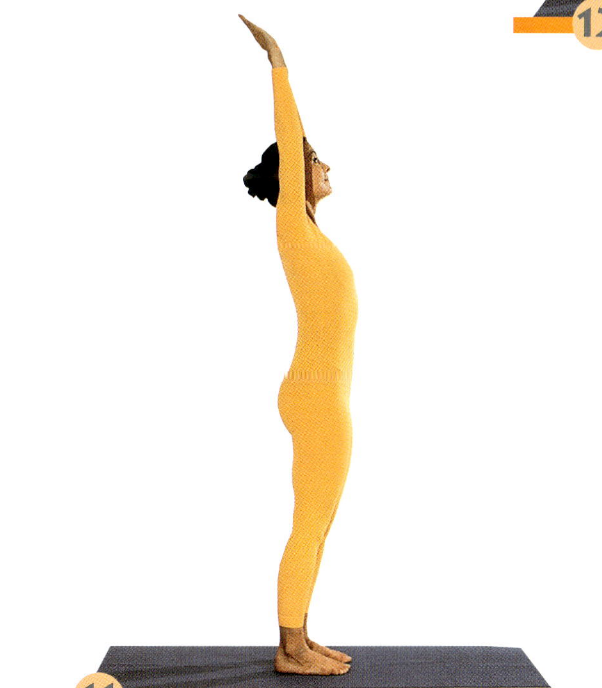
11

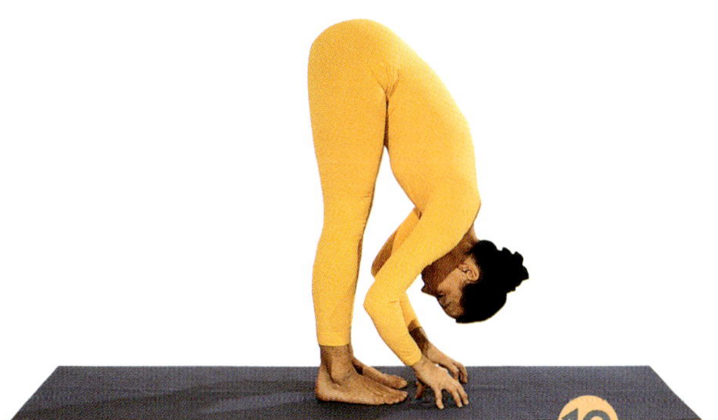
10

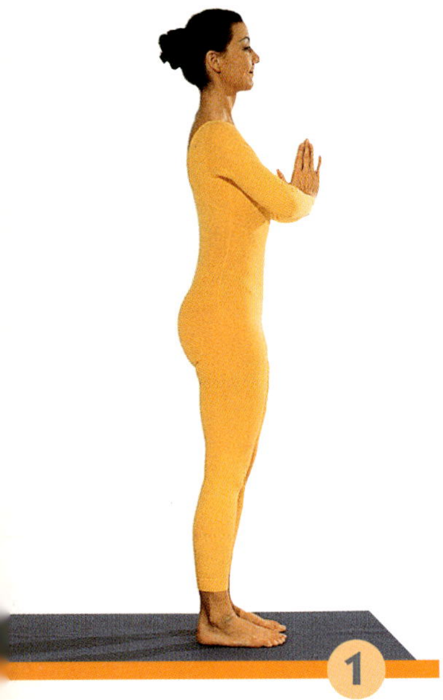

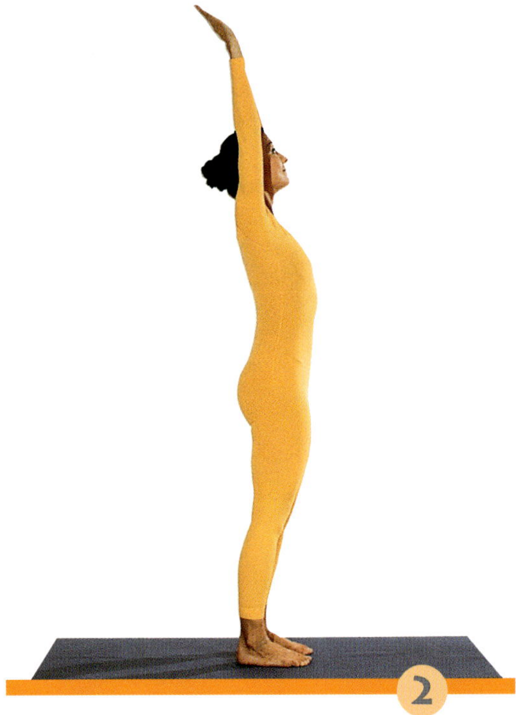

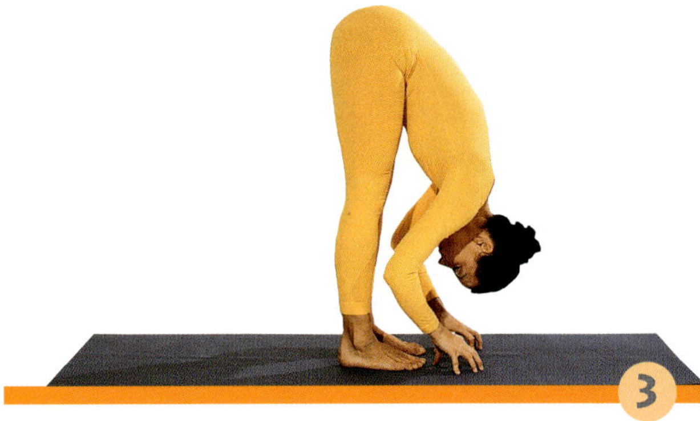

VARIATION

Der Halbe Sonnengruß ist eine Möglichkeit, von den Wirkungen des Sonnengrußes zu profitieren, auch wenn Sie nicht in der Lage sind, den ganzen Bewegungsablauf auszuführen, weil Sie Probleme im Rücken, den Schultern oder Armen (zum Beispiel Sehnenscheidenentzündung) haben. Der Halbe Sonnengruß kann Sie durch die ganze Schwangerschaft begleiten. Er kann (fast) überall geübt werden, da Sie noch nicht einmal Ihre Yogamatte auszurollen brauchen.

Der Ablauf ist besonders dann empfehlenswert, wenn Sie viel am Schreibtisch (am Computer) sitzen müssen. Stehen Sie in Ihren Arbeitspausen auf, dehnen Sie sich, machen Sie einige Male den Halben Sonnengruß – und Sie werden erfrischt sein und sich wieder besser konzentrieren können.

DER HALBE SONNENGRUSS
ARDHA SURYA NAMASKAR

1 ➜ Kommen Sie in den aufrechten Stand (Tadasana). Stellen Sie Ihre Füße hüftgelenkbreit voneinander entfernt parallel zueinander. Schmiegen Sie die Fersen, die Großzehen- und die Kleinzehenballen an den Boden. Belasten Sie gleichmäßig die Fersen und die Vorfüße. ➜ Kontrahieren Sie etwas die Muskeln des Beckenbodens, um das Becken aufzurichten. ➜ Richten Sie Ihren gesamten Körper an der Lotrechten aus. ➜ Dehnen Sie die Arme über die Fingerspitzen weit nach unten. ➜ Atmen Sie tief ein.

2 ➜ Kontrahieren Sie den Beckenboden noch etwas intensiver. ➜ Heben Sie einatmend die Arme in einem weiten Kreis über die Seiten bis in die Senkrechte. ➜ Legen Sie die Handflächen aneinander. ➜ Lassen Sie die Schultern entspannt sinken. ➜ Streben Sie mit dem Brustbein weit nach vorn und oben. ➜ Strecken Sie sich in der Atemfülle in der Brustwirbelsäule, so dass Sie in eine leichte Rückbeuge kommen, ohne den unteren Rücken zu stauchen. ➜ Legen Sie den Kopf bei gedehnter Halswirbelsäule in den Nacken und schauen Sie nach oben. ➜ Achten Sie darauf, dass das Becken in der Linie der Beine bleibt und nicht nach vorn ausweicht.

3 ➜ Führen Sie die Arme ausatmend über die Seiten nach unten. ➜ Beugen Sie die Beine etwas an, und schieben Sie das Becken nach hin-

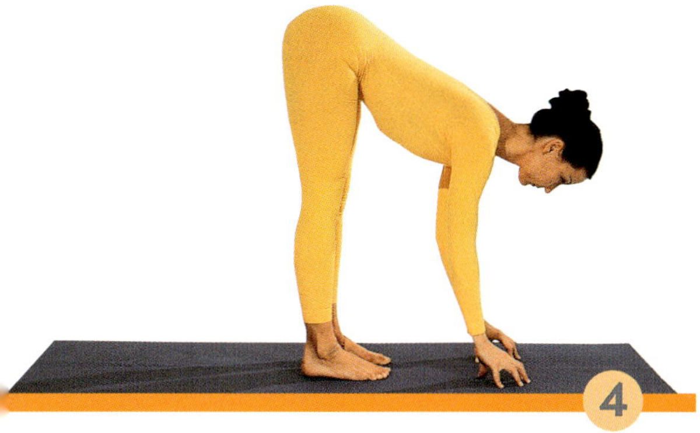

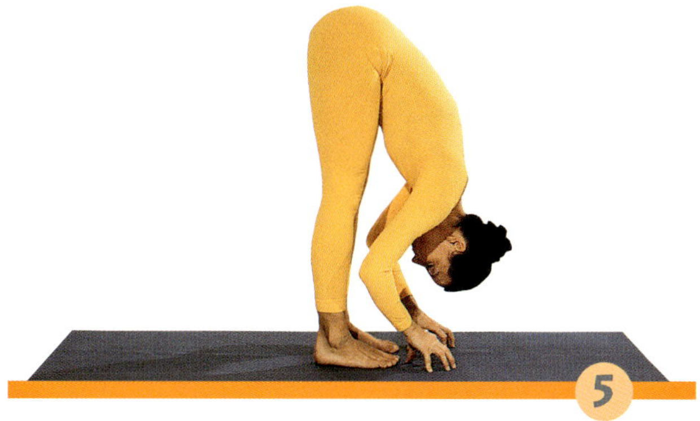

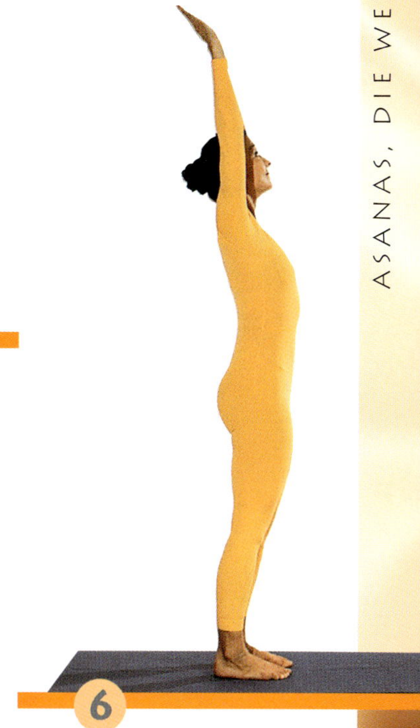

ten. ➜ Kommen Sie so mit langem, gedehnten Rücken in die Vorbeuge (Uttanasana). ➜ Entspannen Sie Ihren Beckenboden. ➜ Stellen Sie die Fingerkuppen oder flachen Hände seitlich neben den Füßen auf. ➜ Lassen Sie den Kopf entspannt hängen. ➜ Dehnen Sie Ihr Becken so weit nach oben, wie es die Dehnungsfähigkeit der Muskeln an der Rückseite der Beine zulässt.

4 ➜ Stellen Sie die Fingerkuppen auf. ➜ Strecken Sie Ihre Wirbelsäule, heben Sie einatmend den Brustkorb und streben Sie mit dem Brustbein nach vorn und oben. ➜ Heben Sie den Blick und richten Sie ihn ungefähr einen Meter vor Ihren Füßen auf den Boden. ➜ Dehnen Sie die Schultern beckenwärts in die Breite.

5 ➜ Lassen Sie ausatmend Kopf und Rumpf entspannt sinken. ➜ Strecken Sie die Rückseiten der Beine und das Becken so weit wie möglich nach oben.

6 ➜ Beugen Sie die Beine etwas an. ➜ Führen Sie die Arme über die Seiten nach oben. ➜ Kommen Sie aus der Kraft der Beine mit möglichst geradem Rücken hoch in den Stand. ➜ Kontrahieren Sie den Beckenboden. ➜ Legen Sie die Handflächen aneinander. ➜ Entspannen Sie die Schultern. ➜ Streben Sie mit dem Brustbein weit nach vorn und oben. ➜ Strecken Sie sich in der Atemfülle in der Brustwirbelsäule, so dass Sie in eine leichte Rückbeuge kommen, ohne den unteren Rücken zu stauchen. ➜ Schauen Sie mit langem Nacken hoch zu Ihren Händen. ➜ Achten Sie erneut darauf, dass Ihr Becken nicht nach vorn ausweicht.

7 ➜ Führen Sie die Arme ausatmend in einem weiten Kreis über die Seiten nach unten (Tadasana). ➜ Entspannen Sie etwas den Beckenboden. ➜ Korrigieren Sie Ihren Körper (Füße parallel, Becken aufrichten, Ausrichtung an der Lotrechten), während Sie wieder einatmen.

Wiederholen Sie den Bewegungsablauf, indem Sie wieder bei 1. beginnen.

➜ Spüren Sie anschließend einige Atemzüge im Stand nach. Beobachten Sie, als wie warm, lebendig und durchströmt Sie sich jetzt erfahren und wie sich Ihr Atem ausgedehnt und vertieft hat.

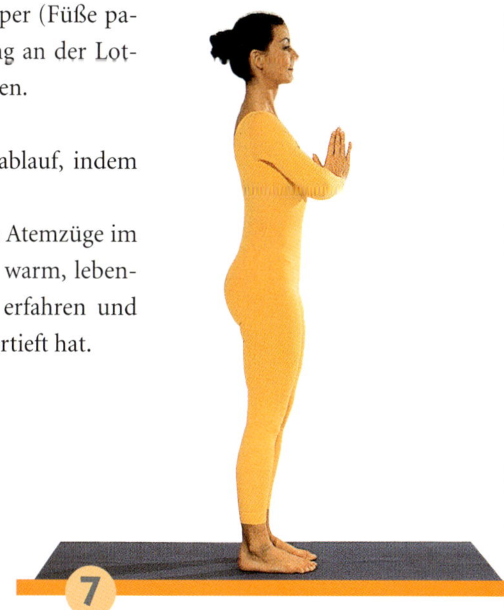

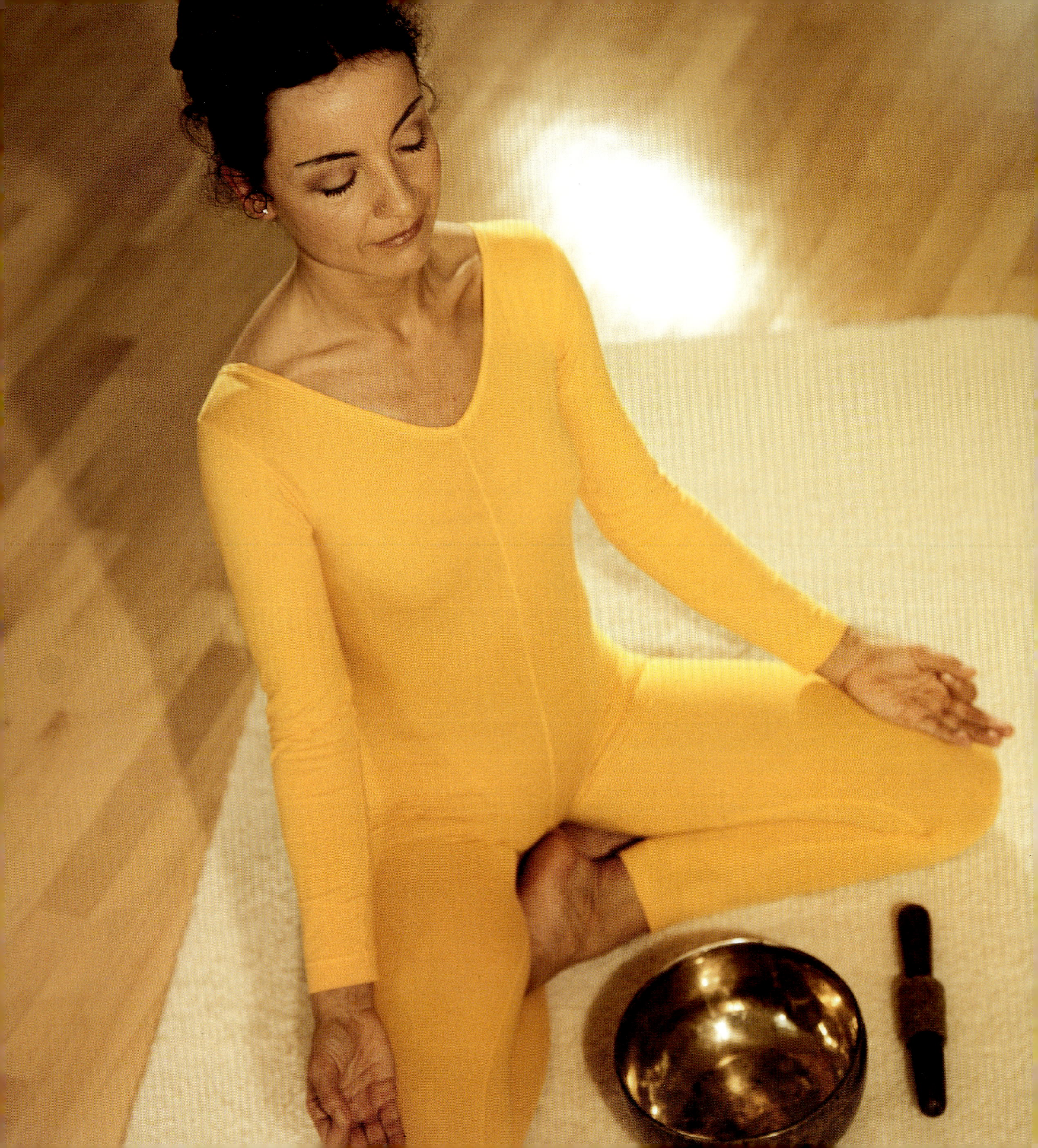

DER INNERE WEG

DAS DENKEN HAT ZWEI URSACHEN:
DEN ATEM UND DIE EINDRÜCKE.
WIRD EINE VON BEIDEN GEHEMMT,
SO WIRD AUCH DIE ANDERE STILL.

Hatha-Yoga-Pradipika IV, 21-22

Wenn wir unseren Körper genügend bewegt haben, so dass er Kraft schöpfen und ruhig werden konnte, dann beginnt der innere Weg des Yoga. Er zeigt uns, wie wir uns in einer Welt ständig wachsender Anforderungen entspannen können, damit wir unsere »Akkus« wieder auffüllen und erholsamen Schlaf finden. Er führt uns zur Erfahrung des tiefen, nährenden Atems, den wir so regulieren können, dass er uns anregt oder beruhigt. Er lehrt uns, unseren unruhigen Geist zu beobachten, ihn zu zentrieren und damit unsere innere Kraft zu sammeln und auszurichten. Der innere Weg führt uns zur Meditation als eigentlichem Ziel des Yoga, zu dem Zustand, in dem wir ganz bei uns sind – angekommen in unserer Mitte. Der innere Weg ist der Weg zurück zur Quelle unserer Lebensenergie, die tief in uns verborgen ist.

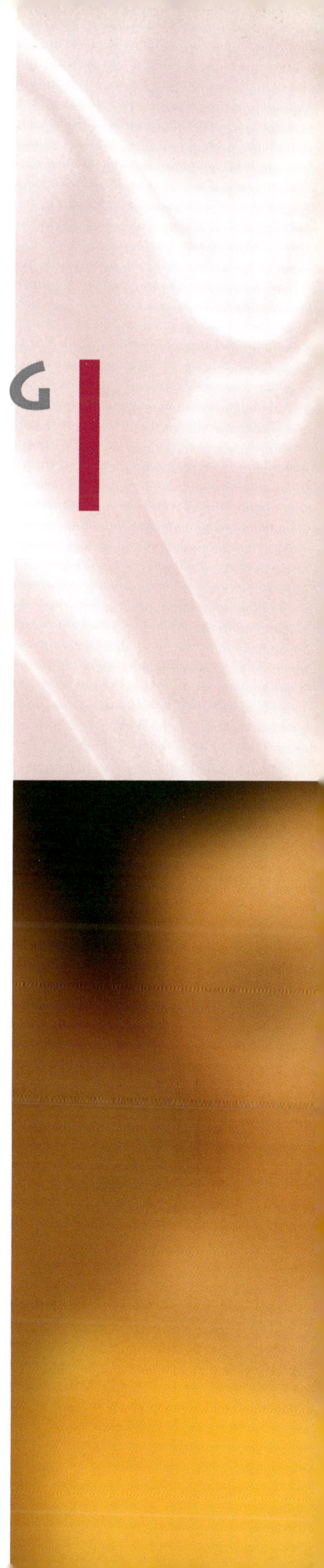

Entspannen – ruhig werden – zu sich kommen

Im Westen wird der Yoga vorwiegend als Entspannungstechnik genutzt. Viele Menschen kommen zum Yoga, weil sie sich den täglichen Anforderungen nicht mehr gewachsen fühlen. Körperlich und geistig erschöpft, haben sie den Zugang zu ihren eigenen Kraftquellen verloren. Sie können nicht mehr abschalten, ihr Geist läuft auch auf Hochtouren, wenn sie eigentlich ruhen wollen, und nachts können sie nicht schlafen.

Entspannung bedeutet nicht, dass Körper und Geist völlig abspannen, sondern vielmehr, dass überflüssige und schädliche Anspannung nachlässt. Der Zustand, der dann entsteht, kann am besten mit dem Wort »Wohlspannung« umschrieben werden.

Obwohl der Yoga vor so langer Zeit entstand, kennt er sich mit diesen nur scheinbar modernen Problemen sehr gut aus. Zwar haben sich die konkreten Ursachen für Stress im Laufe der Jahrhunderte verändert, aber die Struktur unseres Geistes, der sich mit den Problemen herumschlagen muss, ist doch die gleiche geblieben.

Den Geist beruhigen

Patañjali beschreibt in seinen Yoga-Sutras ausführlich, dass es unser Geist ist, der uns innerlich ständig umtreibt, und dass wir nur zu innerer Ruhe finden können, wenn wir lernen, unseren Geist zu kontrollieren und zu beruhigen. Wenn wir unseren Geist nicht kontrollieren, dann dominiert er uns ohne Unterlass. Er beeinflusst unser ganzes Sein, wenn er sich mit Fragen beschäftigt wie: »Was soll ich tun, damit ich in dieser oder jener Situation den besten Eindruck mache? Wie soll ich mich zeigen, was soll ich unterlassen? Wie habe ich mich in dieser oder jener Situation verhalten? Welchen Eindruck haben die anderen von mir? Was denken sie von mir? Was fühlt mein/e Partner/in für mich? Werde ich wirklich gesehen, akzeptiert und geliebt?«

Diese Fragen bewegen uns ständig, sowohl bewusst als auch unbewusst. Da wir selten klare Rückmeldungen von unserer Umwelt bekommen, müssen wir uns in der Regel mit Vermutungen begnügen und mit der Ungewissheit leben. Jeder Mensch braucht das Gefühl, von anderen anerkannt zu werden. Deswegen sind wir ständig bemüht, uns so zu verhalten, dass wir Anerkennung bekommen – egal ob uns dieses Verhalten entspricht oder nicht. Dieses ständige Bemühen, dieses »So-Tun-als-ob«, dieses »Sich-Verbiegen« erzeugt eine Anspannung, die sich nach und nach schädlich auf Körper, Geist und Seele auswirkt.

Die alten Yogameister haben diese Zusammenhänge sehr genau erkannt und immer wieder dargelegt, wie sehr wir uns mit einem solchen Verhalten von uns selbst entfremden, wie wir aufhören, uns zu spüren, bis wir eines Tages gar nicht mehr richtig wissen, wer wir sind. Wir sind nicht mehr in der Mitte, ja im wahrsten Sinne des Wortes nicht mehr »bei uns«. In diesem Zustand macht uns alles Stress, jede Anforderung, jede Reaktion unserer Umwelt, jedes kleine Missgeschick.

Verhaltensmuster erkennen

Der erste und wichtigste Schritt, den die Yogameister vorschlagen, ist, das eigene Verhalten mit etwas Abstand und ohne Wertung zu betrachten. Dabei kann ein Stress-Protokoll helfen. Fangen Sie möglichst schon dann damit an, wenn Sie beginnen, sich anzuspannen und zu verspannen.

➤ Beobachten Sie möglichst genau, was in einer solchen Situation im Einzelnen mit Ihnen geschieht, was Sie denken und fühlen, wie Sie reagieren. Dabei werden Sie feststellen, dass einige Stress-Auslöser selbstgemacht und damit auch vermeidbar sind. Besonders häufig ist es unser Perfektionismus, mit dem wir uns stressen. Wir wollen etwas (oder sogar alles) besonders gut machen – zum einen, um Anerkennung von anderen zu bekommen, zum anderen, um unseren eigenen hohen Ansprüchen zu genügen. Wenn wir das erkennen, können wir unsere eigenen Ansprüche hinterfragen und uns überlegen, ob etwas weniger nicht auch genügt. Außerdem können wir daran arbeiten, weniger abhängig von Anerkennung zu werden. Auch das Gefühl, »Ich bin der Einzige, der durchblickt. Ohne mich läuft gar nichts«, also »Ich bin unverzichtbar«, ist ein häufiger Stress-Auslöser.

LERNEN SIE, IHREN GEIST ZU BEOBACHTEN

Als Beobachter Ihrer selbst können Sie lernen, sich im Denken, Handeln und Reagieren zuzuschauen. Patañjali schreibt: »Die Ursache für Handlungen, die leidvolle Auswirkungen haben, liegt in unserer Unfähigkeit, zwischen dem, was wahrgenommen wird, und dem, was wahrnimmt, zu unterscheiden.« (Sutra 2.17) Der Geist verschmilzt mit dem, was geschieht, er identifiziert sich.

Als Beobachter hingegen nehmen Sie wahr, wie eine Situation entsteht. Sie bemerken, wie Sie auf sie reagieren wollen. Aber bevor Sie handeln, überlegen Sie noch einmal, ob das, was Sie vorhaben, auch wirklich gut und förderlich ist oder nicht. Dieser kurze Moment des Innehaltens und Überlegens gibt Ihnen die Möglichkeit, Ihr Verhalten oder Ihre Einstellung bewusst zu wählen.

Der Weise Patañjali beschreibt diesen Moment, in dem Sie die Möglichkeit haben, »zu sich zu kommen«, anstatt »außer sich« zu sein, als den Zustand des Yoga. Der Geist wird einen Atemzug lang still, und Körper, Geist und Seele verbinden sich wieder.

Indem wir so innerlich auf Abstand gehen und uns selbst beobachten, können wir die Identifikation mit dem Problem lösen, weil wir aufhören, das, was uns geschieht, persönlich zu nehmen.

DER STRESS DER ANDEREN

Entspannung fängt also immer im Geist an. Die Anspannungen und Verkrampfungen eines Körpers spiegeln nur den Zustand des Geistes wider. Wir sind alle darin geübt, an der Körpersprache unserer Mitmenschen intuitiv abzulesen, in welchem Ent- oder Anspannungszustand sie sich befinden, und stellen uns unbewusst darauf ein. Sobald wir diesen unbewussten Vorgang ins Bewusstsein treten lassen, können wir entscheiden, wie weit wir am Stress anderer Menschen teilhaben und wie viel Stress wir uns selbst machen wollen.

GEDULDIGES ÜBEN

Das klingt leicht, bedarf aber geduldiger, achtsamer Übung, da unsere alten Denk-, Verhaltens- und Handlungsmuster außerordentlich machtvoll sind und uns immer wieder einholen. Aber nach einer Weile lernen wir auch zu beobachten, wie diese Muster uns beherrschen. Wir werden fähig, sie immer öfter zu unterbrechen und schließlich auch zu verhindern, dass sie überhaupt auftreten. Stattdessen können wir neue Denk- und Verhaltensweisen ausprobieren.

Der »Beobachter« schaut ohne zu werten und ohne zu kommentieren. Im Gegensatz zum »Inneren Kritiker« blickt er wohlwollend und liebevoll auf unser Tun und Sein. Seine Aufgabe ist es, uns davor zu bewahren, unbewusst immer wieder so zu reagieren, dass wir uns und anderen schaden.

DEN KÖRPER ENTSPANNEN ...

Entspannung lässt sich durch bestimmte Körperhaltungen und Atemübungen fördern. Die bekannteste Entspannungshaltung des Yoga ist die Totenhaltung in der Rückenlage.

... IN DER TOTENHALTUNG

Die Regungslosigkeit der Totenhaltung macht besonders deutlich, was uns innerlich bewegt. Wenn die Aktivität völlig ruht, werden Gedanken, Gefühle, innere Bilder und Empfindungen plötzlich deutlich und wahrnehmbar – und damit bewusst.

Regungslos und still auf dem Boden zu liegen ist das totale Gegenteil von dem, was wir in der Regel den ganzen Tag über tun, wenn wir aufrecht sitzen, stehen oder laufen, uns bewegen und reden. In der Totenhaltung unterbrechen wir für eine Weile unsere Gewohnheiten, geben Körper und Geist die Möglichkeit, zur Ruhe zu kommen und sich zu erholen.

Der Name Toten- oder Leichenhaltung kommt daher, dass man äußerlich einer Leiche gleicht. In dieser Haltung geht es um das völlige Einziehen der Sinne und um eine entspannte, aber dennoch konzentrierte Wahrnehmung der Vibrationen des Lebens im inneren Raum. Normalerweise erfahren wir das Leben und unsere Lebendigkeit eher über das Außen, über unsere Aktivitäten und die Reaktionen unserer Mitmenschen auf uns. Das bedeutet aber auch, dass wir uns immer mehr in unserer Vitalität über dieses Äußere definieren.

WAS TUN, WENN DIE RUHE PROBLEME MACHT?

Wirken von außen keine Reize auf uns ein, wird uns schnell langweilig oder unbehaglich. Deshalb fällt es uns meist schwer, wirklich gar nichts zu tun, sondern uns einfach eine Weile ganz nach innen zurückzuziehen.

➤ So kommt es vor, dass wir gerade in Ruhehaltungen besonders nervös werden. Plötzlich juckt es überall oder man spürt ein überwältigendes Bedürfnis, sich zu bewegen, zu räkeln oder am liebsten sogar zu zappeln. Wenn es Ihnen so geht, unterdrücken Sie es nicht, sondern geben Sie dem Bedürfnis nach, indem Sie sich ganz langsam und ruhig in fast unsichtbaren Bewegungen dehnen.

➤ Sollte Ihr Körper einfach in den Schlaf fliehen, dann erlauben Sie sich, einen Moment zu schlafen. Wenn Sie jedoch sehr oft oder sogar jedesmal einschlafen, dann variieren Sie Ihre Körperhaltung so, dass es Ihnen nicht mehr so leicht fällt einzuschlafen (Seite 162).

➤ Wenn der Körper ruhig bleiben kann, beginnt häufig der Geist zu zappeln. Die Gedanken jagen und überstürzen sich, innere Bilder, Tagträume, Erinnerungen, Zukunftspläne stürmen auf uns ein und wollen alle gleichzeitig Beachtung finden.

In der Stille der Totenhaltung wird die Unruhe des Geistes nicht mehr durch die körperliche Aktivität überdeckt und tritt zu Tage. Genau darin aber liegt die Chance: Endlich finden wir Zeit und Gelegenheit, zum Beobachter unseres Geistes zu werden. Durch diese Beobachtung können wir erkennen, was uns innerlich antreibt, umtreibt und beschäftigt. Häufig sind wir bestürzt, wenn wir beobachten, wie unser Geist funktioniert, weil uns plötzlich klar wird, wie wenig er uns unterstützt, sondern wie der Verstand uns treibt, drängt und dominiert.

Darin liegt der erste wichtige Schritt zur Selbsterkenntnis und zur Auflösung unheilvoller Denkmuster und Denkstrukturen.

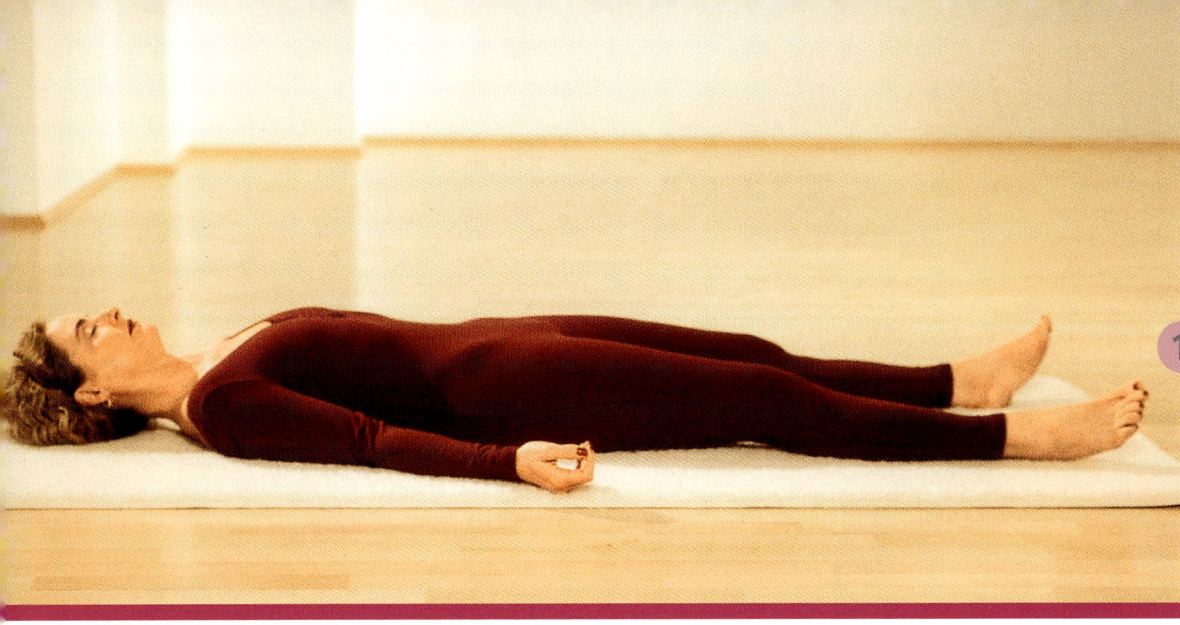

1

DIE TOTENHALTUNG

SHAVASANA

1 ➜ Legen Sie in der Rückenlage die Arme neben den Körper, Handflächen nach oben. ➜ Schieben Sie die Schultern nach unten (fußwärts) und außen. ➜ Lassen Sie die Füße leicht nach außen sinken. ➜ Schließen Sie die Augen, ziehen Sie sich in Ihren inneren Raum zurück.

➜ Liegen Sie äußerlich völlig regungslos wie ein Toter. Werden Sie sich gleichzeitig der Äußerungen des Lebens in Ihrem inneren Raum bewusst. Erspüren Sie Ihren Herzschlag, das Pulsieren des Blutes in den Adern, die Bewegungen der Verdauung. Beobachten Sie das ruhige Kommen und Gehen Ihres Atems. ➜ Ziehen Sie Ihre Aufmerksamkeit aus dem Körperraum zurück und gehen Sie in den Stirnraum. ➜ Beobachten Sie, in welcher Geistes- und Gemütsverfassung Sie sind. Werden Sie sich bewusst, welche Gedanken, Gefühle, Erinnerungen, Pläne, inneren Bilder Ihnen momentan durch den Kopf gehen.

➜ Nach einer Weile helfen Sie Ihrem Geist zu entspannen, indem Sie sich vorstellen, dass er sich mit jedem Ausatem zurücklehnt oder hinlegt und ruht. ➜ Entspannen Sie Ihren inneren Raum und Ihren Geist mit jedem Ausatem etwas mehr.

Verweilen Sie so einige Minuten. ➜ Spüren Sie, wie sich Ihr Körper immer mehr dem Boden überlässt und wie Ihr Geist vielleicht in den »Zwischenzustand« von Wachheit und Schlaf kommt.

➜ Nach einigen Minuten fangen Sie langsam an, sich zu räkeln, zu recken und strecken. Öffnen Sie die Augen und richten Sie sich auf. ➜ Bevor Sie aufstehen, bleiben Sie noch 1 bis 2 Minuten sitzen, damit Ihr Kreislauf sich anpassen kann.

TIPPS FÜRS ÜBEN

➤ Wenn Sie Rückenschmerzen bekommen, legen Sie ein Kissen unter die Knie oder stellen Sie Ihre Beine angebeugt auf. Wenn der Nacken sich im Liegen staucht und das Kinn sich nach oben reckt, legen Sie ein flaches Kissen unter den Kopf.

➤ Wenn Ihnen schnell kalt wird, halten Sie eine Decke griffbereit. Bei sehr hohem oder niedrigem Blutdruck hilft meist ein Kissen unterm Kopf. Bei einem schwachen Herzen (Herzinsuffizienz) hilft es, den ganzen Oberkörper etwas höher zu lagern.

➤ Die Rückenlage ist nicht das Richtige, wenn Sie hochschwanger sind (Seitenlage, Seite 162), wenn Sie nach einer Bronchitis immer im Liegen husten müssen oder wenn Sie Angstzustände bekommen (Augen öffnen und aufsetzen!).

In der indischen Mythologie findet man immer wieder das Bild des Gottes Shiva als Shava – als Leiche. Er symbolisiert das in sich ruhende Bewusstsein, das durch kein äußeres Tun mehr abgelenkt wird.

VARIANTEN

SICH MIT ENERGIE AUFLADEN

1 Um sich mit Energie aufzuladen, müssen Sie die Energiebahnen (siehe *Nadis*, Seite 169) schließen, in denen sie fließt. ➜ Legen Sie dazu Ihre Fußknöchel über Kreuz; es ist egal, welcher Fuß oben liegt. ➜ Falten Sie die Hände oder legen Sie sie übereinander. Noch wirkungsvoller ist es, wenn Sie Ihre rechte Hand auf den Bauch und die linke aufs Herz legen.

Diese Haltung eignet sich hervorragend, wenn Sie sich innerhalb kurzer Zeit im Geist erfrischen und den Körper ruhen lassen wollen. Wenn Sie 10 Minuten regungslos liegen bleiben, werden Sie deutlich den Erholungseffekt spüren können, der sich intensiviert, wenn Sie länger in der Haltung verweilen (maximal 60 Minuten).

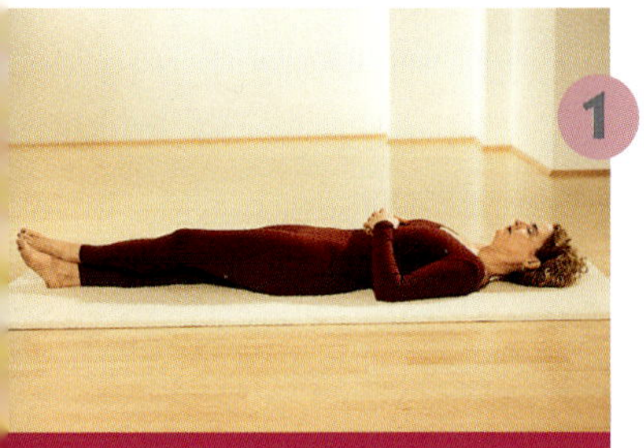

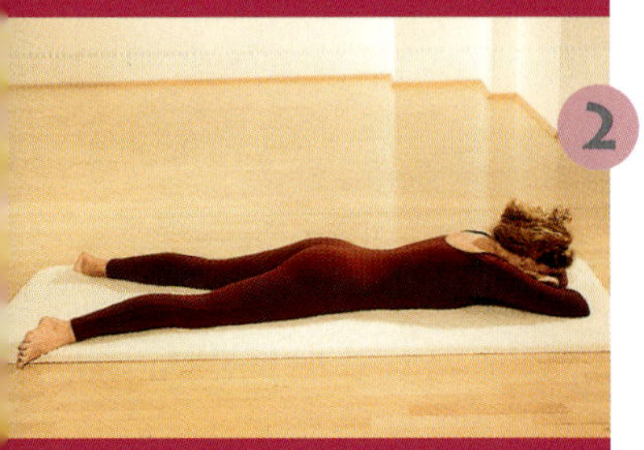

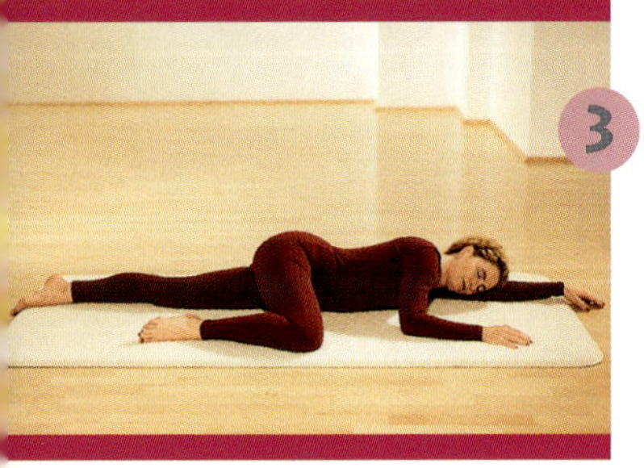

IN DER BAUCHLAGE

Falls Sie für gewöhnlich auf dem Bauch schlafen, wenn Sie sehr müde und erschöpft sind, sollten Sie eine Entspannungshaltung in der Bauchlage oder Bauch-Seitenlage wählen. Auch bei fortschreitender Schwangerschaft ist die Bauch-Seitenlage ideal. Die erste Haltung, Delphinhaltung genannt, ist die »klassische« Version, während die zweite Haltung der sogenannten »stabilen Seitenlage« der Notfallmedizin entlehnt ist. Viele Menschen empfinden sie als besonders angenehm zum Ruhen.

DIE DELPHINHALTUNG
MAKARASANA

2 ➜ Grätschen Sie in der Bauchlage Ihre Beine leicht, und drehen Sie die Füße nach außen, so dass Ihre Innenknöchel zum Boden weisen. ➜ Dehnen Sie die Beine aus den Hüftgelenken heraus, und lassen Sie sie dann entspannt liegen. Ein leichtes Spannungsgefühl in den Hüftgelenken ist normal und verschwindet mit der Zeit vollständig. ➜ Umfassen Sie mit den Händen Ihre Schultern oder Oberarme über Kreuz und lassen Sie die Stirn auf den oberen Unterarm sinken. ➜ Dehnen Sie Ihre Arme aus den Schultergelenken heraus und lassen Sie sie dann entspannt liegen. ➜ Schließen Sie Ihre Augen.

Sollte Ihnen die Bauchlage ein Gefühl der Stauchung im unteren Rücken verursachen, dann legen Sie sich ein flaches Kissen oder eine zusammengefaltete Decke unter den Bauch.

Verweilen Sie etwa 10 Minuten in dieser Haltung. ➜ Geben Sie sich mit jedem Ausatem mehr an den Boden ab, und entspannen Sie Ihren Geist.

➜ Um die Ruhelage zu verlassen, rollen Sie sich auf die Seite und bleiben noch eine kurze Weile so liegen, bevor Sie sich aufrichten.

DIE BAUCH-SEITENLAGE

3 ➜ Legen Sie sich auf den Bauch. Drehen Sie Ihren Kopf zu der Seite, auf der er besser liegt. ➜ Beugen Sie auf einer Seite das Bein so an, dass der Oberschenkel im rechten Winkel zum Leib liegt und diese Seite des Beckens sich hebt. Wenn Sie einen empfindlichen Rücken haben oder wenn Sie schwanger sind, legen Sie sich ein Kissen unter das angebeugte Knie. ➜ Winkeln Sie auf derselben Seite den Arm so ab, dass sich der Oberarm in der Verlängerung der Schulter befindet und der Unterarm im rechten Winkel liegt. ➜ Strecken Sie den anderen Arm in der Verlängerung des Körpers aus und legen Sie den Kopf auf den Oberarm.

MIT DEM ATEM KÖRPER UND GEIST ENTSPANNEN

Grundsätzlich wirkt bei den meisten Menschen eine Verlängerung der Ausatmung entspannungsfördernd.

➤ Um den Ausatem auszudehnen, kann man entweder die Atemwege verengen (Seite 170), durch den Mund mit einem Ton ausatmen (fffff, sssss, schsch, wwwww) oder summen.

➤ Eine andere Möglichkeit besteht darin, Atem und Bewegung zu synchronisieren, indem Sie zum Beispiel genau über die Dauer Ihres Einatems die Arme heben und sie genau über die Dauer Ihres Ausatems wieder senken.

Am einfachsten und wirkungsvollsten für die Entspannung sind Atemübungen, die die Stimme mit einbeziehen.

IN DER RÜCKENLAGE

1 → Stellen Sie in der Rückenlage die Beine angebeugt auf. Achten Sie darauf, dass Sie ausreichend Platz hinter sich haben. → Legen Sie die Arme neben den Körper und atmen Sie aus. → Führen Sie sie einatmend gedehnt über oben nach hinten in die Verlängerung des Körpers. Verweilen Sie einen Moment in der Atemfülle. → Führen Sie, indem Sie summend ausatmen, die Arme langsam zurück neben den Körper.

Respektieren Sie das Maß Ihres Atems und verlängern Sie ihn nicht mehr, als es wirklich angenehm ist! → Machen Sie eine kleine Pause in der Atemleere.

Fahren Sie damit fort, einatmend die Arme in die Verlängerung des Körpers zu führen und sie ausatmend summend zurückzuführen.

→ Beenden Sie nach einigen Minuten die Übung mit einem Ausatem, und spüren Sie nach.

IM SITZEN

2 → Kommen Sie in einen aufrechten Sitz Ihrer Wahl (Seite 66). Achten Sie darauf, dass Sie seitlich ausreichend Platz für die Arme haben. → Atmen Sie aus. → Führen Sie einatmend die Arme gedehnt über vorn nach oben. Verweilen Sie einen Moment in der Atemfülle. → Führen Sie ausatmend summend die Arme über die Seiten gedehnt langsam wieder nach unten.

Respektieren Sie das Maß Ihres Atems und verlängern Sie ihn nicht mehr, als es wirklich angenehm ist! → Machen Sie eine kleine Pause in der Atemleere.

Fahren Sie damit fort, einatmend die Arme über vorn zu heben und sie summend über die Seiten zu senken.

→ Beenden Sie nach einigen Minuten die Übung mit einem Ausatem und spüren Sie nach.

DEN GEIST ENTSPANNEN

ENTSPANNUNG DES STIRNRAUMES

Ist unser Geist angespannt, dann ist vor allem der Stirnraum angespannt. Äußerlich zeigt sich das an den Muskeln des Gesichts: Geistige Anspannung verursacht eine deutlich erhöhte Grundspannung der Muskulatur des Mundes, der Zunge und des Nackens.

Sollten Sie öfter unter Nackenverspannungen leiden, wenden Sie die folgende Übung regelmäßig an. Sie hilft auch, wenn sich der Geist grübelnd in einem Problem festgebissen hat, wenn Sie geistig

1

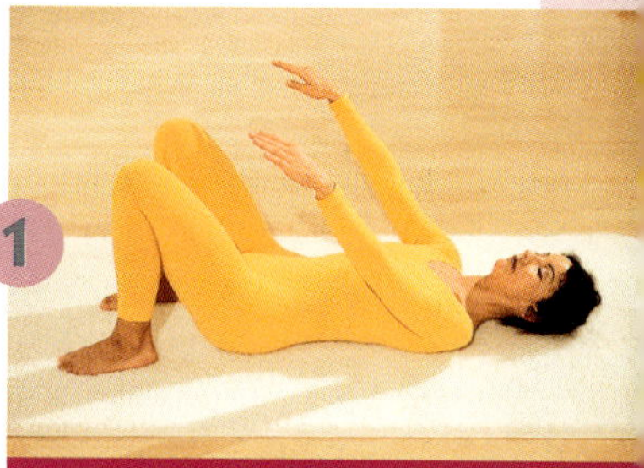

2

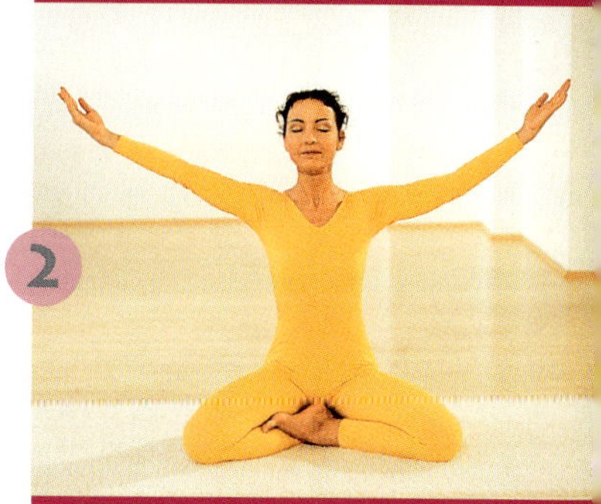

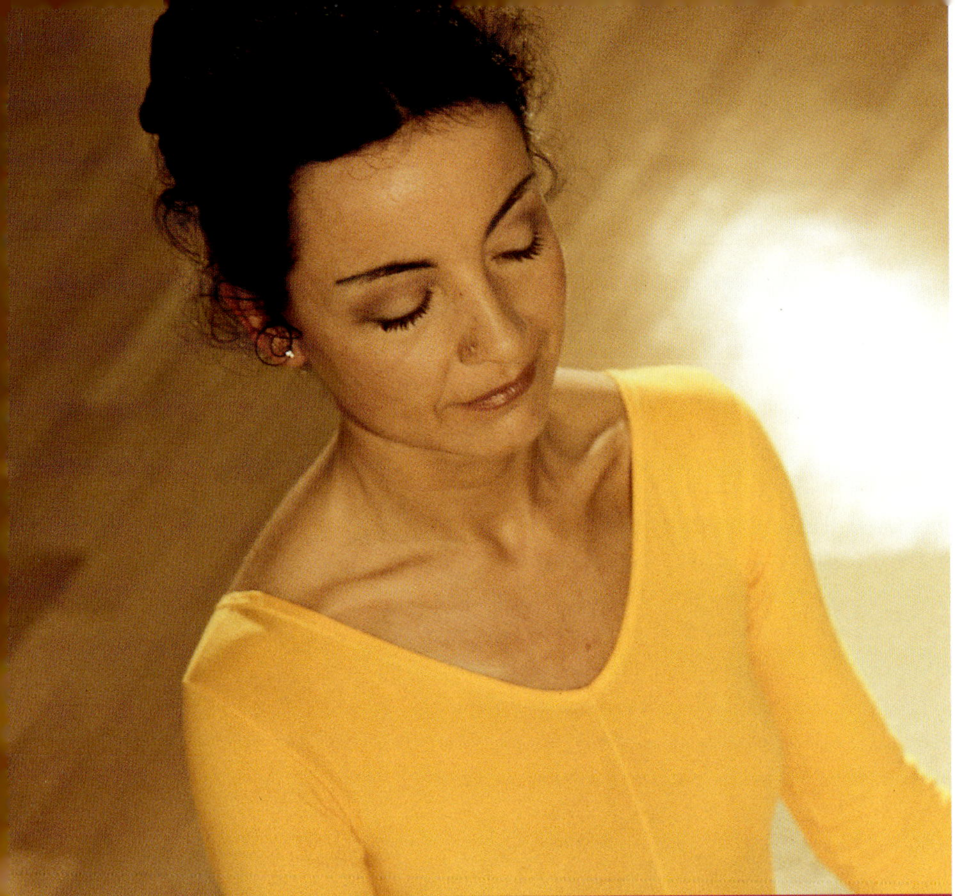

Im Stirnraum befindet sich die »Projektionsfläche« unseres Geistes, dorthin gehen wir normalerweise mit unserer Wahrnehmung, wenn wir unsere Gedanken und Gefühle beobachten wollen.

stark gefordert sind und der Geist blockiert ist, so dass Ihnen zum Beispiel ein Wort nicht einfällt oder Sie in einer Prüfung plötzlich einen Blackout haben. Vielen Menschen hilft die Übung auch beim Einschlafen.

➜ Kommen Sie in eine Körperhaltung Ihrer Wahl. ➜ Konzentrieren Sie sich auf Ihren Stirnraum. ➜ Werden Sie sich bewusst, in welcher geistigen und seelischen Verfassung Sie sind. Wie ist Ihre Stimmung, Ihr Gestimmtsein? Beobachten Sie, welche Gedanken, Gefühle, Empfindungen, Erinnerungen, Pläne, inneren Bilder Ihnen durch den Kopf gehen. Bleiben Sie im Zustand des Beobachters. Vermeiden Sie, in den Strom der mentalen Aktivitäten korrigierend oder auch nur kommentierend einzugreifen. ➜ Werden Sie sich bewusst, wie das, was Sie denken und fühlen, Ihren Geist »färbt« und Ihre Stimmung beeinflusst.

➜ Um den Geist zu entspannen, beginnen Sie, sich mit jedem Einatem auf einen Punkt in der Mitte der Stirn zu konzentrieren. Ziehen Sie Ihre gesamte Aufmerksamkeit an diesem einen Punkt zusammen. ➜ Halten Sie die Aufmerksamkeit in der Atemfülle auf diesen Punkt fixiert, bis Sie merken, dass es anstrengend wird. ➜ Atmen Sie aus mit dem Gefühl, den Geist von der Mitte der Stirn aus zu entspannen. Sie können sich dabei zum Beispiel von dem Bild leiten lassen, dass sich die geistige Energie mit dem Ausatem im gesamten Stirn- und Kopfraum verteilt und der Geist sich zurücklehnt und ruht. Finden Sie Ihre eigenen inneren Bilder, die Ihnen helfen, Ihren Geist zur Ruhe zu bringen.

Wiederholen Sie dieses Zusammenziehen im Einatem und Loslassen im Ausatem mehrere Male.

➜ Verweilen Sie anschließend noch eine Weile in einer stillen Wahrnehmung Ihres entspannten Stirnraumes.

Entspannung des Körpers mit Licht

➜ Machen Sie es sich in der Rückenlage bequem, möglichst mit ausgestreckten Beinen. ➜ Werden Sie sich Ihres Körpers bewusst. ➜ Gehen Sie mit der Wahrnehmung in den Raum oberhalb des Scheitelpunkts. Verbinden Sie sich dort mit einem strahlend hellen, wohltuenden und heilsamen Licht, indem Sie es sich vorstellen, es fühlen oder sich denken. Benutzen Sie den Wahrnehmungskanal, den Sinn, der Ihnen am leichtesten zugänglich ist.

➜ Verbinden Sie nun Ihren Atem mit Licht. Nehmen Sie einatmend das Licht auf und führen Sie es bis zum Scheitelpunkt. ➜ Lassen Sie mit dem Ausatem eine lange Licht-Atem-Welle durch den ganzen Körper strömen, vom Scheitelpunkt bis zu den Finger- und Fußspitzen und darüber hinaus. ➜ Begleiten Sie das Hindurchströmen mit Ihrer Aufmerksamkeit. Lassen Sie die Licht-Atem-Welle alle Anspannung und Müdigkeit aus Ihrem Körper hinausspülen. ➜ Kehren Sie am Ende des Ausatems mit der Wahrnehmung zurück in den Raum oberhalb des Scheitelpunkts zur unerschöpflichen Quelle des Lichts.

Fahren Sie damit fort, einatmend Licht aufzunehmen und bis zum Scheitelpunkt zu führen und es ausatmend durch den Körper strömen zu lassen. Verbinden Sie sich nach jedem Ausatem erneut mit Licht.

➜ Nach ungefähr zwölf »Wellen« halten Sie am Ende einer Ausatmung inne. ➜ Nehmen Sie Ihren Körper in seiner Gesamtheit wahr. Stellen Sie sich vor, dass alle Gewebe und jede Zelle sich dem Licht öffnen, bis das Licht überall im Körper seine wohltuenden und heilsamen Wirkungen entfalten kann. ➜ Spüren Sie, wie Ihr Körper tiefer und tiefer entspannt.

➜ Um die Übung zu beenden, recken, strecken und räkeln Sie sich langsam und wohlig.

Entspannung des Stirnraumes mit Licht

➜ Kommen Sie in die Rückenlage oder in einen bequemen aufrechten Sitz Ihrer Wahl. ➜ Ziehen Sie sich mit Ihrer Aufmerksamkeit in den Stirnraum zurück. Beobachten Sie, in welcher geistigen und seelischen Verfassung Sie sind. Beobachten Sie die verschiedenen Gedanken, Gefühle, Empfindungen, Erinnerungen und inneren Bilder, die augenblicklich Ihren Geist und Ihr Gemüt beschäftigen. ➜ Gehen Sie mit der Wahrnehmung in den Raum oberhalb des Scheitelpunkts. Verbinden Sie sich dort mit einem strahlend hellen, wohltuenden und heilsamen Licht. ➜ Verbinden Sie nun Ihren Atem mit Licht. Nehmen Sie einatmend das Licht auf und führen Sie es bis zur Mitte der Stirn. ➜ Lassen Sie ausatmend das Licht sich im ganzen Stirnraum verströmen. Stellen Sie sich dabei vor, wie sich Ihr Geist zurücklehnt und ruht. Verbinden Sie sich am Ende des Ausatems erneut mit der Wahrnehmung von Licht.

Wiederholen Sie dies einige Male.

➜ Halten Sie am Ende einer Ausatmung inne. Bleiben Sie mit der Wahrnehmung im Stirnraum in der Vorstellung, dass das Licht sich in Ihrem ganzen Schädel ausbreitet. ➜ Es füllt alle Windungen des Gehirns und strömt über die Hörnerven in das Innere der Ohren, über die Sehnerven in die Augäpfel, über die Geschmacksnerven in den Mundraum, über die Riechnerven in die Nase. ➜ Das Licht füllt nach und nach alle knöchernen Strukturen des Schädels. Es füllt die Höhlen, die Zähne und die Muskeln des Kopfes. Schließlich ist Ihr Kopf so angefüllt, dass das Licht durch die Poren der Haut nach außen schimmert. ➜ Suchen Sie eine möglichst klare Empfindung Ihres lichtgefüllten Schädels, und entspannen Sie Ihren Geist in diese Wahrnehmung hinein.

Verweilen Sie so eine Weile und beobachten Sie, wie Ihr Geist mehr und mehr entspannt. Stellen Sie sich vor, dass das Licht alle Regungen Ihres Geistes überstrahlt. Lassen Sie zu, dass Ihr Kopf sich auszudehnen scheint und ganz weit wird.

➜ Um die Übung zu beenden, konzentrieren Sie sich kurze Zeit auf Ihren Atem und richten dadurch Ihren Geist wieder aus.

Wenn man auf das Licht im Zentrum des Schädels meditiert, so erlangt man die Schau des Vollkommenen.

Patañjalis Yoga-Sutras III, 32

PRANAYAMA – DIE ATEMÜBUNGEN DES YOGA

DER ATEM SPIEGELT MIT GROSSER GENAUIGKEIT UNSERE KÖRPERLICHE UND GEISTIGE VERFASSUNG WIDER UND PASST SICH IHR DAUERND AN.

DER ATEM ALS SPIEGEL VON KÖRPER UND SEELE

Er variiert je nachdem, wie intensiv wir uns körperlich betätigen, um uns einerseits immer mit ausreichend Sauerstoff zu versorgen und andererseits im Körper entstandene Stoffwechselschlacken in Form von Kohlendioxid über den Ausatem zu entsorgen.

Unsere Umgangssprache belegt deutlich, wie sehr unsere Gefühle und unser Denken den Atem beeinflussen. Da »stockt mir der Atem« oder »bleibt mir die Luft weg«, wenn ich mich erschrecke. In »atemloser« Spannung sehe oder lese ich einen guten Krimi. Wenn ich mich sehr aufrege und wohlmöglich aus der Haut fahre, höre ich von meinen Mitmenschen ein wohlmeinendes »Nun halt mal die Luft an!« oder »Atme erst mal tief durch!« Hat sich mein Gemüt wieder etwas beruhigt, »muss ich erst mal zu Atem kommen«. Ich habe einen »langen Atem«, wenn ich in der Lage bin, ausdauernd und beständig zu sein. Gar nicht so nett klingt hingegen, wenn mich jemand »langatmig« nennt, der sich langweilt bei dem, was ich ihm erzähle.

FLIESST DER ATEM, FLIESSEN AUCH DIE GEDANKEN; RUHT DER ATEM, SO RUHEN AUCH SIE. DA EIN YOGI NACH RUHE STREBT, MUSS DER ATEM BERUHIGT WERDEN.

Hatha-Yoga-Pradipika II, 2

DEN ATEM GEZIELT NUTZEN

Da die Beziehung zwischen geistig-seelischer Verfassung und Atem so offensichtlich ist, haben sich die Yogis schon vor 3000 Jahren überlegt, dass es möglich sein müsste, den Zustand unseres Geistes mit Hilfe des Atems bewusst zu beinflussen. Die Erfahrung bestätigt diese Vermutung. Bei immerhin etwa 90 Prozent aller Menschen sind die Gemütsverfassung und der Geisteszustand direkt über den Atem gezielt zu verändern.

Bereits im klassischen Yoga, der außer der Sitzhaltung noch keine Yoga-Haltungen beschreibt, hat der Atem *(Pranayama)* deshalb eine zentrale Stellung auf dem Übungsweg bekommen.

Im späteren Hatha-Yoga wurde dann ein vollständiges System von Übungen entwickelt, die helfen, den Geist einerseits zu beruhigen und andererseits die Lebensenergie des Menschen zu vermehren und zu lenken. Er steht damit einzigartig unter den östlichen Übungssystemen, die sich vor allem darauf konzentriert haben, den Atem zu beobachten, aber keine Methoden entwickelten, um ihn gezielt zu beeinflussen.

JEDER ATEMZUG GIBT UNS LEBENSENERGIE

Die Hatha-Yogis waren der Überzeugung, dass wir mit jedem Atemzug nicht nur Sauerstoff, sondern auch Lebensenergie *(Prana)* aufnehmen. Prana gilt den Yogis als das Lebensmittel schlechthin, das wir mit der konkreten wie der geistigen Nahrung, über Bewegung und über die Atmung aufnehmen.

Im Hatha-Yoga heißt es, dass jeder Mensch mit einem großen Potential an Lebensenergie auf die Welt kommt. Solange er natürlich lebt, sich genug bewegt, gesund isst und keine besonderen Sorgen und Ängste ihn beunruhigen, fließt der Prana ungehindert in seinem Körper. Er fließt aus ihm heraus als Sprechen, Handeln oder einfach als energetische Ausstrahlung. Normalerweise laden wir uns auch problemlos wieder auf.

STRESS LEERT UNSERE AKKUS

Wenn wir uns aber seelisch und geistig verspannen, dann wird der Fluss der Lebensenergie blockiert. Die Blockierungen befinden sich genau dort, wo der Körper auf unseren Geisteszustand reagiert, also bei einigen im Rücken, bei anderen im Magen oder im Herzbereich. Wenn unser ganzes Leben nur aus Arbeit und Aktivität besteht und wir uns nicht mehr die notwendigen Pausen gönnen, dann »geht uns die Luft aus« und die Energie fließt ungehindert aus uns heraus, ohne dass wir Zeit und Möglichkeiten finden, uns wieder aufzuladen. Wir fühlen uns ausgebrannt und leer – ein Zustand, der für Körper und Geist gleichermaßen gefährlich ist.

HEILKRAFT DES ATEMS

In den alten Texten des Hatha-Yoga finden sich viele Hinweise, dass die Atemübungen Krankheiten zu heilen vermögen, da sie uns wieder mit unserer Lebenskraft verbinden. Sie helfen, den Geist zu beruhigen. Es heißt, dass allein schon die Beobachtung des Atems den Geist zentriert und ihn ruhiger werden lässt. Menschen mit Einschlafstörungen berichten folglich mit großer Regelmäßigkeit, dass sie schon beim Versuch, ihren Atem zu beobachten, einschlummern.

DEN ATEM BEOBACHTEN

»Den Atem beobachten« klingt leicht, ist aber in der praktischen Ausführung erstaunlich schwierig. Es wird schnell deutlich, wie kurz wir uns nur konzentrieren können.

Und es scheint fast nicht möglich zu sein, den Atem zu beobachten, ohne ihn zu verändern. Allein das reine Lauschen auf den Atem verändert seine Tiefe, Länge und Regelmäßigkeit. Bei manchen Menschen wird der Atem schnell eng und blockiert, wenn sie ihn beobachten. Bei anderen hingegen verlängert und vertieft er sich sofort. Die meisten von uns jedoch brauchen viel Geduld und müssen lange (jahrelang) üben, bis sie wirklich in der Lage sind, die Konzentration zu halten und den Atem unbeeinflusst zu lassen. Aber der Aufwand lohnt sich, weil wir gleichzeitig die Konzentrationsfähigkeit schulen und lernen, unser eigener Beobachter zu sein.

Die Atembeobachtung ist die Eingangspforte zum bewussten Atmen und zur Kontrolle des Geistes. In Patañjalis Yoga-Sutras wird unser Alltagsatem als »rau und unregelmäßig« beschrieben. Das entspricht einem zerstreuten und unruhigen Geisteszustand. Der Atem soll jedoch »lang, fein und fließend« sein, denn ein solcher Atem führt zu einem klaren und ruhigen Geist, der in der Lage ist, die Dinge als das zu erkennen, was sie sind.

ZIEL IST EIN NATÜRLICHER, ENTSPANNTER ATEM

Wir können viel an unserem Atem verändern und dadurch intensiv auf unser Befinden Einfluss nehmen. Auf jeden Fall verändern wir damit erst einmal unseren natürlichen Atem – und gerade deshalb werden die Atemübungen des Yoga manchmal auch sehr kritisch betrachtet. Bezogen auf unseren Atem trifft jedoch Patañjalis Beobachtung ganz klar zu: Unser natürlicher Atem ist meist flach, unregelmäßig und nährt uns nicht gut. Er lässt sich deutlich verbessern, so dass wir durch Übungen mehr Sauerstoff bekommen und uns besser entgiften können.

Die Beobachtung des Atems wird in fast allen großen mystischen Traditionen als Einstieg in die Meditation genutzt, zum Beispiel im Zen, beim Vipassana (buddhistische Achtsamkeitsmeditation), im Taoismus, im Sufismus und in der mystischen Gebetspraxis des Christentums.

Wenn Sie die Atemübungen regelmäßig üben (3- bis 4-mal pro Woche), entfalten sie bald intensiv ihre Wirkungen, zum Beispiel eine Zunahme der Energie und ein vermindertes Schlafbedürfnis, Veränderungen der Pulsfrequenz und des Herzschlags und außerdem ein kräftiges Hungergefühl danach.

PRAKTISCHE TIPPS FÜRS ÜBEN

Die folgenden Übungen sind einfach nachzuvollziehen. Sie können sie auch als Anfänger/in praktizieren, sobald Sie in einer aufrechten Sitzhaltung bequem verweilen können (Seite 13).

➤ Sie sollten unbedingt nüchtern sein, da sonst die Atmung beeinträchtigt ist. Üben Sie deswegen am besten gleich nach dem Aufstehen, noch vor dem Frühstück.

➤ Bereiten Sie die Atemübungen mit Körperübungen vor. Besonders geeignet sind Bewegungsabläufe und Dehnungen wie der Sonnengruß oder die Acht Bewegungsrichtungen der Wirbelsäule.

➤ Achten Sie darauf, dass Ihre Kleidung Sie nicht einengt.

➤ Finden Sie eine bequeme, aber aufrechte Sitzhaltung (Seite 66), in der Sie eine Weile bleiben können. Wenn Sie besser auf einem Stuhl sitzen, dann üben Sie auf dem Stuhl.

➤ Am Anfang ist es normal, während des Übens (stark) zu schwitzen, da die Übungen intensiv reinigend wirken.

➤ Beginnen Sie mit einer kurzen Übungszeit von 1 bis 2 Minuten, und steigern Sie die Übungsdauer allmählich, beispielsweise jedesmal um eine halbe Minute bis auf 10 bis 15 Minuten.

Für den Atem gilt ganz besonders: »Mäßig, aber regelmäßig.« Erzwingen Sie niemals etwas, da sich sonst Ihre Atemmuskulatur verspannt. Seien Sie sehr geduldig mit sich und Ihrem Atem!

➤ Bitte lesen Sie sich die Anleitungen aufmerksam durch, und probieren Sie dann jede der Übungen einzeln etwa eine Woche lang. Merken oder notieren Sie sich die genaue Wirkung. Diese kann von dem abweichen, was ich beschrieben habe; sie kann sogar völlig entgegengesetzt sein.

➤ Wählen Sie dann für Ihr persönliches Programm die Atemübungen nach Bedarf. Damit Sie beobachten können, wie Sie mittels dieser Übungen Ihre Verfassung grundsätzlich verändern und ausgleichen können, bleiben Sie für eine gewisse Zeit bei einer bestimmten Atemart. Denn Atemübungen wirken besonders intensiv mittel- und langfristig.

DIE GRUNDÜBUNG
DEN ATEM BEOBACHTEN

➜ Kommen Sie in einen bequemen und aufrechten Sitz. ➜ Werden Sie sich Ihrer vertikalen Körperachse bewusst und richten Sie sich an ihr aus. Achten Sie darauf, dass Ihr Brustkorb gehoben ist und Ihre Schultern entspannt sind. ➜ Schließen Sie die Augen und lauschen Sie nach innen, wie Ihr Atem kommt und geht. Werden Sie sich bewusst, dass »es Sie atmet«, ohne dass Sie irgendetwas dazu tun müssen. ➜ Beobachten Sie, wo Ihr Körper sich weitet und ausdehnt, um den Atem zu empfangen. ➜ Werden Sie sich der pulsierenden Atembewegung bewusst. Dieses Pulsieren des Atems ist die pulsierende Bewegung des Lebens. ➜ Akzeptieren Sie Ihren Atem so, wie er ist, und versuchen Sie, sich möglichst wenig einzumischen.

Verweilen Sie so einige Minuten in einer liebevollen und entspannten Betrachtung Ihres Atems.

➜ Wenn Ihre Aufmerksamkeit ermüdet oder Ihr Atem sich aufgrund der Beobachtung blockiert, halten Sie inne. ➜ Gähnen Sie, seufzen Sie, und lassen Sie Ihrem Atem freien Lauf.

SONNE UND MOND VERBINDEN

Nadi shodhana ist eine der bekanntesten Atemformen des Yoga. Sie heißt wörtlich übersetzt »Reinigung der Nadis«. Nadis sind Energiekanäle, die den ganzen Körper durchziehen und in denen die Lebensenergie Prana zirkuliert. Man kann sie mit den Meridianen der Chinesen vergleichen, in denen das Chi – der chinesische Ausdruck für Lebensenergie – zirkuliert.

Die gebräuchlichere Bezeichnung »Wechselatmung« trifft den Sinn dieser Atemlenkung jedoch auch sehr gut, denn man schließt abwechselnd das linke und das rechte Nasenloch und atmet jeweils nur über eine Seite aus und ein.

Die Yogis verbinden unsere beiden Nasengänge mit den unterschiedlichen Ausprägungen der Energie. Der rechte Nasengang ist der Sonne zugeordnet und damit der Wärme, der Aktivität, dem Intellekt und der männlichen Energie. Der linke Nasengang ist dem Mond zugeordnet, der Kühle, dem Ruhen und der weiblichen Energie.

Da wir nie ganz ausgeglichen zwischen diesen Polen der Energie sind, sind wir auch nie ganz »in unserer Mitte« und ganz wir selbst. Die Wechselatmung soll unsere inneren Energiekanäle von Blockierungen befreien und unsere Energien ausgleichen.

Dazu wird mit dem Einatem über den rechten Nasengang »Sonnenenergie« aufgenommen und über den Ausatem an die Mondseite abgegeben und darauf mit dem Einatem über den linken Nasengang »Mondenergie« aufgenommen und über den Ausatem an die Sonnenseite abgegeben, und so fort im Wechsel.

DIE WECHSELATMUNG
NADI SHODHANA

➜ Kommen Sie in einen aufrechten und bequemen Sitz. ➜ Beugen Sie den Zeige- und Mittelfinger Ihrer rechten Hand zur Handfläche und strecken Sie den Ringfinger und den kleinen Finger aus.

Der Ringfinger wird in der Übung das linke und der Daumen das rechte Nasenloch verschließen, und zwar direkt unterhalb der knöchernen Nase, dort, wo der Nasenknorpel beginnt. ➜ Achten Sie beim Verschließen der Nase darauf, dass Ihr rechter Arm nicht am Brustkorb anliegt und dass der Kopf nicht sinkt.

➜ Lauschen Sie einige Atemzüge dem ruhigen Kommen und Gehen Ihres Atems.

1 ➜ Atmen Sie über beide Nasengänge ein. ➜ Schließen Sie das rechte Nasenloch mit dem Daumen. ➜ Atmen Sie langsam über links aus und wieder ein. Bleiben Sie eventuell in einer kleinen Pause in der Atemfülle.

➜ Schließen Sie das linke Nasenloch mit dem Ringfinger und atmen Sie langsam und ruhig über das rechte aus. Verweilen Sie einen Augenblick in der Stille der Atemleere, und atmen Sie dann über rechts ein. Halten Sie eventuell einen Moment in der Atemfülle inne. ➜ Atmen Sie langsam über links aus.

Fahren Sie mit diesem Wechsel in Ihrem Atemrhythmus fort, bis Sie merken, dass Ihr rechter Arm und/ oder Ihre Aufmerksamkeit ermüden. ➜ Atmen Sie zum Abschluss über links ein und über beide Nasengänge aus.

➜ Verweilen Sie noch ein wenig in einer entspannten Wahrnehmung Ihrer Atmung und Ihres Geistes- und Gemütszustandes.

1

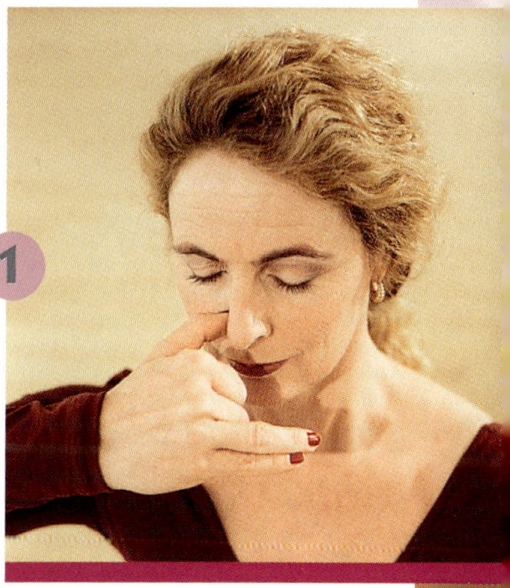

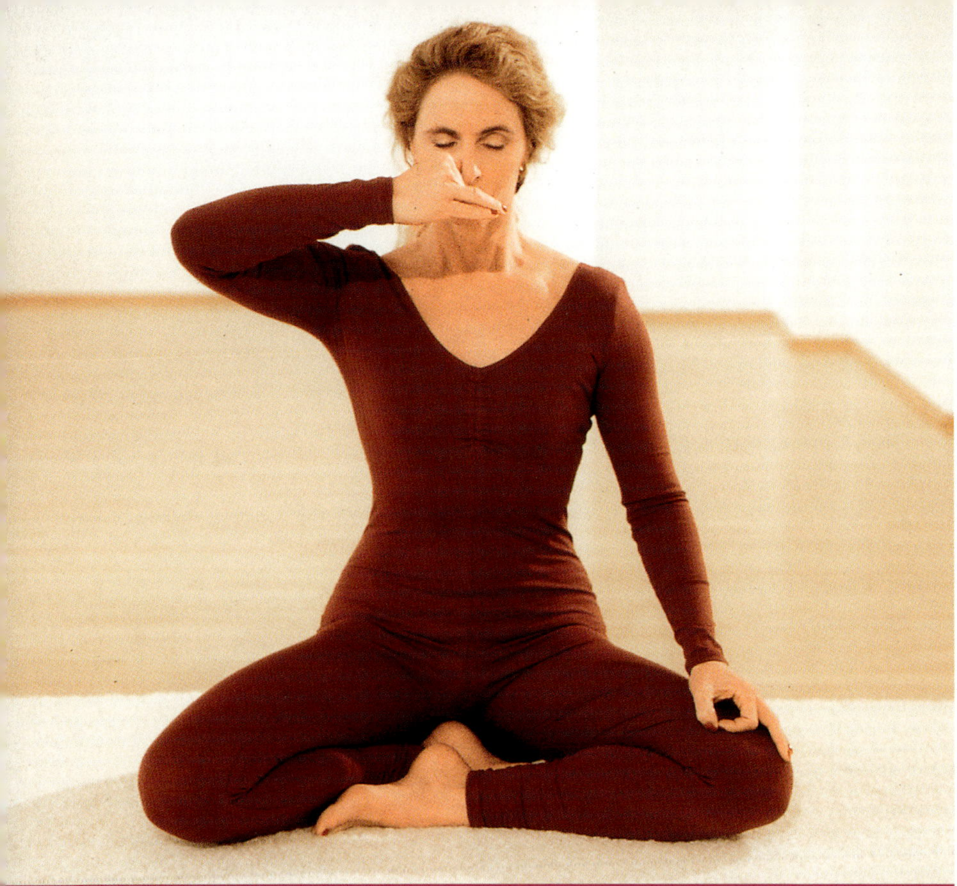

Ein stabiler, müheloser aufrechter Sitz, das Zurückziehen der Sinne und die konzentrierte Ausrichtung auf das Tun sind die Voraussetzungen für das Üben von Pranayama.

VARIATION

➤ Wenn Sie mit der Wechselatmung vertraut geworden sind, können Sie beginnen, kleine Pausen nach der Ein- und nach der Ausatmung zu machen, die ganz allmählich etwas ausgedehnt werden. Diese Atempausen in der Atemfülle und Atemleere sollen nur so lange gehalten werden, wie es sich mühelos ergibt. Mühelos heißt, dass der Atem dadurch in keiner Weise beeinträchtigt wird und ruhig und sanft weiterfließen kann.

WAS TUN, WENN EIN NASENLOCH ZU IST?

➤ Sie können vor der Übung etwas Salzwasser in die Nase hochziehen und sich kräftig schneuzen.

➤ Wenn das nicht hilft, schließen Sie Ihre Nasenlöcher nur andeutungsweise; atmen Sie bewusst nur über eine Seite ein, über die andere aus.

DEM ATEM LAUSCHEN

Die Atmung mit Reibelaut, im Yoga *Ujjayi* (sprich: udschaii) genannt, ist eine wirkungsvolle Übung, um den Atem zu kontrollieren, ihn zu verlängern und zu verfeinern.

DEN ATEM KONTROLLIEREN

Er lässt sich deshalb gut kontrollieren, weil man die Stimmritze verengt und die Luft dadurch im Ein- und Ausatem einen deutlich wahrnehmbaren Ton erzeugt. So können wir hören, wie regelmäßig, fein und fließend unser Atem ist und bei welchen Bewegungen, Haltungen oder bei welcher Art der Konzentration er stockt oder »stottert«.

DEN ATEM STÄRKEN

Der Atem wird verlängert, da wir gegen den Widerstand der fast geschlossenen Stimmritze, die sich in der Mitte des Kehlkopfes befindet, die Luft einsaugen. Das erfordert eine vermehrte Anstrengung unseres Hauptatemmuskels, des Zwerchfells, und trainiert diesen Muskel. Das wiederum vergrößert unsere Atemkraft und unser Atemvolumen. Bei der Ausatmung steht die Luft vor der fast geschlossenen Stimmritze und kann nur langsam entweichen, wodurch die Ausatemdauer bedeutend verlängert wird.

DIE KEHLE REINIGEN

Der Widerstand durch die kontrahierten Stimmmuskeln bewirkt, dass die Luft während der Einatmung vor und während der Ausatmung hinter der Stimmritze heftige Wirbel macht. Diese wirbelnde Luft zieht kraftvoll Schleim, Staubpartikel und ähnliches nach oben. Die Ujjayi-Atmung ist damit ein wirkungsvolles Heilmittel gegen alle Krankheiten der Kehle. Schon nach einer kurzen Übungsdauer von vielleicht 3 Minuten können wir beobachten, wie sich Schleim löst, und dass im wahrsten Sinne des Wortes »etwas dabei herauskommt«, wenn wir uns räuspern. Räuspern Sie sich deshalb immer wieder während des Übens, besonders dann, wenn Sie nach einer überstandenen Erkältung noch nicht wieder frei atmen können, weil die Atemwege verschleimt sind.

Bei der Ujjayi-Atmung wird der gesamte Kehl- und Rachenbereich viel besser durchblutet, so dass sie hilft, beginnende Halsschmerzen zu lindern.

TIPPS FÜRS ÜBEN

➤ Die Ujjayi-Atmung kann bei vielen Gelegenheiten geübt werden. Sie unterstützt uns beim Üben von Bewegungsabläufen und Haltungen, in denen sich unser Körper – und damit unser Atem – anstrengen muss. Probieren Sie die Ujjayi-Atmung zuerst im Sitzen aus, dann in den kleinen Bewegungsabläufen zur Mobilisation (zum Beispiel der Katze, Seite 48) und nach einiger Übung auch während längerer und schwieriger Bewegungsabläufe wie dem Sonnengruß (Seite 149).

➤ Die hier vorgestellte Technik zum Erlernen der Ujjayi-Atmung ist einfach und wirkungsvoll. Sie beruht darauf, dass bei der Ujjayi-Atmung die Stimmritze genauso weit geöffnet ist wie beim Flüstern. Sollte Ihnen der Reibelaut nicht auf Anhieb gelingen, probieren Sie den Ablauf der Übung einige Male hintereinander. Es ist zu Beginn immer viel schwerer, mit Ujjayi einzuatmen als auszuatmen. Üben Sie einfach eine Weile immer wieder zwischendurch Ujjayi, und bald wird Ihnen diese Atemform ganz vertraut sein.

DIE ATMUNG MIT REIBELAUT

UJJAYI

➜ Kommen Sie in einen aufrechten und bequemen Sitz Ihrer Wahl (eventuell auch auf einem Stuhl, ohne sich anzulehnen). ➜ Beobachten Sie einige Minuten Ihren Atem, ohne einzugreifen. Werden Sie sich bewusst, wie Sie Ihren Atem am Beginn dieser Übung erfahren.

➜ Sprechen Sie einige Worte mit tonloser Flüsterstimme (egal, was). ➜ Ohne die Kehle, das heißt die Stimmmuskeln, zu entspannen, atmen Sie nun mit einem hörbaren Hauchlaut (Haaa…) ein und aus. ➜ Es ist normal, dass Ihnen das Einatmen mit »Haaa« zu Beginn nicht ganz leicht fallen wird. Fahren Sie damit fort, auch wenn der Ton zuerst deutlich »stottert«.

➜ Nach etwa einer Minute schließen Sie den Mund und atmen genauso weiter wie zuvor, also mit dem Hauchlaut. Jetzt hören Sie deutlich den Reibelaut der Luft in der Kehle, in der Brust und vielleicht auch leiser im Kopfraum. ➜ Verringern Sie etwas die Lautstärke, und versuchen Sie, Ihren Atem möglichst zu entspannen.

➜ Sobald Sie merken, dass das Atmen anstrengend wird, halten Sie sofort inne. Atmen Sie ruhig und entspannt weiter, und lassen Sie ein Aufatmen oder Gähnen zu, wenn es sich einstellt.

➜ Falls Sie sich wieder sehr entspannt und wohl im Atem fühlen, wiederholen Sie die Übung noch ein- bis zweimal.

Versuchen Sie in der Folge, die Ujjayi-Atmung bei kleinen Bewegungsabläufen einzusetzen (wie Abheben und landen, Seite 49, Nacken stärken, Seite 50, oder Acht Bewegungsrichtungen der Wirbelsäule, Seite 58), oder üben Sie sie, wenn Sie gehen oder sonst etwas ganz Alltägliches tun.

Ujjayi bedeutet »die Siegreiche«. Gemeint ist hier der Sieg über den normalen flachen und unregelmäßigen Atem.

ANREGEN, BERUHIGEN, AUSGLEICHEN

In den folgenden drei Atemübungen werden die »Atmung mit dem Reibelaut« (Ujjayi) und die »Wechselatmung« (Nadi shodhana) miteinander kombiniert.

DIE EINATEMBETONTE, ANREGENDE ATEMFORM
VILOMA UJJAYI

→ Beobachten Sie in einer aufrechten Sitzhaltung Ihren Atem, ohne ihn zu beeinflussen. → Verengen Sie dann die Stimmritze so, dass der Ujjayi-typische Reibelaut in der Ein- und Ausatmung hörbar wird.

→ Beugen Sie den Zeige- und Mittelfinger Ihrer rechten Hand zur Handfläche und strecken Sie den Ringfinger und den kleinen Finger aus (Seite 169). Dann schließen Sie das rechte Nasenloch mit dem Daumen der rechten Hand. → Atmen Sie leise, lang und gleichmäßig über das linke Nasenloch ein. → Verweilen Sie einen Moment in der Atemfülle, und legen Sie in der Pause Ihre Hand zurück zum Knie. → Atmen Sie mit dem Reibelaut über beide Nasengänge aus.

→ Dann schließen Sie mit dem Ringfinger der rechten Hand das linke Nasenloch. → Atmen Sie leise, lang und gleichmäßig über das rechte Nasenloch ein, und legen Sie in der Pause Ihre Hand zurück zum Knie. → Atmen Sie mit dem Reibelaut über beide Nasengänge aus.

Fahren Sie fort, immer mit dem Reibelaut über beide Nasengänge auszuatmen und wechselweise über eines einzuatmen, so dass der Strom des Einatems verlangsamt und verfeinert wird. → Atmen Sie schließlich mit dem Reibelaut über beide Nasengänge aus.

→ Verweilen Sie lautlos atmend in einer stillen Wahrnehmung Ihrer Atmung und der Stimmung in Ihrem Körper und in Ihrem Geist.

Verwenden Sie Viloma-, Anuloma- und Pratiloma-Ujjayi ganz gezielt, je nachdem, ob Ihr Geist angeregt, beruhigt oder ausgeglichen werden soll, aber lassen Sie sich grundsätzlich immer davon leiten, wie die Übungen speziell bei Ihnen wirken.

DIE AUSATEMBETONTE, BERUHIGENDE ATEMFORM
ANULOMA UJJAYI

→ Beobachten Sie in einer aufrechten Sitzhaltung Ihren Atem, ohne ihn zu beeinflussen. → Verengen Sie dann die Stimmritze so, dass der Ujjayi-typische Reibelaut in der Ein- und Ausatmung hörbar wird.

→ Beugen Sie den Zeige- und Mittelfinger Ihrer rechten Hand zur Handfläche und strecken Sie den Ringfinger und den kleinen Finger aus (Seite 169). → Atmen Sie mit dem Reibelaut über beide Nasengänge ein. → Schließen Sie mit dem Daumen das rechte Nasenloch, und atmen Sie lang, fein und leise über das linke Nasenloch aus.

→ Legen Sie die rechte Hand zurück zum Knie, und atmen Sie mit dem Reibelaut über beide Nasengänge ein. → Schließen Sie das linke Nasenloch mit dem Ringfinger, und atmen Sie lang, fein und leise über das rechte Nasenloch aus.

Fahren Sie fort, immer mit dem Reibelaut über beide Nasengänge einzuatmen und wechselweise über eines auszuatmen, so dass der Strom des Ausatems verlangsamt und verfeinert wird. → Atmen Sie schließlich mit dem Reibelaut über beide Nasengänge aus.

→ Verweilen Sie lautlos atmend in einer stillen Wahrnehmung Ihrer Atmung und der Stimmung in Ihrem Körper und in Ihrem Geist.

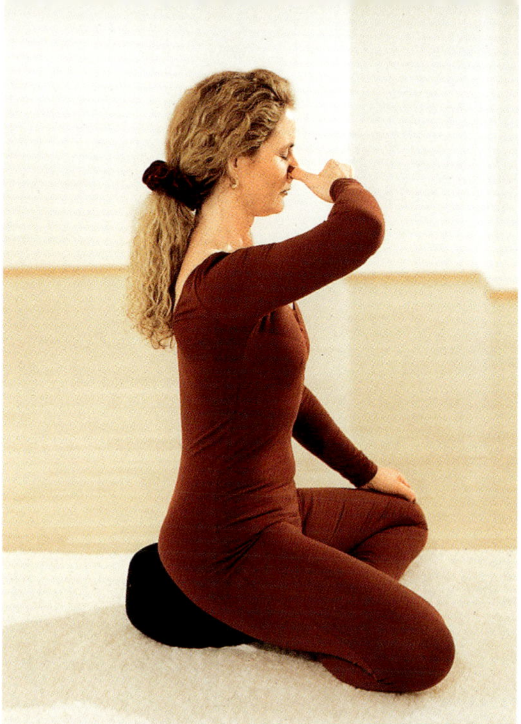

DIE AUSGLEICHENDE ATMUNG
PRATILOMA UJJAYI

➜ Beobachten Sie in einer aufrechten Sitzhaltung Ihren Atem, ohne ihn zu beeinflussen. ➜ Verengen Sie dann die Stimmritze so, dass der Ujjayi-typische Reibelaut in der Ein- und Ausatmung hörbar wird. ➜ Beugen Sie Zeige- und Mittelfinger der rechten Hand, strecken Sie den Ringfinger und den kleinen Finger aus. ➜ Atmen Sie mit dem Reibelaut über beide Nasengänge aus.

➜ EA (Einatmen) über beide Nasengänge mit dem Reibelaut.
➜ AA (Ausatmen) über den linken Nasengang, lautlos.
➜ EA über den linken Nasengang, lautlos.
➜ AA über beide Nasengänge mit dem Reibelaut.
➜ EA über beide Nasengänge mit dem Reibelaut.
➜ AA über den rechten Nasengang, lautlos.
➜ EA über den rechten Nasengang, lautlos.
➜ AA über beide Nasengänge mit dem Reibelaut.
Wiederholen Sie diesen Zyklus mehrmals.

➜ Atmen Sie schließlich mit dem Reibelaut über beide Nasengänge aus, und verweilen Sie lautlos atmend in einer stillen Wahrnehmung Ihrer Atmung und der Stimmung in Ihrem Körper und in Ihrem Geist.

DEN GEIST ERFRISCHEN, DEN KOPF DURCHLÜFTEN
DAS SCHÄDELLEUCHTEN
KAPALABHATI

Kapalabhati heißt wörtlich »Schädelleuchten« und ist eigentlich eine Reinigungsübung. Wenn Sie öfter Probleme mit Erkältungen haben, die sich in den Stirn- und Nebenhöhlen festsetzen, oder auch bei chronischer Reizung und Entzündung der Schleimhäute, die diese Höhlen auskleiden, dann hilft regelmäßiges Üben von Kapalabhati, diese Beschwerden zu lindern. Langfristig kommt es sogar oft zu einer völligen Ausheilung. Auch Kopfschmerzen, die durch Druck in den Höhlen entstehen, und Spannungskopfschmerzen sind durch Kapalabhati günstig zu beeinflussen.

Ein weiterer reinigender Effekt dieser Übung ist, dass verstärkt Kohlendioxid abgeatmet wird. Dieses Abatmen bewirkt, dass der Körper viel länger und müheloser Atempausen in der Atemfülle und Atemleere zu halten vermag, als es ihm sonst ohne jahrelanges Üben möglich wäre.

Nach jedem Zyklus von Kapalabhati entsteht in der Regel von allein eine lange Pause in der Atemleere. In ihr ruht die Atembewegung und damit auch der Geist. Der Kopf scheint für einen Moment ganz leer und still, was eine wahre Wohltat ist, wenn man viel geistig angespannt arbeitet. Dagegen ist der innere Raum deutlich durch ein leichtes Vibrieren oder Kribbeln wahrzunehmen – eine typische Folge von Kapalabhati.

Pratiloma Ujjayi hilft in kurzer Zeit, einen unruhigen Geist zu beruhigen, leere Akkus wieder aufzufüllen und körperliches Wohlbefinden herzustellen. Vielleicht wird es bald auch Ihr Lieblings-Pranayama.

Wenn man den Ausatem und den Einatem mit der Geschwindigkeit ausführt, mit der der Schmied seinen Blasebalg bewegt, dann wird dies Kapalabhati genannt, das alle Krankheiten austrocknet, die aus dem Kapha (Schleim) geboren werden.

Hatha-Yoga-Pradipika II, 35

TIPPS FÜRS ÜBEN

➤ Anfangs ist es nicht ganz leicht, die Bauchdecke so schnell und rhythmisch zu kontrahieren und wieder loszulassen, wie es in der Übung verlangt wird, da die Muskeln schnell ermüden und damit »aus dem Takt« kommen. Ihre Bauchdecke macht jedoch bei Kapalabhati nichts anderes, als was sie ganz selbstverständlich macht, wenn Sie sich schneuzen. Üben Sie deshalb die richtige Atembewegung, indem Sie sich kurz und schnell schneuzen, als wollten Sie ein lästiges Staubkorn aus der Tiefe Ihrer Nase loswerden. Wenn Sie sich dabei eine Hand vor die Nase halten, können Sie den Ausatemstoß deutlich spüren.

➤ Da die Atembewegung bei Kapalabhati so sehr dem Schneuzen entspricht, sollten Sie sich immer vorher (und eventuell auch noch einmal zwischendurch) gründlich die Nase putzen.

➤ Kümmern Sie sich nur um den Ausatem und in keiner Weise um den Einatem (das machen Sie beim Schneuzen nämlich auch nicht). So kann die Atembewegung nach und nach ganz natürlich werden, während Ihre Bauchdecke gekräftigt wird (als angenehmer Nebeneffekt).

WANN IST VORSICHT GEBOTEN?

➤ *Sie sollten Kapalabhati nicht üben, wenn Sie einen hohen Blutdruck haben, und bei allen Entzündungen im Bauchraum.*

➤ *Lassen Sie sich nach Operationen im Bauchraum mindestens sechs Wochen Zeit, damit die Narben gut heilen können.*

➤ *Sollten nach dem Üben von Kapalabhati Schmerzen in alten Narben am Bauch auftreten, sprechen Sie mit Ihrem Arzt.*

➤ *Bei Schwangerschaft oder starker Monatsblutung.*

DAS SCHÄDELLEUCHTEN
KAPALABHATI

➜ Kommen Sie in eine aufrechte Sitzhaltung Ihrer Wahl. ➜ Atmen Sie intensiv aus, und heben Sie mit einem tiefen Einatem Ihren Brustkorb. ➜ Ziehen Sie im folgenden Ausatem die Bauchdecke kraftvoll ein, wodurch in der Nase ein Geräusch wie beim Schnauben entsteht. Achten Sie darauf, den Bauch nur nach hinten und nicht auch nach oben zu ziehen. ➜ Lösen Sie die Kontraktion, wodurch die Bauchdecke wieder vorschnellt und der Einatem automatisch kommt.

➜ Üben Sie ungefähr 25 schnelle Atemstöße dieser Art hintereinander. Dabei bleibt der Brustkorb in vertikaler Richtung völlig unbewegt.

➜ Beenden Sie Kapalabhati mit einer Ausatmung. Meist meldet sich gleich anschließend das Bedürfnis, kurz aufzuatmen. ➜ Wenn eine Pause in der Atemleere entstehen will, halten Sie sie so lange, bis Sie merken, dass Sie wieder einatmen wollen.

In der Regel werden mehrere Zyklen Kapalabhati hintereinander geübt, und jeder wird mit mehr Sanftheit und Leichtigkeit ausgeführt als der vorhergehende. ➜ Versuchen Sie einen ersten Kapalabhati-Zyklus mit etwa 25 Atemstößen, einen zweiten mit etwa 40 Atemstößen und einen dritten mit 50 oder 60 Atemstößen.

Je leichter Ihnen das Üben im Laufe der Zeit fällt, desto mehr Atemstöße werden Sie machen können und desto länger wird die folgende Atempause ausfallen. ➜ Entspannen Sie anschließend im Stirnraum und in der Gesamtheit des Schädels. Bleiben Sie dabei in einer stillen Wahrnehmung der Atmosphäre des Stirnraumes und der Gesamtheit Ihres inneren Raumes.

KONZENTRATION UND MEDITATION

UNSER GEIST IST STÄNDIG IN BEWEGUNG. SEIN ZUSTAND GLEICHT OFT EINER AUTOBAHN IM BERUFSVERKEHR: DIE GEDANKEN DRÄNGEN UND SCHIEBEN SICH MAL SCHNELL, MAL STOCKEND WIE AUTOS IN DER RUSHHOUR DURCH UNSEREN KOPF.

Die Gedanken ziehen unsere Aufmerksamkeit abwechselnd in die unterschiedlichsten Richtungen und manchmal auch in mehrere Richtungen gleichzeitig, wenn verschiedene Gedanken mit gleicher Intensität an uns zerren. Für viele gehört es auch zum Berufsalltag, dass eine Vielfalt von Dingen auf sie einstürmt, die alle gleichzeitig erledigt werden sollen. Wenn es ganz schlimm wird, umschreiben wir unseren Zustand mit »Ich weiß gar nicht mehr, wo mir der Kopf steht«.

DER ZERSTREUTE GEIST

Dieser Zustand ist dem Versuch vergleichbar, viele Sachen gleichzeitig in einer Hand zu halten: Wir können nichts richtig festhalten, und schnell geschieht es, dass uns etwas aus der Hand rutscht und hinfällt. In Zeiten, in denen viel auf uns einstürmt, neigen wir dazu, kopflos, verwirrt und zerstreut zu werden. Wir vergessen Dinge, reagieren unachtsam auf die Menschen um uns herum und haben Mühe, bei der Sache zu sein. Am Ende eines solchen Tages sind wir geistig, aber auch körperlich erschöpft und haben dennoch Mühe, gut zu schlafen, weil wir nicht »abschalten« können. Sind wir endlich eingeschlafen, treibt uns dieselbe innere Unruhe in den Traumphasen weiter um, so dass wir uns hin und her werfen, mit den Zähnen knirschen, wach liegen und grübeln …

Dass eine solche Lebensführung für Körper und Geist auf Dauer schädlich ist, weiß wohl jeder. Wir wissen nur nicht, wie wir mit diesen Anforderungen an unseren Geist umgehen sollen. Dabei tragen wir alle die natürliche Anlage zur Konzentration und geistigen Klarheit in uns.

DER VERLUST DES SPÜRENS

Ein Geist, der immer wieder abschweift, verliert nicht nur den Faden im Tun oder im Gespräch, sondern er verliert ebenso die Kontinuität im Fühlen. Dadurch geht die Tiefe des Fühlens verloren, und der Mensch verliert die Spürfähigkeit und das Spürbewusstsein für sich selbst. Sich zu spüren, ist allerdings für uns Menschen wesentlich, denn nur so wissen wir, dass wir leben. Menschen, die diesen feinen Draht zu sich verloren haben, suchen im Außen nach stärkeren Reizen. Sie fahren schnell und riskant Auto, sie brauchen heftige Auseinandersetzungen, starke Stimulation beim Sex, heftigen Stress, harte Sportarten – alles, um sich überhaupt noch zu spüren.

KONZENTRATION LERNEN

Der Weg muss zurückführen zum Feineren, Zarteren und zur inneren Wahrnehmung, in der die Aufmerksamkeit gebündelt und gelenkt wird. Das Sanskrit-Wort *Dharana* für Konzentration bedeutet, nur eine Sache in der Hand zu halten. Diese eine Sache können wir »gut im Griff« haben. Mit nur einer Sache können wir uns wirklich beschäftigen, um sie zu verstehen und zu erkennen.

Wir brauchen Zeit und Geduld, um wieder zu lernen, uns zu konzentrieren. Insbesondere zu Beginn wird unser Geist immer wieder versuchen,

Ein stiller Geist ist die Voraussetzung dafür, dass wir zum Beobachter und Zeugen werden können. Das heißt, einfach wahrzunehmen, was geschieht oder was ist, ohne es zu bewerten, einzuordnen, zu kommentieren oder zu beeinflussen. Ich werde zum Zeugen meiner Gedanken und Gefühle. Ich werde zum Zeugen meines Tuns und meiner Begegnungen mit anderen Menschen. Ich trete ihnen mit Offenheit gegenüber und versuche, mir keine Meinung über sie zu bilden.

sich der Konzentration zu entziehen, um wie gewohnt herumzuschweifen; deshalb muss er geschult und trainiert werden.

Nur in seinem »Körper-Haus« kann der Geist sich niederlassen, nur in diesem inneren Raum kann er zur Ruhe kommen, sich sammeln, sich regenerieren und still werden.

IM INNEREN RAUM STILL WERDEN

Langsam geschieht dann das, was der Yoga unter Meditation versteht. Es geht darum, die Dinge mehr und mehr in ihrem Sosein zu sehen und zu erkennen. Ein unruhiger, aktiver Geist bewertet ständig alles, zieht Vergleiche und klassifiziert damit jeden Menschen und jedes Ding als angenehm oder unangenehm, gut oder schlecht. Ein stiller Geist dagegen kann mit Abstand schauen und die Verzerrungen, die durch unsere Erfahrungen, Erwartungen und Anschauungen entstehen, immer mehr beiseite lassen.

Die Grundlagentexte sagen, wenn sich unser Geist einem Gegenstand oder Menschen in voller Aufmerksamkeit zuwendet und still wird, dann ist er auch in der Lage, das Wesen dessen zu erfassen, was er betrachtet. Der Zustand, in dem er sich dann befindet, wird Meditation genannt.

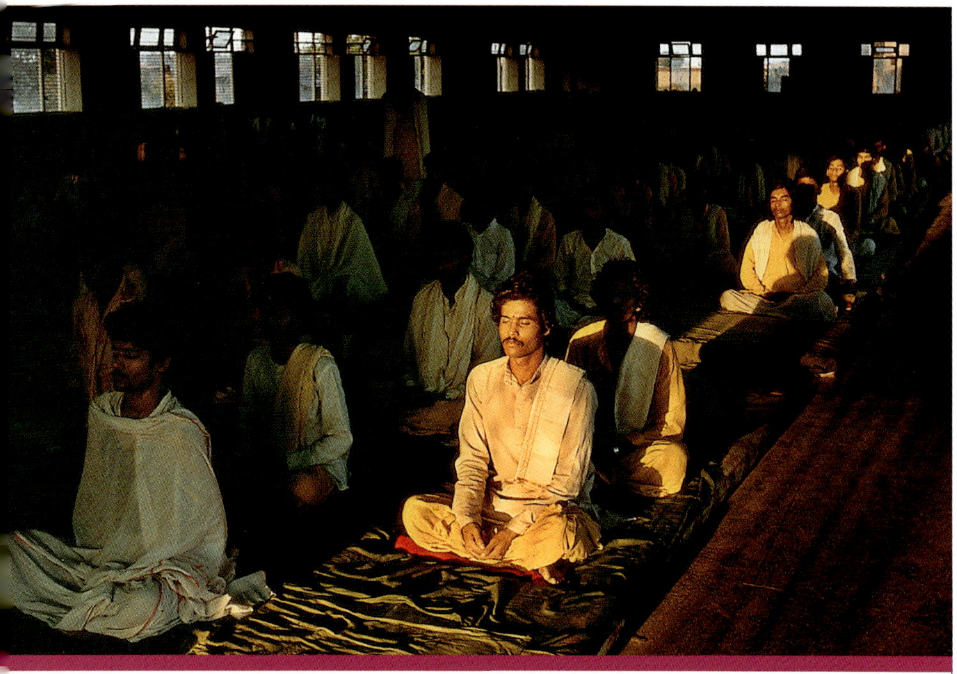

Beim Meditieren in der Gruppe entsteht eine Energie, die es viel leichter macht, still und gesammelt zu bleiben.

AUS KONZENTRATION ENTSTEHT MEDITATION

Meditation kann man nicht machen. Wir können nur die Voraussetzungen dafür schaffen, indem wir den Geist in unseren inneren Raum zurückziehen, ihn sammeln und zentrieren. Das ist Konzentration. Sie fordert eine ständige Anstrengung der Willenskraft, damit wir sie beibehalten können. Wenn die Konzentration stark genug ist, kann jede Anstrengung aufhören. Der Geist kann nun entspannt in der Betrachtung von was auch immer – sogar der Betrachtung der Leere – verweilen und verbindet sich dabei tief und innig mit seinem Meditationsobjekt. Er wird zu dem, was er betrachtet, und versteht es von innen heraus. Hier beginnt wahres Verständnis und wahres Wissen.

Das verzerrte Wissen, das wir über uns und die Welt haben, repräsentiert durch unsere Anschauungen, Meinungen und Wertungen, wird im Yoga als eine ganz wesentliche Ursache für unser Leiden angesehen (Seite 21). Der Meditation wird ein so großer Stellenwert beigemessen, weil wir nur durch sie in der Lage sein sollen, unsere unheilvollen Denk- und Verhaltensmuster aufzulösen und unser Leben in seinem Sosein anzuerkennen und anzunehmen. Wir verlieren uns nicht mehr so schnell und können besser in unserer Mitte bleiben, wenn wir den vielfältigen und oft genug widersprüchlichen Anforderungen des modernen Lebens ausgesetzt sind.

PRAKTISCHE TIPPS FÜRS ÜBEN

Konzentration kann nicht gemacht oder gar erzwungen werden. Wenn Sie das versuchen, werden Sie merken, dass Ihr Geist wie ein störrischer Esel steif und bockig wird. Konzentration kann nur langsam und behutsam eingeübt werden.

➤ Machen Sie die Übungen zuerst nur kurz und dehnen Sie die Übungsdauer allmählich aus.

➤ Achten Sie immer darauf, Ihren Geist zu entspannen.

➤ Probieren Sie alle hier beschriebenen Übungen aus. Wählen Sie dann diejenigen, die Ihnen Spaß machen, bei denen Sie sich nicht anstrengen und die Ihnen entgegenkommen.

➤ Sie können die Übungen jederzeit einsetzen: wenn Sie bei angestrengter geistiger Tätigkeit gerade eine »Denkpause« einlegen oder im Anschluss an Ihre Asana-Praxis. Sehr gut gelingen Konzentrationsübungen nach Atemübungen.

➤ Machen Sie es sich leicht. Finden Sie im Alltag Tätigkeiten, bei denen Ihnen die Konzentration leicht fällt, zum Beispiel Gartenarbeit, Kochen, mit dem Hund spielen, und üben Sie sich darin regelmäßig. Lassen Sie sich bewusst in das Tun hineinsinken – versenken Sie sich! Beobachten Sie, wie erfrischt und ruhig Ihr Geist hinterher ist.

ZENTRIERUNG IM KOPFRAUM

KONZENTRATION AUF DEN STIRNRAUM

➜ Gehen Sie in einer Sitzhaltung (Seite 66) oder in der Rückenlage mit der Aufmerksamkeit in den Raum oberhalb der Augenbrauen. ➜ Werden Sie sich bewusst, in welcher Ausdehnung Sie diesen Raum erfahren. ➜ Beobachten Sie, wie sich der Stirnraum anfühlt. Wie bewegt ist Ihr Geist? Wie ist die Stimmung: hell oder dunkel, leicht oder schwer, angeregt oder bedrückt? ➜ Entspannen Sie sich in die Breite, Höhe und Tiefe des Stirnraums. *

Verweilen Sie 1 bis 2 Minuten in diesem Gefühl von Entspannung. Wenn Gedanken, Gefühle, Erinnerungen oder innere Bilder kommen, lassen Sie sie vorbeiziehen wie die Wolken am Himmel.

➜ Sobald Ihre Aufmerksamkeit zu ermüden beginnt, beenden Sie diese Innenschau und dehnen sich ausgiebig und wohlig durch.

Der Stirnraum ist der Raum, in dem wir beobachten können, wie unser Geist funktioniert und was ihn bewegt. Er gleicht der Projektionsfläche im Kino – hier können wir den »Film« sehen, den der Geist gerade »dreht«.

Variationen

… ab * ➜ Konzentrieren Sie sich auf die linke Seite des Stirnraums und beobachten Sie, wie sich diese Seite anfühlt. ➜ Nach einer Weile wechseln Sie hinüber zur rechten Seite. Fühlt sich diese Seite genauso an wie die linke? **

… ab ** ➜ Konzentrieren Sie sich abwechselnd auf die linke und die rechte Seite des Stirnraums. ➜ Verweilen Sie zuerst auf jeder Seite 2 bis 3 Atemzüge lang. ➜ Wechseln Sie dann immer schneller die Seiten, so, als würden Sie einen Kippschalter betätigen. Sie werden feststellen, dass sich Ihre Augen dabei mitbewegen. ➜ Wenn Ihnen die Seitenwechsel mühelos gelingen, konzentrieren Sie sich darauf, die Augen still zu halten. Dafür werden Sie wahrscheinlich das Tempo des Wechselns noch einmal etwas verlangsamen müssen.

➜ Kehren Sie abschließend zur Wahrnehmung des gesamten Stirnraums zurück und entspannen Sie sich in diesen Raum hinein.

DEN GEIST MIT DEM LASSO EINFANGEN

Jedesmal, wenn Sie merken, dass Ihre Aufmerksamkeit abgeschweift ist, werfen Sie im Geiste ein Lasso und holen sie zurück zu Ihrem Konzentrationsgegenstand. Manchmal werden Sie das Lasso fast ununterbrochen werfen müssen, denn wieder und wieder schweift der Geist ab. Beobachten Sie dann genau, wo er hingeht und womit er sich so dringend beschäftigen will. Manchmal stoßen Sie so auf innere Themen, die wirklich anstehen und angeschaut werden wollen. In anderen Fällen wird Ihr Geist aber das von Ihnen ausgewählte Thema zu anstrengend, zu langweilig oder zu brisant finden. Dann zwingen Sie ihn, indem Sie ihn geduldig und unverdrossen zurückführen. Der Geist kommt so nach Hause, er kommt zu sich.

Ekagrata, die Einpunktigkeit, ist eine der klassischen Konzentrationshilfen des Yoga. In dieser Konzentration zieht sich der Geist ganz in sich selbst zurück, so wie sich eine Schildkröte in ihr Haus zurückzieht.

KONZENTRATION AUF DIE MITTE DES STIRNRAUMS
EKAGRATA

➜ Gehen Sie mit der Aufmerksamkeit in den Raum oberhalb der Augenbrauen. Werden Sie sich bewusst, in welcher Ausdehnung Sie diesen Raum erfahren. ➜ Beobachten Sie, wie sich Ihr Stirnraum anfühlt. Wie bewegt ist Ihr Geist? Wie ist seine Stimmung? ➜ Entspannen Sie in die Breite, Höhe und Tiefe des Stirnraums hinein.

Verweilen Sie 1 bis 2 Minuten in diesem Gefühl der Entspannung. Wenn Gedanken, Gefühle, Erinnerungen oder innere Bilder kommen, lassen Sie sie vorbeiziehen wie die Wolken am Himmel.

➜ Ziehen Sie die Aufmerksamkeit in der Mitte des Stirnraums zusammen. Bündeln Sie sie in einem Bereich, der etwa der Größe einer Münze entspricht. Versuchen Sie, Ihre Aufmerksamkeit immer weiter zusammenzuziehen – wenn es gelingt, bis auf einen Punkt. *

➜ Halten Sie Ihre Aufmerksamkeit so lange gebündelt, wie es Ihnen möglich ist. ➜ Sobald sie zu ermüden beginnt, entspannen Sie Ihren Geist und dehnen sich ausgiebig und wohlig durch.

Variante

... ab * ➜ Ziehen Sie die Aufmerksamkeit mit jedem Einatem noch mehr zusammen. ➜ Ausatmend lassen Sie sie sich ein wenig ausdehnen.

➜ Lassen Sie so den Punkt in der Mitte Ihrer Stirn im Rhythmus Ihres Atems pulsieren, bis Ihre Aufmerksamkeit zu ermüden beginnt. ➜ Entspannen Sie dann noch einmal kurz in die Gesamtheit des Stirnraums, und dehnen Sie sich wohlig durch.

KONZENTRATION AUF DEN URSPRUNGSPUNKT IN DER MITTE DES SCHÄDELS

Auch dies ist eine klassische Konzentrationsübung des Yoga. Der Ursprungspunkt oder Quellpunkt befindet sich genau dort, wo Sie die Mitte Ihres Schädels wahrnehmen. Die meisten Menschen spüren ihn etwa in Höhe der Nasenwurzel unterhalb des Scheitelpunkts. Der Punkt »antwortet« normalerweise, wenn man eine Weile nach ihm sucht. Manche Yogatraditionen bringen ihn mit der Zirbeldrüse in Verbindung, aber eigentlich hat er keine körperliche Entsprechung. Es ist vielmehr der Bereich, zu dem der Geist wie zu seiner Quelle zurückkehrt. Dort kann er sich niederlassen und ruhen, dort ist er nicht zu stören.

Sie werden eine Weile brauchen, bis Ihr Geist verstanden hat, dass Sie einen Erholungsort für ihn schaffen und dass er sich dorthin zurückziehen kann, um sich zu regenerieren und wieder still und leer zu werden. Wenn Sie ihn aber immer wieder einladen, dorthin zu gehen und sich wohl zu fühlen, wird es ihm zu einer lieben Gewohnheit werden, die er nicht mehr missen möchte.

➜ Gehen Sie mit der Aufmerksamkeit in den Raum oberhalb der Augenbrauen. Beobachten Sie, wie sich Ihr Stirnraum anfühlt. Wie bewegt ist Ihr Geist? Wie ist seine Stimmung? ➜ Entspannen Sie sich in die Breite, Höhe und Tiefe des Stirnraums.

Verweilen Sie 1 bis 2 Minuten in diesem Gefühl von Entspannung. Wenn Gedanken, Gefühle, Erinnerungen oder innere Bilder kommen, lassen Sie sie vorbeiziehen wie die Wolken am Himmel.

➜ Ziehen Sie die Aufmerksamkeit in der Mitte des Stirnraums zusammen. ➜ Ziehen Sie sie dann noch weiter nach innen, bis zur Mitte des Schädelraums, und zwar dort, wo Sie die Mitte wahrnehmen. ➜ Entspannen Sie diesen inneren Raum. Finden Sie ein inneres Bild, das Ihnen hilft, sich vorzustellen, dass Ihr Geist sich niederlässt, sich zurücklehnt und ruht.

➜ Wenn Sie Ihren Geist wieder nach außen wenden wollen, kehren Sie zuerst mit der Wahrnehmung in die Gesamtheit des Stirnraums zurück und entspannen noch einmal kurz in diesen Raum hinein. ➜ Dann werden Sie sich der Gesamtheit Ihres Körpers bewusst und dehnen sich ausgiebig und wohlig durch.

DIE RÄUME DES KÖRPERS ERFAHREN

Ähnlich wie die Konzentration auf den Stirnraum oder den Ursprungspunkt, kennt der Yoga auch die Konzentration auf den gesamten Körperraum, auf den Raum oberhalb des Kopfes und auf den Raum, der den Körper umgibt. Wenn wir aufmerksam in diese Räume hineinspüren, wird deutlich, dass sich jeder von ihnen anders anfühlt. Ihre Schwingung ist unterschiedlich: mal gröber, mal feiner. Die Atmosphäre dieser Räume verändert sich ständig gemäß unserer eigenen Befindlichkeit und der der Menschen um uns herum oder der Stimmung des Ortes, an dem wir uns befinden.

Wir alle verfügen über feine und genaue Antennen für unser Gegenüber und unsere Umwelt. Diese Antennen werden nun nach innen gelenkt, um Klarheit über die eigene Befindlichkeit zu bekommen und um die verschiedenen Räume in ihrer Stimmung auszugleichen und zu harmonisieren.

Zwar ist es das eigentliche Ziel dieser Übungen, die inneren Räume zu erfahren und dadurch lebendig werden zu lassen, aber das Hineinspüren und Sichhineinversenken in diese Räume fördert auch die Konzentrationsfähigkeit.

Finden Sie ein inneres Bild, das Ihnen hilft, Ihren Geist zu entspannen. Vielleicht mag er sich in einem Liegestuhl zurücklehnen oder in einer Hängematte schaukeln. Vielleicht liegt er gerne auf einer Wiese und schaut in den Himmel oder sitzt am Meer und schaut auf die Wellen ... Jedes Bild, das Ihnen hilft, ist recht.

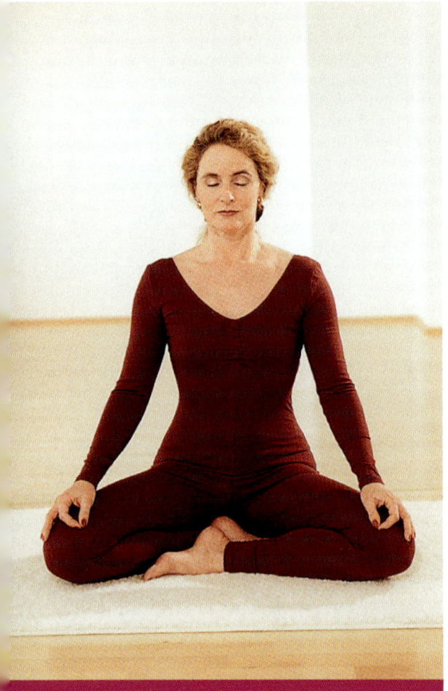

Das Hineinspüren in die Körperräume macht deutlich, dass jeder auf seine Art »schwingt« und dass sie sich in ihrer Unterschiedlichkeit zum »Einklang« ergänzen.

KONZENTRATIVES VERWEILEN IN DEN KÖRPERRÄUMEN

➜ Kommen Sie in eine Sitzhaltung Ihrer Wahl (Seite 66). ➜ Ziehen Sie Ihre Wahrnehmung von der Außenwelt zurück und lauschen Sie in Ihren Körper hinein. ➜ Entspannen Sie während mehrerer Atemzüge mit jedem Ausatem Ihren ganzen Körperraum von innen heraus.

➜ Konzentrieren Sie sich auf Ihren Bauchraum. Wie fühlt er sich an? Welche Gefühle und Empfindungen steigen in Ihnen auf? Wie tief und kraftvoll ist Ihr Atem? ➜ Entspannen Sie Ihren Bauchraum mehrmals mit dem Ausatem.

➜ Konzentrieren Sie sich auf Ihren Brustraum. Wie fühlt er sich an? Welche Gefühle und Empfindungen tauchen auf? Wie tief und kraftvoll ist Ihr Atem? Fühlt sich der Brustraum anders an als der Bauchraum? ➜ Entspannen Sie Brust- und Herzraum mehrmals mit dem Ausatem.

➜ Konzentrieren Sie sich auf Ihren Stirnraum. Wie fühlt sich dieser Raum an? Welche Gefühle und Empfindungen steigen in Ihnen auf? Wie sanft und fein ist jetzt Ihr Atem? Inwiefern fühlt sich der Stirnraum anders an als der Bauch- und Brustraum? ➜ Entspannen Sie Ihren Stirnraum mehrmals mit dem Ausatem.

➜ Kehren Sie schließlich zurück in die Wahrnehmung Ihres gesamten Körperraums. ➜ Atmen Sie tief durch, bewegen Sie sich langsam wieder und dehnen Sie sich wohlig durch.

AUS DER FÜLLE DES HERZENS

Ein Raum, der den Yogis seit je im wahrsten Sinne des Wortes ganz besonders am Herzen liegt, ist der Herzraum. Sie sehen die Möglichkeit, durch die Befriedung des eigenen Herzraums eine friedliche Atmosphäre um sich herum zu schaffen, in der es uns selbst und unseren Mitmenschen gut geht. Ziel ist hier, die Kraft des Herzens zu entwickeln und zu lernen, »mit den Augen des Herzens zu sehen«. Es geht um liebevolle Selbstbetrachtung und um die liebevolle Betrachtung jedes Menschen und jedes Wesens. Die folgende Übung wird Ihnen helfen, wenn Sie verzagt sind und Ihnen »eng ums Herz« wird. Sie wandelt Ärger, Wut und Hass in friedlichere Gefühle um, die uns erlauben, die Menschen oder Dinge wieder mit Verständnis zu betrachten und unser Verhalten abzuwägen.

➜ Kommen Sie in eine Sitzhaltung Ihrer Wahl. ➜ Ziehen Sie sich mit der Wahrnehmung in Ihren Körperraum zurück. Entspannen Sie über mehrere Atemzüge mit jedem Ausatem Ihren Körperraum von innen heraus.

➜ Konzentrieren Sie sich dann auf Ihren Herzraum. Entwickeln Sie dort ein Gefühl von Wohlwollen und Sympathie. Verbinden Sie sich mit inneren Bildern oder mit Gefühlen, die Ihnen helfen, dass Ihnen »warm ums Herz« wird. ➜ Lassen Sie daraus nach und nach ein Gefühl von Fülle entstehen: Fülle von Sympathie und Wohlwollen. ➜ Richten Sie diese Gefühle nun zuerst auf sich selbst: Betrachten Sie sich liebevoll und voller Wohlwollen. ➜ Teilen Sie dann diese Fülle mit der Welt, indem Sie sie in alle Richtungen verströmen. ➜ Sammeln Sie sich mit jedem Einatem in Ihrem Herzraum. Verbinden Sie sich mit der Kraft Ihres Herzens und der warmen, strömenden Empfindung von Sympathie. ➜ Verströmen Sie diese Empfindungen mit dem Ausatem (in der Reihenfolge) erst nach vorn, dann nach links, rechts, hinten, unten, oben und zuletzt in alle Richtungen gleichzeitig. ➜ Sammeln Sie sich mit jedem Einatem wieder in Ihrem Herzraum.

Wiederholen Sie diesen Ablauf mehrere Male. ➜ Sie können das Verströmen auch mit dem Tönen des Lautes »OM« verbinden.

➜ Anschließend bleiben Sie eine Weile in der ruhigen Wahrnehmung des Friedens, der Wärme und der Weite Ihres Herzraums.

KONZENTRATION MIT HILFE DER AUGEN

Solange unser Geist unruhig umherschweift, bewegen sich unsere Augen. Fixieren wir unseren Blick, so fixieren wir auch unseren Geist. Das ist gar nicht so leicht, da wir gewohnt sind, die Augen ständig zu bewegen und sie in schneller Folge zu öffnen und zu schließen, um sie zu reinigen und die Tränenflüssigkeit zu verteilen. Es braucht Willenskraft und Konzentration, um diese Übungen ausführen zu können. Aber die Anstrengung lohnt sich, da bei regelmäßiger Übung die Konzentrationsfähigkeit spürbar steigt. Außerdem werden die Augen besser durchblutet.

Üben Sie jedoch nicht zu lange und zu intensiv, da Sie sonst Kopfschmerzen bekommen können.

HORIZONTALE KOPFBEWEGUNG MIT FIXIERUNG DES BLICKS

1 ➜ Kommen Sie in eine Sitzhaltung Ihrer Wahl (Seite 66). ➜ Atmen Sie ein, und führen Sie die Augen in die linken Augenwinkel. ➜ Lassen Sie den Blick dort fixiert, und wenden Sie ausatmend den Kopf nach links. ➜ Führen Sie in der Atemleere die Augen in die rechten Augenwinkel. ➜ Lassen Sie den Blick dort fixiert, wenn Sie einatmend den Kopf zur Mitte und ausatmend nach rechts wenden. ➜ Führen Sie in der Atemleere die Augen wieder in die linken Augenwinkel, und wenden Sie den Kopf mit fixiertem Blick einatmend zur Mitte und ausatmend nach links.

Fahren Sie fort, erst die Augen, dann den Kopf zu bewegen, ohne die Augen anzustrengen. Wiederholen Sie das einige Male im Atemrhythmus.

➜ Wenn Sie merken, dass die Augen oder die Aufmerksamkeit zu ermüden beginnen, halten Sie inne und spüren mit geschlossenen Augen nach.

VERTIKALE KOPFBEWEGUNG MIT FIXIERUNG DES BLICKS

➜ Kommen Sie in eine Sitzhaltung Ihrer Wahl. ➜ Lassen Sie einige Male einatmend den inneren Blick vom Beckenboden entlang der vertikalen Achse zum Scheitel aufsteigen. ➜ Kehren Sie ausatmend mit der Aufmerksamkeit zum Becken zurück. Entspannen Sie sich innerlich, aber bewahren Sie die Aufrichtung.

➜ Richten Sie am Ende eines Ausatems den Blick bei halb geschlossenen Augen auf die Mitte der Stirn. ➜ Lassen Sie den Blick dort fixiert und heben Sie den Kopf, während Sie langsam einatmen. ➜ Richten Sie am Ende der Einatmung Ihren Blick bei halb geschlossenen Augen auf die Nasenspitze. ➜ Lassen Sie Ihren Blick fixiert, während Sie ausatmend Ihren Blick senken.

Fahren Sie fort, immer zuerst die Augen und dann den Kopf zu bewegen, ohne die Augen anzustrengen. Wiederholen Sie das einige Male im Rhythmus Ihrer Atmung.

➜ Wenn Sie merken, dass die Augen oder die Aufmerksamkeit zu ermüden beginnen, halten Sie inne und spüren mit geschlossenen Augen nach.

Das Fixieren des Blicks hilft sehr, den Geist zur Ruhe kommen zu lassen, denn jeder Gedanke, jedes Gefühl wird von der Bewegung unserer Augen begleitet – selbst dann noch, wenn wir träumen.

DAS FIXIEREN DES BLICKS
TRATAKA

Diese Übung, bei der man in die Flamme einer Kerze starrt, ohne die Augen zu bewegen, ist gleichermaßen eine Konzentrations- und Reinigungsübung. Wenn Sie eine Weile starr schauen, ohne zu blinzeln, beginnen die Augen zu tränen. Halten Sie weiter durch, fließen die Tränen immer stärker: Sie befeuchten und spülen die Augen. Danach ist der Blick klar und »sauber« und der Geist ruhig.

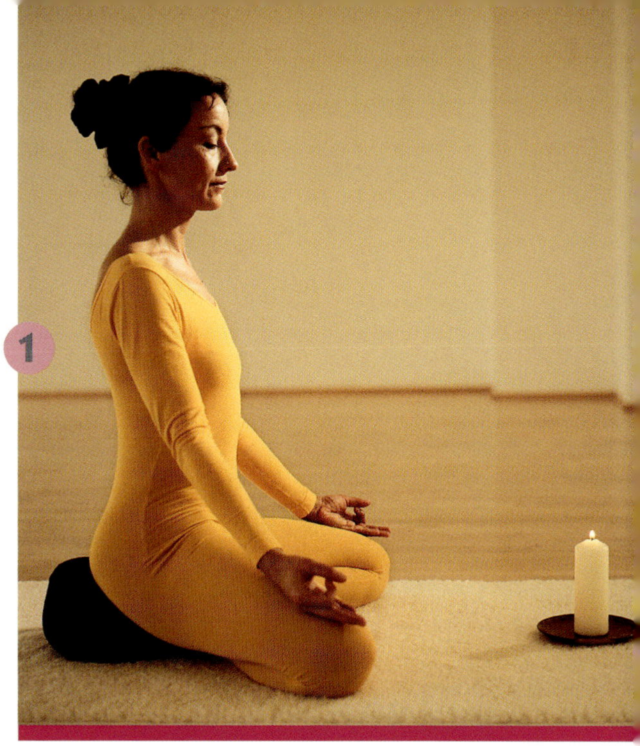

Fixiere mit unbewegtem Blick, mit ruhigem und konzentriertem Geist einen ganz kleinen Gegenstand, bis die Tränen fliessen. Das nennen die Weisen Trataka. Es heilt Augenkrankheiten und vertreibt Schläfrigkeit. Trataka soll unbedingt geheimgehalten werden, wie ein Koffer voller Goldstücke.

Hatha-Yoga-Pradipika II, 31-32

1 ➜ Dunkeln Sie Ihr Zimmer ab oder üben Sie abends. Stellen Sie etwa 50 cm vor sich eine Kerze auf den Boden und zünden Sie sie an. ➜ In einer Sitzhaltung Ihrer Wahl fixieren Sie die Flamme der Kerze mit Ihrem Blick, ohne die Augen zu bewegen oder zu blinzeln.

Halten Sie die Augen still, bis Ihnen die Tränen kommen. Starren Sie noch einige Minuten länger in die Flamme, ohne zu blinzeln.

➜ Schließen Sie dann die Augen. ➜ Reiben Sie die Handflächen, bis Wärme entsteht. Legen Sie sie locker über die Augen, und spüren Sie die Wärme, die sie abstrahlen. ➜ Entspannen Sie Ihre Augen mit dem Gefühl, dass sie sich ganz wohlig in ihren Höhlen zurücklehnen.

ENERGIELENKUNG ALS KONZENTRATIONSHILFE

Die Aufmerksamkeit durch den Körper zu bewegen, ist eine weitere Konzentrationsübung des Yoga. Sie wird als Energielenkung bezeichnet, da mit der Aufmerksamkeit immer die Lebensenergie Prana mitfließt. Da jeder Mensch die Verlaufsbahnen der Lebensenergie (Nadis) in seinem Körper anders erlebt, folgt man nur einer vorgegebenen Richtung und beobachtet, wo man etwas im Körper spürt, wo der Körper »antwortet«. Das Wandern der Aufmerksamkeit bahnt der Energie ihren Weg, so wie ein Fluss sich sein unverwechselbares Bett gräbt.

Wenn Sie zu Beginn noch nichts spüren, kann es sein, dass Ihr Körper verspannt ist oder dass Sie noch nicht gewöhnt sind, intensiv in sich hineinzuspüren, noch kein verfeinertes Körperbewusstsein entwickelt haben. Lassen Sie sich nicht entmutigen, üben Sie einfach weiter. Je entspannter Sie sind, desto besser kann die Energie fließen!

ENERGIELENKUNG ENTLANG DER KÖRPERACHSE

➜ Kommen Sie in eine Sitzhaltung Ihrer Wahl. ➜ Spüren Sie zur Mitte Ihres Beckenbodens. Dort, an Ihrem Erdpol, entspringt Ihre vertikale Achse. Verwurzeln und verankern Sie sich dort und verbinden Sie sich mit der ruhigen Kraft der Erde. ➜ Folgen Sie der Körperachse durch die Mitte Ihres Becken-, Bauch- und Brustraums, mitten durch den Hals und den Kopf bis zum Scheitelpunkt. ➜ Stellen Sie sich vor, dass diese fünf Räume (Becken, Bauch, Brust, Hals und Kopf) wie fünf Perlen sind. Bringen Sie deren Öffnungen übereinander. ➜ Stellen Sie sich vor, dass Ihre vertikale Körperachse ein dünner Golddraht ist, den Sie vorsichtig, ohne ihn zu verbiegen, durch die Öffnungen der fünf Perlen fädeln.

Lassen Sie sich Zeit, Ihre Vertikale zu finden und sich an ihr auszurichten. ➜ Helfen Sie sich bei der Aufrichtung, indem Sie mit den Sitzbeinen gegen den Boden (die Sitzhilfe) drücken und mit dem Scheitelpunkt nach oben streben, bis Sie das Gefühl haben, Ihre Wirbelsäule sei lang und frei.

➜ Wandern Sie im Geiste ausatmend entlang der Körperachse nach unten in den Beckenraum. ➜ Lassen Sie einatmend die Aufmerksamkeit aufsteigen bis zum Stirnraum. Bewegen Sie Ihre Aufmerksamkeit sehr sanft und nur so weit, wie es bequem möglich ist. Der Atem führt, so dass Sie jeweils am Ende der Ein- oder Ausatmung mit der mentalen Bewegung innehalten.

Fahren Sie mit dieser Übung so lange fort, wie sie Ihnen angenehm ist. ➜ Bleiben Sie anschließend noch eine Weile in einer ruhigen Wahrnehmung der Gesamtheit Ihrer Körperachse.

ENERGIELENKUNG ÜBER DIE ARME

➜ Kommen Sie in eine Sitzhaltung Ihrer Wahl. Strecken Ihre die Arme, und legen Ihre die Hände auf die Oberschenkel oder Knie. ➜ Atmen Sie einige Male bewusst über beide Nasenlöcher ein und aus.

1 ➜ Atmen Sie über beide Nasengänge bis in den Stirnraum ein, schließen Sie in der Atemfülle die rechte Hand zur Faust und drehen die linke mit der Handfläche nach oben. ➜ Atmen Sie aus, und gehen Sie dabei im Geiste von der linken Seite des Stirnraums über die linke Seite von Kopf und Hals, durch die linke Schulter in den linken Arm. ➜ Wenden Sie dabei den Kopf leicht nach links, so dass er ganz natürlich der Bewegung Ihrer Aufmerksamkeit folgt. ➜ Lassen Sie Ihre Aufmerksamkeit mitten durch den Arm fließen bis zu den Fingerspitzen. ➜ Drehen Sie in der Atemleere die Handfläche nach unten. ➜ Gehen Sie im Einatem im Geiste von den Fingerspitzen denselben Weg zurück bis zum linken Stirnraum, und drehen Sie den Kopf zurück zur Mitte.

➜ Schließen Sie in der Atemfülle die linke Hand zur Faust, und öffnen Sie die rechte Hand mit der Handfläche nach oben. ➜ Gehen Sie ausatmend von der rechten Seite des Stirnraums über den rechten Arm bis zu den Fingerspitzen. ➜ Wenden Sie dabei den Kopf leicht nach rechts. ➜ Drehen Sie in der Atemleere die Handfläche nach unten, und atmen Sie über den rechten Arm wieder ein.

Atmen Sie über den linken Arm aus und wieder ein, über den rechten aus, und so weiter. Merke: Auf der Seite, auf der Ihre Aufmerksamkeit zur Zeit nicht ist, ist die Hand zur Faust geballt. Beim Einatmen weist die Handfläche der geöffneten Hand immer nach unten (als wollte sie nehmen), beim Ausatmen nach oben (als wollte sie geben).

Fahren Sie damit einige Minuten fort, bis Sie merken, dass Ihre Konzentrationsfähigkeit nachlässt. ➜ Spüren Sie anschließend in Armen, Schultern und Stirnraum nach, und werden Sie sich bewusst, wie Sie Ihre Körperseiten wahrnehmen und inwieweit sie miteinander kommunizieren.

1
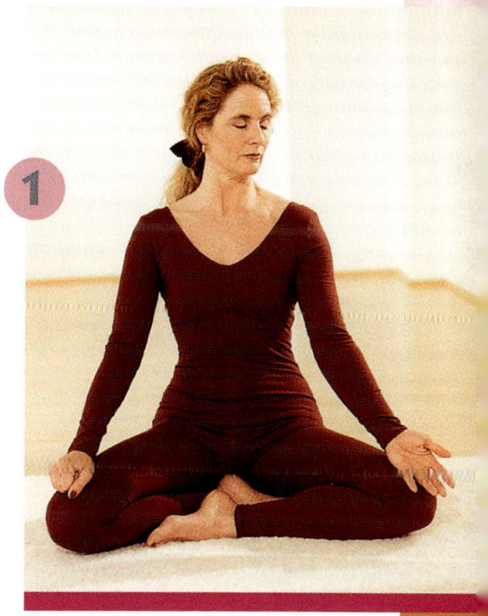

GLOSSAR

Abhinivesha: Angst (vor der Vergänglichkeit und dem Tod), eines der fünf → kleshas

Achtsamkeit: bewusstes, reflektiertes Wahrnehmen des eigenen Verhaltens

Anuloma Ujjayi: wörtlich »in der natürlichen Ordnung«, klassisches → Pranayama zur Verlängerung der Ausatmung

Asana: die Körperhaltungen und -übungen des Hatha-Yoga; zweite Stufe im Yoga Patañjalis

Ashtanga Marga: der achtgliedrige Yogaweg Patañjalis

Asmita: »Ich-Bewusstsein«, das Ego, eines der fünf → kleshas

Atman: das Selbst, der göttliche Wesenskern des Individuums

Avidya: »Nicht-Wissen«, das falsche Wissen, eines der fünf → kleshas

Ayurveda: altindische Heilkunde, wörtl. »Das Wissen (veda) des Lebens (ayus)«

Bandha: Verschluss, Muskelkontraktion zur Fixierung der Lebensenergie (→ prana) im Körper

Beobachter: Instanz im Inneren, die das eigene Handeln und Verhalten betrachtet, ohne zu urteilen oder einzugreifen

Bhagavadgita: wörtl. »Erhabener Gesang«, wichtiger religiöser Text, Teil des → Mahabharata

Bhakti-Yoga: Yoga der liebenden Hingabe, einer der vier großen Yogawege

Brahmanen: Priesterkaste in Indien

Buddhismus: eine der drei großen Weltreligionen, die auf den »Erwachten« (Buddha) zurückgeht

Chakra: wörtl. »Rad«, Energiezentrum, Bewusstseinsebene, zentraler Begriff des → Tantra

Chi: taoistischer Begiff für Lebensenergie, Lebenskraft

Darshana: Anschauung, Weltsicht, auch Philosophisches System des Hatha-Yoga

Dharana: Konzentration, sechste Stufe im Yoga Patañjalis

Dhyana: Meditation, siebte Stufe im Yoga Patañjalis

Dvesha: Ablehnung, »Nicht-Haben-Wollen«, eines der fünf → kleshas

Ekagrata: wörtl. »Einpunktigkeit«, Konzentration auf einen Punkt (in der Mitte der Stirn/des Schädels)

Goraknath: einer der mythischen Begründer des Hatha-Yoga

Hatha-Yoga-Pradipika: Grundlagentext des Hatha-Yoga aus dem 15. Jahrhundert

Hatha-Yoga: Yogaweg, der ausgehend vom Körper zur Verwirklichung des Selbst und Vereinigung mit Gott führt

Hinduismus: die traditionellen religiösen und gesellschaftlichen Strukturen Indiens

Induskultur: frühe Hochkultur im Indus-Tal (etwa 2500–1500 v. Chr.)

Jainismus: eine unorthodoxe Richtung der indischen Religion

Jnana-Yoga: Yoga der Erkenntnis, einer der vier großen Yogawege

Kanphata-Yogins: anderer Name der → Nath-Yogins

Kapalabhati: wörtl. »Schädelleuchten«, Reinigungsübung als Vorbereitung zu → Pranayama

Karana: Bewegungsablauf, Bewegungsabfolge von Asanas

Karma-Yoga: Yoga des Tuns, einer der vier großen Yogawege

Karman: Tun, Tat(en), Prinzip der Vergeltung unserer Taten

Kaya Sadhana: Erfahrungsweg, Übungsweg über den Körper

Klesha: Trübung, Hindernis auf dem Erkenntnisweg

Kosha: wörtl. »Hülle«, grob- und feinstoffliche Körper, in denen die unterschiedlichen Ebenen des Bewusstseins erfahren werden

Kundalini: wörtl. »die Zusammengerollte«, Synonym für Schöpfungsenergie (→ Shakti); kosmische Energie im Menschen, die am unteren Ende der Wirbelsäule ruht

Laya-Yoga: wörtl. »Yoga der Verschmelzung, der Auflösung«, Verschmelzen der individuellen Seele mit Gott

Mahabharata: eines der großen Epen Indiens

Mantra: Wort, Silbe, heiliger Klang

Maya: Illusion, Schleier; der Scheincharakter der Welt, Trübung der Wahrnehmung

Mudra: wörtl. »das, was Freude macht«, Körper- und Geisteshaltungen zur Verdichtung und Lenkung der Lebensenergie

Nadi Shodhana: Atemübung zur Reinigung der → Nadis

Nadi: feinstoffliche Kanäle, die den ganzen Körper durchziehen, in denen die Lebensenergie (→ Prana) zirkuliert

Nath-Yogins: Sekte des → Shivaismus, Begründer des Hatha-Yoga

Niyama: Gebote im Umgang mit sich selbst, zweite Stufe im Yoga Patañjalis

Patañjali: Verfasser des → Yoga-Sutra, Begründer des klassischen Yoga

Prana: Lebensenergie, Lebenskraft

Pranayama: Beherrschung und Lenkung der Lebenskraft, Atemtechniken des Hatha-Yoga, dritte Stufe im Yoga Patañjalis

Pratiloma ujjayi: klassisches → Pranayama, um den Atem auszugleichen

Pratyahara: das Zurückziehen der Sinne, Innenschau, fünfte Stufe im Yoga Patañjalis

Raga: Gier, Haben-Wollen, eines der fünf → kleshas

Sadhus: die »heiligen Männer« Indiens, die ihr Leben Gott widmen

Samadhi: Zustand der Einheit, Enstase, Ziel des Yoga, achte Stufe im Yoga Patañjalis

Sanskrit: die heilige Sprache Indiens

sat-chit-ananda: wörtl. »Sein-Bewusstsein-Glückseligkeit«, transzendenter Zustand als Resultat der Meditation

Shakti: die weibliche, aktive Kraft des Göttlichen, die Schöpfung(-skraft)

Shiva: 1) einer der höchsten Götter des Hinduismus;
2) Begründer des Hatha-Yoga und »Herr des Yoga«;
3) das reine Bewusstsein

Shivaismus: eine der drei großen Richtungen der Gottesverehrung im Hinduismus

Sikhs: Anhänger der von Guru Nanak gegründeten Religion, die eine Synthese der religiösen Lehren des Hinduismus und des Islam zu schaffen versucht

sthirasukha: wörtl. »fest (stabil) und angenehm (mühelos)«; Art, wie → Asanas geübt werden sollen

Sutra: → Yoga-Sutras

Svadharma: die Pflicht, die Aufgabe, die jeder Mensch in diesem Leben zu erfüllen hat

Swami: gelehrter Meister, Anrede für einen religiösen Lehrer

Tantra: wörtl. »Gewebe, Geflecht«, philosophische und religiöse Strömung des indischen Mittelalters

Tantrismus: → Tantra

Trataka: Fixieren des Blicks auf eine Kerzenflamme, Konzentrations- und Reinigungsübung

Ujjayi: Atmung mit Reibelaut, klassisches → Pranayama

Upanishaden: altindische, philosophische und religöse Texte

Ursprungspunkt: Punkt in der Mitte des Schädels als Hilfe in der Konzentration/Meditation

Veda: wörtl. »Wissen«, die ältesten religiösen Texte Indiens

Viloma Ujjayi: wörtl. »gegen die natürliche Ordnung«, klassisches → Pranayama zur Verlängerung der Einatmung

Viveka: Unterscheidungskraft

Yama: allgemeine ethische Gebote, erste Stufe im Yoga Patañjalis

Yoga-Sutras: wörtl. »Leitfaden des Yoga«, Quellentext des klassischen Yoga, Patañjali zugeschrieben

Yoga: 1) eines der sechs großen philosophischen Systeme Indiens;
2) Methode, das Denken zur Ruhe zur bringen;
3) Weg der Selbstverwirklichung

Yogin, weibl. Yogini: Eine/r, die/der dem Pfad des Yoga folgt

DIE ÜBUNGEN UND ASANAS

SANSKRIT-NAMEN DER ASANAS

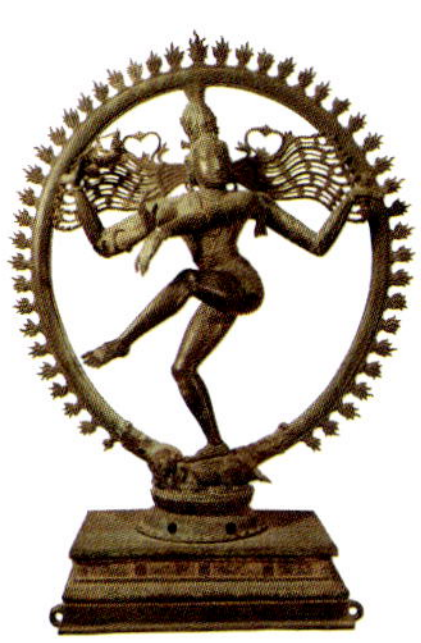

SACHREGISTER

A

B

C

D

N

O

P

R

S

T

U

V

W

Y

Z

BÜCHER UND ADRESSEN, DIE WEITERHELFEN

BÜCHER

Allgemein

➤ BDY: ***Der Weg des Yoga. Handbuch für Übende und Lehrende;*** Via Nova Verlag, Petersberg 1997

Hatha-Yoga

➤ Jyotishman, Dam: ***Shiva-Yoga. Indiens großer Yogi Gorakshanatha;*** Diederichs Verlag, München 1998
➤ Pandit Arya, U.: ***Die Philosophie des Hatha-Yoga;*** Verlag Ganzheitlich leben, Ahrensburg 1989
➤ Tatzky, B./Trökes, A./Pinter-Neise, J.: ***Theorie und Praxis des Hatha-Yoga;*** Via Nova Verlag, Petersberg 1999

➤ Sivananda Yoga Zentrum: ***Yoga;*** Gräfe und Unzer Verlag, München (überarbeitete Neuausgabe 2000)

Klassischer Yoga / Patañjali

➤ Blitz, Gerard: ***Der Yogaweg des Patañjali. Ein Leitfaden für Übende und Lehrende;*** Via Nova Verlag, Petersberg (o. J.)
➤ Desikachar, T.K.V.: ***Über Freiheit und Meditation. Das Yoga Sutra des Patañjali;*** Via Nova Verlag, Petersberg 1997
➤ Desikachar, T.K.V.: ***Yoga – Tradition und Erfahrung. Die Praxis des Yoga nach dem Yoga-Sutra des Patañjali;*** Via Nova Verlag, Petersberg 1997

Meditation

➤ de Mello, Anthony: ***Mit Leib und Seele meditieren;*** Herder Verlag, Freiburg 1998
➤ Osho: ***Meditation – die große Freiheit;*** Goldmann Verlag, München 1999
➤ Trungpa, Chögyam: ***Das Buch vom meditativen Leben;*** Scherz Verlag, München 1988
➤ Vaughan-Lee, Llewellyn: ***Transformation des Herzens;*** Krüger Verlag, Frankfurt 1996

Spezielle Themen

➤ Trökes, Anna: ***Power durch Yoga;*** Gräfe und Unzer Verlag, München 2000
➤ Trökes, Anna: ***Yoga für Rücken, Schulter und Nacken;*** Gräfe und Unzer Verlag, München 2000

➤ Cantieni, Benita: ***Tiger Feeling. Das sinnliche Beckenbodentraining;*** Verlag Gesundheit (Ullstein), Berlin 1998
➤ Schutt, Karin: ***Ayurveda für jeden;*** Gräfe und Unzer Verlag, München 1996

Zeitschrift

➤ ***Deutsches Yoga-Forum;*** hrsg. vom BDY, Göttingen (Adresse siehe rechte Spalte); erscheint zweimonatlich

ADRESSEN

Wo Sie in Ihrer Nähe eine/n qualifizierte/n Yogalehrer/in finden, weiß der

➤ ***Berufsverband der Yogalehrenden in Deutschland (BDY)***
Jüdenstraße 37
37073 Göttingen
E-Mail: info@yoga.de *oder* info@bdy.de.
Internet: www.yoga.de

➤ ***Berufsverband der BKS Iyengar-Yoga-Vereinigung Deutschland***
Königstraße 27
53474 Bad Neuenahr-Ahrweiler
Internet: www.Iyengar-Yoga.de

Die Adresse der Autorin:
➤ ***Yogaschule Anna Trökes***
Holtzendorffstraße 20
14057 Berlin
E-Mail: TroekesYOGA@compuserve.com

Bezugsquelle

Matten, Kissen, Sitzbänkchen können Sie bestellen bei

➤ ***Bausinger GmbH***
Hauptstraße 12
72479 Straßberg-Kaiseringen
E-Mail: info@bausinger.de
Internet: www.bausinger.de

DANKSAGUNG

Ich danke meinen Lehrern, die mir geholfen haben, im Laufe der Jahre all das Wissen zusammenzutragen und meinen eigenen Rücken wieder beweglich und stark zu machen!
Mein besonderer Dank gilt: Anna Triebel-Thome, Myriam Pfeffer und Moshe Feldenkrais – meinen Feldenkrais-Lehrern;
Patrick Tomatis & Françoise Gaborieau – meinen Lehrern im Hahoutoff-Yoga;
Boris Tatzky, meinem langjährigen Lehrer;
Roger Clerc, Eliane Thiercelin und Rémy Chaloin, meinen Ausbildern im Yoga der Energie;
Dr. Christian Larsen, der mich mit der Spiraldynamik bekannt gemacht hat, und vor allem Doris Echlin, die mich lehrte, die Prinzipien der Spiraldynamik in meinen Körper zu integrieren.
Ich danke meinem langjährigen Vorstandsmitglied für Aus- und Weiterbildung beim BDY, die darauf bestand, dass ich so wichtige Weiterbildungen wie Rückenschule und Spiraldynamik machte.
Und ich danke meinen vielen Schülern, die mir Gelegenheit geben, mein Wissen in der Praxis zu überprüfen, und die mir mit ihrem Feedback wichtige Hinweise geben.

DIE FOTOMODELS

Alle abgebildeten Models haben sich seit vielen Jahren dem Weg des Yoga verschrieben. Ihr Engagement und ihre Bereitschaft, sich Zeit für die Fotoproduktion zu nehmen, haben wesentlich zur Qualität dieses Buches beigetragen.

Sudarsana Kumar

(im olivgrünen Anzug) stammt aus einer indischen Künstlerfamilie. Als diplomierter Tanzlehrer, Tänzer und Choreograph für klassischen indischen Tanz ist er international tätig und praktiziert seit vielen Jahren Yoga.
Seine Kontaktadresse:
Akazienstraße 27
10823 Berlin

Urvasi Leone

(im gelben Anzug) hat ebenfalls eine Ausbildung in klassischem indischem Tanz und tritt häufig zusammen mit Sudarsana Kumar auf. Sie ist anerkannte Yogalehrerin (BDY/EYU) und unterrichtet an ihrer eigenen Yoga-Schule in Berlin.
Ihre Kontaktadresse:
Akademie für Yoga Berlin
Wilhelmshöher Straße 5
12161 Berlin

Sonja Schrage

(im orangefarbenen Anzug) hat ihre Yogalehrer-Ausbildung in Deutschland (BDY), Indien und USA absolviert. Ihre Schwerpunkte sind Hatha-Yoga, Kundalini-Yoga, Power-Yoga sowie Tantra, Chakrenarbeit und Meditation. Sie unterrichtet Yoga bei verschiedenen Instituten in Berlin.
Ihre Kontaktadresse:
Barbarossastraße 64
10781 Berlin
E-Mail: sonjaschrage@hotmail.com

Anna Trökes

(im weinroten Anzug) ist die Autorin dieses Buches. Informationen zu ihrer Person finden Sie auf der Buchrückseite, ihre Kontaktadresse auf Seite 190.

IMPRESSUM

Redaktion: Ilona Daiker
Lektorat und Satz: Felicitas Holdau
Layout und Umschlaggestaltung: Claudia Fillmann, Independent Medien-Design, München
Herstellung: Renate Hutt
Lithos: w&co MediaServices, München
Druck: Druckerei Appl, Wemding
Bindung: Großbuchbinderei Monheim

ISBN 3-7742-1795-5

Auflage	5.	4.	3.	2.	1.
Jahr	04	03	02	01	2000

BILDNACHWEIS

Fotoproduktion: Andreas Hosch, München
Illustrationen: Nike Schenkl, Caputh

Weitere Fotos:
AKG-photo S. 8, 23, 26, 32, 66;
Claus Hansmann S. 17;
Bildarchiv preussischer Kulturbesitz S. 18, 115;
Contact Press Images (Dilip Mehta) S. 176;
Tony Stone (G. Hunter): Hinterleger

WICHTIGER HINWEIS

Die Inhalte des vorliegenden Ratgebers wurden sorgfältig recherchiert und haben sich in der Praxis bewährt. Alle Leserinnen und Leser sind jedoch aufgefordert, selbst zu entscheiden, ob und inwieweit Sie Übungsanleitungen und Anregungen aus diesem Buch umsetzen wollen. Autor und Verlag übernehmen keine Haftung für die Resultate. Führen Sie Yogaübungen immer im Rahmen Ihrer Beweglichkeit aus, erzwingen Sie nichts. Wenn Sie sich im Yoga weiterentwickeln wollen, besuchen Sie einen Kurs. Ein Buch kann einen Lehrer oder eine Lehrerin niemals ersetzen.

DANK

➤ Wir bedanken uns bei den Fotomodels für ihren Einsatz – mehr dazu auf Seite 191!

➤ Wir bedanken uns auch bei der Firma Bausinger, dass sie für die Fotoproduktion kostenlos Yogamatten und -bänkchen zur Verfügung gestellt hat (Adresse siehe Seite 190).

DAS ORIGINAL MIT GARANTIE · GU

Das Original mit Garantie

Ihre Meinung ist uns wichtig. Deshalb möchten wir Ihre Kritik, gerne aber auch Ihr Lob erfahren. Um als führender Ratgeberverlag für Sie noch besser zu werden. Darum: Schreiben Sie uns! Wir freuen uns auf Ihre Post und wünschen Ihnen viel Spaß mit Ihrem GU-Ratgeber.

UNSERE GARANTIE:

Sollte ein GU-Ratgeber einmal einen Fehler enthalten, schicken Sie uns das Buch mit einem kleinen Hinweis und der Quittung innerhalb von sechs Monaten nach dem Kauf zurück. Wir tauschen Ihnen den GU-Ratgeber gegen einen anderen zum gleichen oder ähnlichen Thema um.

Ihr Gräfe und Unzer Verlag
Redaktion Gesundheit
Postfach 86 03 25
81630 München
Fax 089/41981-113
E-Mail: leserservice
@graefe-und-unzer.de